新编临床急危重症监护技术

主　编　　孙桂好　　孙　欣　　玄敬敬　　徐秀珍
　　　　　陈臻臻　　陈文娟　　李玉骞　　孙　山

吉林科学技术出版社

图书在版编目（CIP）数据

新编临床急危重症监护技术 / 孙桂好等主编. -- 长春 : 吉林科学技术出版社, 2021.8
ISBN 978-7-5578-8511-3

Ⅰ.①新… Ⅱ.①孙… Ⅲ.①急性病 – 护理学②险症 – 护理学 Ⅳ.①R472.2

中国版本图书馆CIP数据核字(2021)第157271号

新编临床急危重症监护技术

主　　编	孙桂好　孙欣　玄敬敬　徐秀珍　陈臻臻　陈文娟　李玉骞　孙山	
出 版 人	宛　霞	
责任编辑	张　楠	
助理编辑	张延明	
封面设计	周砚喜	
制　　版	山东道克图文快印有限公司	
幅面尺寸	185mm×260mm	
开　　本	16	
印　　张	16	
字　　数	260 千字	
页　　数	256	
印　　数	1-1 500册	
版　　次	2021年8月第1版	
印　　次	2022年5月第2次印刷	

出　　版　吉林科学技术出版社
发　　行　吉林科学技术出版社
地　　址　长春市净月区福祉大路5788号
邮　　编　130118
发行部传真／电话　0431-81629529　81629530　81629531
　　　　　　　　　　　　　81629532　81629533　81629534
储运部电话　0431-86059116
编辑部电话　0431-81629518
印　　刷　保定市铭泰达印刷有限公司

书　　号　ISBN 978-7-5578-8511-3
定　　价　68.00元

编 委 会

主　编　孙桂好（安丘市人民医院）

　　　　孙　欣（潍坊市人民医院）

　　　　玄敬敬（潍坊市人民医院）

　　　　徐秀珍（潍坊市脑科医院）

　　　　陈臻臻（潍坊市人民医院）

　　　　陈文娟（潍坊市人民医院）

　　　　李玉骞（空军军医大学第二附属医院）

　　　　孙　山（潍坊市人民医院）

副主编（按姓氏笔画排序）

　　　　于乐泳（潍坊市中医院）

　　　　王园园（潍坊市中医院）

　　　　王晓云（潍坊市脑科医院）

　　　　刘　林（潍坊市人民医院）

　　　　刘　洋（潍坊市人民医院）

　　　　刘　源（潍坊医学院附属医院）

　　　　邢文超（潍坊市中医院）

　　　　牟林军（潍坊市人民医院）

　　　　李　灵（成都儿童专科医院）

　　　　张　婷（潍坊市人民医院）

　　　　张栋梁（中国人民解放军空军军医大学第一附属医院）

　　　　李晓蓓（潍坊市人民医院）

　　　　罗传超（潍坊市中医院）

　　　　赵小琳（潍坊市人民医院）

　　　　高　斌（淄博市桓台县人民医院）

　　　　高海鹏（潍坊市人民医院）

　　　　韩克华（潍坊市中医院）

目　录

第一章　重症监测与心肺脑复苏

第一节　概述

重症监护室（intensive care unit，ICU）对于急、危、重症及大手术后的病员进行严密监护和记录为及时有效的治疗提供了科学的保证，明显提高了危重患者抢救成功率及病员今后的生活质量。它是一个临床多学科协同进行工作的场所，故ICU中的医护人员必须职责分明、组织有序、工作紧张、配合默契、技术熟练、操作规范，以确保ICU的工作的高效率和高成功率。

ICU的设立应根据医院规模、病种、技术和设备条件而定。病床在500张以下者可设综合ICU。但ICU的专业化已成为发展趋势，如外科监测治疗室（SICU）、冠心病监测治疗室（CCU）、呼吸监测治疗室（RCU）等。ICU的床位可占医院病床数的3%～6%，而专科医院如心脏外科、脑外科；其ICU床位可适当增加。一个ICU单位以6～8张床为宜，病床之间距离应>1.5m，多采用矩形和开放式，必要时用帷幕隔开。基本监测治疗设备包括：多功能监测仪、心排血量测定仪、肺量计、脉搏血氧饱和度仪、潮气末CO_2测定仪、血气分析仪、呼吸器、氧治疗用具、除颤器、输液泵和各种急救用具等。

ICU主任负责医、教、研和行政工作。每一ICU单位应有主治医师1～2名，负责日常医疗工作。住院医师2～4名，负责收治患者、基本监测的实施和常规治疗。护士长1～2名，负责护理和培训工作，并参与行政管理。护士总数与病床数之比为（3～4）：1，护士除掌握一般护理知识外，还应熟悉心肺复苏、气管内插管、心律失常的识别和紧急处理以及呼吸器的应用等。仪器应有专人管理，呼吸器由呼吸治疗员负责调试和维护。在ICU内，患者主要由ICU医师管理与治疗，但患者的原病情仍应由该专业的主管医师处理，应每天查房，提出治疗意见，并参与特殊治疗的研讨和决策。

ICU主要收治那些经过严密监测和积极治疗后有可能恢复的各类重危患者，包括：

（1）严重创伤、重大手术及器官移植术后需要监测器官功能者；

（2）各种原因引起的循环功能失代偿，需要以药物或特殊设备来支持其功能者；

（3）有可能发生呼吸衰竭，需要严密监测呼吸功能，或需用呼吸器治疗者；

（4）严重水、电解质紊乱及酸碱平衡失调者；

（5）麻醉意外、心搏骤停复苏后治疗者等；

（6）各种中毒患者；

（7）严重的败血症；

（8）急性肝、肾衰竭患者。

ICU中收治患者的条件必须事先有明确的规定，否则易有重病患者未必得到收治而病情不重的病例却占有ICU的床位的矛盾。因此，对重症患者的病情评估比较复杂而重要。治疗评分系统是根据所需采取的诊疗和护理措施进行评分的方法，简称为TISS（therapeutic intervention scoring system）评分法。按此评分标准，积分达4分以上者，适应就治。这种评分法虽较烦琐，但较有利于统计，因此采用者甚多。另一方面，这种评分法也有助于衡量护理工作量时的参考。积分达13分者，每班需要一名有经验的护士护理；积分低于12～13分者，每名护士约可护理4名患者。

第二节　呼吸功能监测和呼吸治疗

一、呼吸功能的监测

对于病情较轻的患者，一般只需进行常规的一般临床监测就已足够，而对于危重患者以及机械通气治疗的患者，给予呼吸功能的监测是必要的。

呼吸功能的监测项目很多。从测定呼吸生理功能的性质分为肺容量、通气功能、换气功能、呼吸动力功能、小气道功能监测、血气分析及特殊检测项目等。不同监测指标对于诊断与治疗的意义各有侧重，实际工作中不可能同时对所有项目进行监测，临床上应根据情况灵活运用。常用呼吸功能监测参数见表1-1。

表1-1　常用呼吸功能监测参数

参　数	正常值	机械通气指征
潮气量（V_T、mL/kg）	5～7	—
呼吸频率（RR，BPM）	12～20	>35
无效腔量/潮气量（V_D/V_T）	0.25～0.40	>0.60
二氧化碳分压（$PaCO_2$，mmHg）	35～45	>55
氧分压（PaO_2，mmHg）	80～100	<70（吸O_2）
血氧饱和度（SaO_2，%）	96～100	—
肺内分流量（Q_s/Q_r，%）	3～5	>20
肺活量（VC，mL/kg）	65～75	<15
最大吸气力（MIF，cmH_2O）	75～100	<25

二、氧治疗（oxygen therapy）

循环功能的好坏是输送氧的关键，而氧供（oxygen delivery，CD_2）取决于血液在肺内氧合的程度，血液携带氧的能力，心排出量以及组织细胞利用氧的能力。动脉血氧分压（PaO_2）是决定氧供的重要因素，低氧血症（hypoxemia）是指PaO_2低于正常。氧治疗是通过不同的供氧装置或技术，使患者的吸入氧浓度（FiO_2）高于大气的氧浓度以达到纠正低氧血症和提高氧供的目的。氧治疗可使FiO_2升高，当肺通气功能无障碍时，有利于氧由肺泡向血流方向弥散，升高PaO_2。但当肺泡完全萎陷或肺泡的血液灌流完全停止，氧治疗的效果很差。轻度通气障碍、肺部感染等，对氧治疗较为敏感，疗效较好；对于贫血性缺氧或心排出量降低者，必须治疗病因，而氧治疗是必需的辅助治疗方法。供氧方法有：

1. 高流量系统　患者所吸入的气体都由该装置供给，气体流速高，FiO_2可以稳定控制并能调节。常用的有文图里（Venturi）面罩。为维持FiO_2的稳定，应调节氧气与空气的比例，并保持足够的氧流量。

2. 低流量系统　所提供的气流量不能满足患者吸气总量，因而在吸入一定氧的同时还吸入一定量的空气。因此FiO_2不稳定，也不易控制，适用于不需要精确控制FiO_2的患者，常用方法有：鼻导管吸氧、面罩吸氧、带贮气囊面罩吸氧。

氧治疗效果的估计：

（1）监测全身状况：如吸氧后患者由烦躁变为安静，心率变慢，血压上升且能维持平稳，呼吸转为平静，皮肤红润、干燥、变暖、发绀消失，表明效果良好，反之，血压降低，脉压减少，出现心律失常，则表明病情恶化，说明氧治疗未起到作用。

（2）脉搏氧饱和度及动脉血气分析：这是估价氧治疗效果最客观的方法。一般于吸氧后，SpO_2可立见上升，如缺氧非给氧所能改善，则SpO_2可不上升或上升有限。如有条件，可系列检查血气以得到较多的科学数据：如PaO_2反映肺摄氧能力，表示呼吸功能的好坏；$PaCO_2$反映肺通气情况；而pH、HCO_3^-等可反映体内因缺氧所致的代谢有无改变。

（3）SvO_2测定：可深入了解组织利用氧的改善情况。

三、呼吸机的临床应用

呼吸机是使用机械装置产生气流、将氧浓度可调节的气体送入患者肺部和由肺部呼出。它通过控制肺部的气体交换，包括肺泡内气体交换和动脉氧化；增加肺容量，包括吸气末肺容量和功能残气量；减少呼吸功能消耗；来达到缓解和纠正缺氧、二氧化碳潴留和维持体内酸碱平衡的目的。

（一）适应证与禁忌证

1. 适应证

（1）急性呼吸衰竭，自主呼吸消失或微弱需抢救的患者，如电击、窒息、颅脑外伤等。

（2）慢性呼吸衰竭出现严重缺氧和二氧化碳潴留或急性发作发生肺性脑病者。

（3）胸部和心脏外科手术后和严重胸廓创伤。

2. 禁忌证　气胸、纵隔气肿、胸腔积液、肺大疱、大咯血、休克及心肌梗死等。

（二）呼吸机类型

呼吸机的类型较多，根据其吸气、呼气两期相互转换所需的条件不同，加压原理的区别，呼吸机的基本类型有定压型、定容型、定时型，最多用的为定压型和定容型。

1. 定压型　呼吸机产生的气流进入呼吸道使肺泡扩张，当肺泡内压达到预定压力时气流即终止，肺泡和胸廓弹性回缩将肺泡气排出，待呼吸道内压力降到预定呼吸机参数再次供气。特点：气压伤小，同步性能较好。潮气量的大小取决于预定压力值、肺部病变情况、吸气时间，若调节不变，当气道阻力增加时（如气道痉挛或分泌物增多），达到预定压力时间短，则送气时间也短，潮气量将减少，造成通气不足。

2. 定容型　呼吸机将预定量的气体压入呼吸道，又依赖于肺泡、胸廓弹性回缩将肺泡内气体排出体外。特点：通气量较稳定，不因气道阻力变化而使潮气量减少。其呼吸频率、呼／吸时间比均可直接调节。输气压力不能调节，其大小取决于潮气量的大小、气道阻力或肺顺应性。因输送气量固定，气道阻力增加时，气道内压随之增加，易发生气压伤。配有安全阀者当压力过高时可自动排气，可避免发生气压伤。压力的变化反映了肺部病变的情况。

3. 定时型　按预设呼吸时间送气。特点：潮气量较稳定，输气压力随呼吸道阻力变化而变化。

4. 高频通气型　高频喷射（100～200次／分）振荡（200～900次／分）正压（60～100次／分）短促喷气，改善缺氧快，有二氧化碳潴留，长期应用宜谨慎。

（三）常用的通气模式

1. 控制通气（control-mode ventilation，CMV）　呼吸做功完全由呼吸机来承担，不允许患者进行自主呼吸，主要参数由呼吸机控制。

2. 辅助／控制呼吸（assist／control-mode ventilation，A／CMV）：通过患者的自主呼吸的力量触发呼吸机产生同步正压通气。当患者的自主呼吸的频率达到或超过预置的呼吸频率时，呼吸机起辅助通气作用；若自主呼吸频率低于预置值时，呼吸机则转为控制通气。

3. 间歇指令通气（intermittent mandatory ventilation，IMV）　在两次正压通气之间患者可进行自主呼吸，而同步间歇指令通气（synchronized IMV，SIMV）的正压通气是在患者吸气力的触发下发生的，以避免自主呼吸与正压通气对抗现象。

4. 压力支持通气（pressure support ventilation，PSV）　利用患者自主呼吸的力量触发呼吸机送气，并使气道压力迅速上升到预置值，当吸气流速降低到一定程度时，吸气则转为呼气,此种通气模式可明显降低自主呼吸时的呼吸做功。

5. 呼气末正压(positive end-expiratory pressure,PEEP) 这种呼吸的主要特点是通过呼气末正压,使呼气末气道及肺泡内压维持高于大气压的水平,可使小的开放肺泡膨大,萎陷肺泡再膨胀,最终降低肺内分流量,纠正低氧血症。用于治疗急性呼吸窘迫综合征、严重肺不张、肺水肿。呼气末正压一般保持在0.29~0.98kPa(3~10cmH$_2$O)。

(四)呼吸机对机体的影响

正常吸气时,由于是主动吸气,胸膜腔和肺内呈负压,而在应用呼吸机时,吸气相的通气为肺内被动充气,胸内、肺内压力增高,呈正压。这种吸气相的正压状态,是呼吸机对机体正常生理过程产生影响的基本原因。

1. 对心脏循环的影响 胸内正压使胸泵作用丧失,静脉回心血流量减少;肺内压增加使肺血管阻力增加,肺动脉压增高,右心室后负荷增加;右心室腔压力增高,室间隔左移引起左心室舒张末容量降低,心排出量减少。在血容量不足、心功能不全和周围循环衰竭的患者,吸气相的正压易导致血压下降。但心功能正常者,则对体循环影响不大,并且由于通气和换气功能提高、缺氧和二氧化碳潴留状态的解除,心功能还会有所改善。

2. 对呼吸的影响 正压吸气使通气量增加,肺泡内正压,吸入气分布均匀,可减少毛细血管的渗透,减轻肺泡和肺间质水肿,改善气体的弥散功能,有利于气体交换。若压力过高,肺泡扩张的同时,肺血流因受压而减少,则可加重通气-血流比例失调。同时,过度通气可影响肺表面活性物质的生成与活性。

3. 对脑血流的影响 急性缺氧和二氧化碳潴留可引起脑血管强烈的扩张,而呼吸机造成过度通气后,氧分压升高、二氧化碳分压下降可引起脑血管收缩,脑血流减少,从而减轻脑水肿,降低颅内压。

(五)呼吸机的调节

1. 呼吸频率和通气量 通常呼吸频率16~24次/分钟,潮气量500~800mL,阻塞性通气障碍宜用较大潮气量和较慢呼吸频率,限制性通气障碍宜用较小潮气量和较快呼吸频率。

2. 吸/呼时间比 阻塞性通气障碍吸/呼时间比为1:2或更多,配合慢频率;限制性通气障碍为1:1.5,配合快频率。心功能不全者为1:1.5~1:2,配合较快频率。

3. 吸气压力 吸气压一般为1.47~2.45kPa(15~25cmH$_2$O)。如系肺水肿、呼吸窘迫综合征和广泛肺纤维化等,可提高压力至5.58kPa(60cmH$_2$O)或更高。有时严重支气管痉挛需用2.94~3.92kPa(30~40cmH$_2$O)吸气压。

（六）呼吸机应用的注意事项

机械通气中任何一个细小的环节都关系到整个治疗的失败。故细致的观察、周密的安排、及时地调整是治疗成功的保证。

1. 漏气　存在漏气时，不能保证足够的通气量。检查机器各连接处密闭情况和气管插管气囊充气程度，常可发现有无漏气，气囊充气至送气时口腔内无气流声为止。

2. 自主呼吸与呼吸机协调的观察与处理　呼吸机的主要作用是维持有效通气量，自主呼吸消失或微弱的患者，采用控制呼吸多无困难，呼吸急促，躁动不安或呼吸节律不规则之危重患者，常出现自主呼吸困难与呼吸机协调甚至对抗，导致通气量不足，加重缺氧及二氧化碳潴留。自发呼吸与呼吸机不协调时应及时查找原因。常见原因有：

（1）痰液阻塞或连接管道漏气。

（2）频繁咳嗽、咳痰、疼痛或恶心呕吐。

（3）神志不清、烦躁不安。

（4）呼吸机参数调整不当，通气量不足。如无上述原因，为使二者协调，一方面说明治疗意义争取患者合作，另一方面对躁动不合作者，可用简易呼吸机作适应性诱导或使用镇静剂和肌肉松弛剂。

3. 通气量大小的观察与调整　机械呼吸主要目的在于维持有效通气量，因此，治疗时及时观察调整通气量是决定治疗效果的关键。

（1）通气量大小合适时的表现：

1）呼吸平稳，与呼吸机协调合拍；血压、脉搏趋于平稳；神志清楚者表现为安静，不清楚者逐步转为清醒。

2）胸腹部随呼吸起伏，两肺呼吸音适中。

3）血气分析：急性呼吸衰竭者逐渐恢复正常水平；慢性呼吸衰竭者逐渐达到急性发作前之水平。

4）现代呼吸机可检测呼出潮气量及通气量，并合理调整通气量提供可靠依据。

（2）通气量过大、过小应及时寻找原因并予以相应处理。

通气量不足常见原因：

1）通气量选择过小。

2）没有随病情变化及时调整通气量。

3）呼吸机管路漏气。

4）呼吸道阻塞。

通气量过大原因：

1）通气量选择过大。

2）气道阻塞时或病情需要较大通气量，缓解后未能及时减少通气量。

4. 保持呼吸道通畅　呼吸机的工作原理是借人工或机械装置产生通气。呼吸道通畅才能实现通气效果。注意呼吸道湿化，有效地排除痰液。吸痰前可用5mL生理盐水先稀释痰液再抽，同时配合翻身拍背、体位引流。采用滴入法湿化时，吸痰与湿化最好同时进行。

5. 给氧　单纯肺外原因所致呼吸衰竭（通气障碍）者，氧浓度一般用30%～40%。应根据肺部疾病和给氧后面色、脉搏的改变决定给氧浓度。一般氧浓度不应超过60%，目前认为长期吸入40%～50%氧不致发生氧中毒。

6. 临床效应观察　在呼吸机应用过程中，随时了解通气情况很重要，胸部望诊和听诊可对通气量作出大致估计，如胸部稍有起伏和听到适度呼吸音为适合，患者神态安详，面色良好，也为通气适当的表现，明显的呼吸起伏常是过度通气的征象。此外，还要注意观察体温、脉搏、呼吸、血压、神志、心肺情况、原发病病情及变化，值班人员要及时填写机械呼吸治疗记录单。血气分析更能明确通气效果，应每日1～2次，吸氧中PaO_2在8kPa（60mmHg）以上，$PaCO_2$随治疗时间延长逐渐下降最后达到正常水平。

7. 呼吸机撤离的指标

（1）FiO_2下降至<0.30（30%）。

（2）血气分析正常，自主呼吸强。

（3）若呼吸机SIMV或PSV时可降低呼吸频率，使呼吸肌活动得到锻炼以致增强，当呼吸频率降至6～10次／分时，患者呼吸平衡、通气及氧合指标均为正常时可停用呼吸机。

（4）若无SIMV装置，则从每小时脱离呼吸机5分钟开始，逐渐延长，在自发呼吸达1小时以上没有呼吸困难征象、通气和氧合指标均正常时可停用。

（5）撤离时间一般选择在上午，以便于观察，最初的1～2天夜间仍可以呼吸机辅助，经过至少2天，患者自发呼吸良好时才能完全停机。

（七）呼吸机应用的并发症与处理

呼吸机应用不当可产生一系列并发症，多与气管插管、气管切开、通气量不当、通气压力过高及护理不善有关。

1. 喉及气管损伤　气管插管持续使用超过72小时，充气套囊长时间压迫等可导致喉及气管损伤。应注意尽量缩短气管插管的保留时间，充气套囊应定时放气。

2. 气道阻塞　气管套管位置不当，气管外套囊脱落、坏死黏膜组织、黏痰、呕吐物及异物等掉入气道内可导致气道阻塞。发生阻塞时应及时查明原因并作相应处理，否则必将产生严重后果。

3. 继发感染　继发感染是机械呼吸常见而严重的并发症，常因此而导致抢救的失败。其原因主要是无菌操作不够，呼吸机消毒不严，气管切开创口未能及时消毒换药，气道湿化排痰不利，未能有效使用全身及局部抗生素等。因此，在加强全身抗生素使用同时还应注意昏迷患者的护理；气管切开的护理；眼、口腔的护理；呼吸机的定时消毒；病室及床边用具的定时消毒；尽量减少陪客及探视人员等。

4. 氧中毒　长时间高浓度供氧可导致氧中毒。应注意机械呼吸时供氧浓度，一般应小于60%。已发生者应进行PEEP机械呼吸及相应治疗措施。

5. 气胸及纵隔气肿　原有肺大疱、肺囊肿或心内注射药物的患者，进气压力过大时可以发生气胸及纵隔气肿。应及时行闭式引流术并减少进气量。

6. 碱中毒　由于通气量过大，二氧化碳快速排出，肾脏来不及代偿而导致呼吸性碱中毒。慢性呼吸衰竭呼吸性酸中毒部分代偿的患者，由于二氧化碳快速排出，可造成呼酸合并代碱或呼碱合并代碱的恶果。因此，使用呼吸机时应给予适合的通气量，一般不宜过大。

7. 胃肠道并发症　胃肠道充气、膨胀及胃扩张等较易发生，影响消化吸收功能，产生原因不明。可能与吞咽反射及反射性抑制胃肠蠕动有关，一般几天内可自行缓解。

第三节　血流动力学监测与临床应用

血流动力学的监测是ICU中的重要监测内容，随着对循环生理的认识不断深入和现代监测仪器的发展，临床监测参数越来越多，在危重患者的治疗和抢救中起到了重要作用。

一、监测项目

1. 外周动脉血管内压。

2. 肺动脉球囊漂浮导管监测数据：包括中心静脉压、右房压、右室压、肺动脉压和肺动脉楔压；心排血量测定及不同部位血标本的血气分析等。

3. 利用上述数据，通过计算可获得的一些资料，包括左室做功，血管阻力（肺及全身）及有关氧的转运，氧的供需等资料。

二、血流动力学主要参数

1. 中心静脉压（central venous pressure，CVP）　反映右心室功能，临床上将CVP降低作为血容量不足、CVP升高作为心功能不全或肺血管阻力增高的重要指标，CVP的动态观察常用于鉴别脱水、休克、输液等的监护及心功能判断。CVP正常值0.1～1.0kPa（1～10cmH_2O），均值为0.6kPa（6cmH_2O），一般认为，CVP低于0.6kPa（6cmH_2O）表示血容量不足，高于1.5kPa（15cmH_2O），表示心功能不全或（和）肺血管阻力升高。

2. 肺动脉楔压（pulmonary artery wedge pressure，PAWP）　通过Swan Ganz导管观测肺动脉楔压（PAWP）比中心静脉压（CVP）更能正确反映左心室充盈度。正常值为1.6～2.4kPa（12～18mmHg），同时可监测心每搏输出量（CO）和心脏指数（cardiac

index，CI）。心脏指数值通常为3.2±0.2L／（min·m^2），休克时若CI低，则按心力衰竭处理；若CI高，则按血液分布紊乱处理。

3. 肺动脉压（pulmonary artery pressure，PAP） 正常值为2.4～4.0／0.8～1.6kPa（18～30／6～12mmHg）。PAP增高为肺动脉高压，见于左心室衰竭、二尖瓣病变、肺源性心脏病，左向右分流先天性心脏病等。

4. 平均动脉压（mean arterial pressure，MAP） 指舒张压＋1／3脉压差，当周围动脉测不到时，可作桡动脉插管，直接测量动脉压。

5. 心排血量（cardiac output，CO） 是指左或右心室每分钟射入主动脉或肺动脉的血容量。测定心排血量对于心功能的判断，计算出血流动力学其他参数，如心脏指数、外周血管总阻力等，以指导临床治疗都具有十分重要的意义。因而监测CO是重症患者监测的重要参数。测定的方法主要有：氧消耗法、染料稀释法和温度稀释法。随着Swan－Ganz漂浮导管的临床应用，温度稀释法在临床应用广泛。该方法使用方便，安全可靠，可重复测定，而且并发症也少。在正常情况下，左、右心室的输出量基本相等，但在分流量增加时可产生较大误差。正常成人的CO为5～6L／min，每搏输出量（SV）为60～90mL。对于判断心功能、诊断心力衰竭和低心排血量综合征都具有重要意义。

6. 每搏排出量（stroke volume，SV） 指一次心搏由一侧心室射出的血量。成年人在安静、平卧时，每搏排出量为60～90mL。SV与心肌收缩力有关，也取决于心脏前负荷、心肌收缩力及后负荷的影响。

7. 心脏指数（CI） 是每分钟每平方米体表面积的心排出量。CI<2.5L／min·m^2，提示可能出现心力衰竭；CI<1.8L／min·m^{2}则提示为心源性休克。

8. 体循环阻力指数（system vascular resistance index，SVRI） 体循环阻力（SVR）表示心室射血期作用于心室肌的负荷，是监测左心室后负荷的主要指标。是指每平方米体表面积的SVR。正常值为1760×2600dyne·sec／cm^5·m^2。当血管收缩剂使小动脉收缩或因左心室衰竭、心源性休克、低血容量性休克等原因使心搏血量减少时，SVR／SVRI均增高；相反，血管扩张剂、贫血、中度低氧血症可导致SVR／SVRI降低。

9. 肺循环阻力指数（pulmonary vascular resistance index，PVRI） 是监测右心室后负荷的主要指标。正常值为45～225dyne·sec／cm^5·m^2。正常情况下，肺循环阻力（PVR）只是SVR的1／6。当肺血管病变时，PVR／PVRI增高，从而增加右心室后负荷。

10. 左心室做功指数（left ventricular stroke work index，LVSWI） 指左心室每次心搏所做的功，是左心室收缩功能的反映。正常值为44～68g／min·m^2。LVSWI降低提示可能需要加强心肌收缩力，而LVSWI增高则意味着耗氧量增加。

11. 右心室做功指数（right ventricular stroke work index，RVSWI） 指右心室每次心搏所做的功，是右心室收缩功能的反映，其意义与LVSWI相似。正常值为4～8g／m·m^2。

12. 氧输出（deferent oxygen，DO$_2$） 指单位时间内由左心室输送到全身组织氧的总量；或者是单位时间内动脉系统所送出氧的总量。DO$_2$的表达式为：DO$_2$=CI × 动脉血氧含量（CaO$_2$）。CaO$_2$主要取决于动脉血氧饱和度（SaO$_2$）和血红蛋白含量（Hb）。DO$_2$主要受循环系统（CI）、呼吸系统（SaO$_2$）和血液系统（Hb）的直接影响。正常人在静息状态下的DO$_2$为520 ~ 720mL（min · m^2）。

13. 氧耗量（VO$_2$） 指在微循环水平，血液中所携带的一部分氧被组织细胞摄取，动脉血中的氧含量逐渐减少，动脉血随之逐渐变成静脉血；在此过程中，组织细胞实际消耗氧的量称为氧耗量。正常静息状态下VO$_2$为100 ~ 180mL（min · m^2）。正常时，VO$_2$应与组织的氧需要量相等。一旦VO$_2$小于需量则提示组织缺氧。

14. 氧摄取率（O$_2$ext） 是氧输出与氧耗量之比，氧的摄取率大小主要与组织氧需求有关。正常值为22% ~ 30%。常用于分析全身的氧输送和氧耗量关系来估价机体总的组织氧合情况。

三、监测时注意事项

1. 导管使用前要严格检查气囊，注意注气后的形态。套管膜的牢度，防止气囊在血管中破裂，发生空气栓塞。

2. 严格执行无菌技术操作，防止术后继发感染。

3. 导管通过三尖瓣进入右室时应加强心电监测，注意有无心律失常，对原有室性早搏患者可先用利多卡因50mg静脉推注。

4. 在测得肺毛细血管楔嵌压后，导管气囊要迅速排尽气体，使导管在肺动脉处于游离状态，以免气囊压迫肺动脉分支时间过长，产生肺栓塞或血管壁受损引起大出血等并发症。

5. 推送导管时动作轻巧敏捷，注意导管长度、压力曲线、心电图改变，避免导管打结，一旦发生打结，严禁硬拉，可在X线下取出。

6. 监测中严密观察病情变化，定时记录体温、脉搏、呼吸、血压、心率、心律变化。长时间监护者，注意有无静脉栓塞形成，发生栓塞症状应及时拔除导管。

7. 导管可保留7 ~ 10天，留置期间，每小时用肝素生理盐水冲洗导管，防止栓塞。避免导管被拉出，注意局部有无渗血、消毒胶纸敷贴情况。

8. 导管用毕，取出后气囊排空，禁止用水冲洗气囊，忌用乙醚擦洗导管，管腔反复冲洗清洁，晾干后用双层塑封，环氧乙烷气体消毒备用。

第四节 其他脏器功能的监测

一、肾功能的监测

目前常用的肾功能监测方法多为间断性，难以反映实时的生理状态。但监测肾功能的动态变化不仅能评价肾脏本身的功能状态，而且在评估全身的组织灌注、体液平衡状态及心血管功能等方面都有重要价值。尤其在重危患者中，肾功能的监测更为重要。因为监测肾功能的动态改变可以及时发现肾功能不全的早期征兆，以便采取治疗或预防措施，避免发生急性肾衰竭。

（一）肾小球功能监测

肾小球的主要功能是滤过功能，反映其滤过功能的主要客观指标是肾小球滤过率（glomerular filtration rate，GRF）。

1. 肾小球滤过率测定

（1）菊粉清除率测定：菊粉是由果糖构成的一种多糖体，静脉注射后，不被机体分解、结合、利用和破坏，因其分子量较小，可自由地通过肾小球，既不被肾小管排泌，也不被重吸收，故能准确地反映肾小球滤过率。

方法：①试验时，患者保持空腹和静卧状态；②晨7时饮500mL温开水，放入留置导尿管，使尿液不断流出；③7时30分取10mL尿量和4mL静脉血作为空白试验用，接着静脉输入溶于150mL生理盐水的菊粉5g，溶液需加温至37℃，在15分钟内滴完，然后再以菊粉5g溶于400mL温生理盐水进行维持输液，以每分钟4mL的速度滴注；④8时30分钟将导尿管夹住，8时50分钟取静脉血4mL，随后放空膀胱，测定尿量，用20mL温水冲洗膀胱，并注入20mL空气，使膀胱内的液体排尽，将冲洗液加入尿液标本内，充分混匀后取出10mL尿液进行菊粉含量测定；⑤9时10分第1次重复取血和尿标本，9时30分第二次重复取血和尿标本，其操作同④；⑥将④血与尿标本测定其菊粉的含量，按下列公式进行计算：

$$菊粉清除率 = \frac{尿内菊粉的含量 \times 稀释鱼数 \times 尿量}{血浆菊粉的含量}$$

$$稀释倍数 = \frac{实际尿量 + 冲洗液量}{实际尿量}$$

正常值：2.0~2.3mL/s。

临床意义：急性肾小球肾炎、慢性肾功能不全、心功能不全时清除率显著降低，慢性肾小球肾炎、肾动脉硬化、高血压晚期等均有不同程度的降低；肾盂肾炎可稍有降低。由于操作复杂，又需留置尿管，故目前临床尚不能使用，多用于临床实验研究。

（2）内生肌酐清除率：内生肌酐是指禁肉食3天，血中肌酐均来自肌肉的分解代谢，由于人体的肌容积是相对稳定，故血肌酐含量相当稳定。肌酐由肾小球滤过，不被肾小管重吸收，极少量由肾小管排泌，故可用作肾小球滤过率测定。

正常值：80~120mL／min。

当血肌酐浓度较高时，会有少量肌酐由肾小管排泄，使尿中肌酐量增多，故在氮质血症时，肌酐清除率可较肾小球滤过率大10%左右。

（3）钠的清除率：是指每一单位时间内，肾脏清除了多少mL血浆内的Na$^+$的能力。计算公式如下：

$$钠的清除率（FENa）= \frac{尿／血钠浓度}{尿／血肌酐浓度} \times 100$$

临床上测定某物质的清除率的意义：①测量肾血流量；②测定肾小球滤过率；③了解肾脏对某物质的处理情况。如某物质清除率大于肾小球滤过率时，表示该物质尚能被肾小管分泌，如小于肾小球滤过率时表示能被肾小管重吸收。

2. 血清尿素氮测定　血中非蛋白质的含氮化合物统称非蛋白氮（non-protein nitrogen，NPN）。其中尿素氮（blood urea nitrogen，BUN）约占一半。作为肾功能的临床监测指标，BUN比NPN准确，但仍受多种因素影响。

正常值：成人为3.2~7.1mmol／L（9~20mg／dl）。

BUN上升后反馈抑制肝脏合成尿素，故肾功能轻度受损或肾衰竭早期，BUN可无变化；当其高于正常时，说明有效肾单位的60%~70%已受损害，因此BUN不能作为肾脏疾病早期功能测定的指标。

BUN增高的程度与病情严重性成正比，故BUN对尿毒症的诊断、病情的判断和预后的估价有重要意义。BUN作为反映GFR的指标有其局限性。原尿中的BUN40%~80%在肾小管中被回吸收，回吸收的量与原尿量成反比。因此，血容量不足，利尿剂滥用，摄入高蛋白，严重分解代谢（甲亢、手术、烧伤、感染、癌瘤等）均可至BUN升高。

3. 血清肌酐测定　机体每20g肌肉每天代谢产生1mg肌酐，日产生量与机体肌肉量成正比，比较稳定，血中肌酐主要由肾小球滤过排出体外，而肾小管基本上不吸收且分泌也较少。

正常值：53~106μmol／L。

无肌肉损伤等条件下，若肾小球滤过停止，血肌酐约升高每天88~178μmol／L。

尿肌酐／血肌酐（Ucr／Pcr）>40，多为肾前性氮质血症；<20为肾后性氮质血症。

（二）肾小管功能测定

1. 尿比重　尿比重是反映尿内溶质和水的比例。24小时内最大范围在1.003～1.035，一般在1.015～1.025，晨尿常在1.020左右。

尿比重低，表示肾小管重吸收功能损害，不能浓缩尿液所致，正常肾小管可重吸收原尿中的水分99%以上，而急性肾小管坏死时，则只能重吸收80%～50%。

尿比重高，表示入量不足，尿浓缩所致。

2. 血、尿渗透压　血、尿渗透压是反映血尿中溶质的分子和离子浓度，正常人血渗透压在280～310mmol／L；每天尿渗透压在600～1000mmol／L水之间，晨尿常在800mmol／L水以上。

3. 尿、血渗透压比值　24小时尿渗透压／血渗透压比值约2：1。浓缩功能障碍时则比值降低，如尿渗透压高于血浆时称高渗尿，表示尿浓缩；如低于血浆时称低渗尿，表示尿稀释；如与血浆渗透压相等，表示等渗尿。如清晨第一次尿渗透压小于800mmol／L水，表示浓缩功能不全。

4. 自由水清除率　血尿渗量比值常因少尿的存在而影响结果，目前自由水清除率是最理想的肾浓缩功能测定。

$$自由水清除率（CH_2O）= U\, vol\left(1 - \frac{尿（mol）}{血（mol）}\right)。$$

正常值为－25～100mL／h。

自由水清除率能判断其肾的浓缩功能，特别是对急性肾功能衰竭的早期诊断和病情变化具有重要意义，如急性肾功能衰竭早期CH_2O趋于零值，此指标可出现1～3天后才有临床症状，常可作为判断急性肾功能衰竭的早期指标。CH_2O呈现负值大小可反映肾功能恢复的程度。

二、中枢神经系统功能监测

颅脑外伤、颅内出血或缺血性病变的死亡率高，发病后受到继发的"第二次打击"，如低血糖、颅内高压、低血细胞比容、呼吸衰竭、颅内或全身性感染，则死亡率更高；特别是低氧，完全中断脑供血（如心搏骤停）15秒后即可发生昏迷，5分钟后就可造成不可逆损害。颅脑外伤死亡病例中，半数以上的死因属上述继发原因，故应对中枢神经系统进行全面监测。

（一）意识

意识的变化是脑内病变极敏感的指标，非昏迷意识状态的转化提示病变的好转或恶化。

（二）瞳孔

瞳孔的大小及对光反应异常可由于外周病变（视神经和动眼神经）及中央病变（脑干综合通路）引起，常反映颅内高压或脑疝，瞳孔极度扩大并固定，提示临终前的全脑缺血。

（三）生命体征

一般应0.5～1小时测1次血压、脉搏、呼吸、体温，并详细记录，以便动态观察。颅内血肿的典型生命体征变化是脉搏缓慢而洪大，血压升高，呼吸慢而深（简称为两慢一高），尤其以前二者更为显著。后颅窝血肿，呼吸障碍明显，可突然停止呼吸。

脑疝晚期失代偿阶段，出现脉快而弱，血压下降，呼吸异常，体温下降，一般呼吸先停止，不久心跳也很快停止。

闭合性颅脑损伤早期一般不出现休克表现，若出现血压下降、心率加快，要尽快查明有无合并损伤，尤其应除外胸腹腔内脏出血。

伤后很快出现高热，多因视丘下部损伤或脑干损伤所致，为中枢性体温调节障碍。而伤后数日体温逐渐增高，多提示有感染性并发症，最常见的是肺炎。

（四）呕吐

发生于颅脑损伤后1～2小时，由于迷走神经刺激而出现呕吐，多为一过性反应，如频繁呕吐，持续时间长，并伴有头痛者，应考虑有蛛网膜下隙出血，颅内血肿或颅内压增高的可能。

（五）局部症状

脑挫裂伤后常出现肢体乏力、单瘫、偏瘫或运动性失语等大脑半球局部功能障碍。如出现共济失调，去大脑强直等症状，说明损伤位于中脑或小脑，下视丘损伤多表现为尿崩症，中枢性高热和血压的改变，视力、视野、听力障碍表示神经的局部损伤。

（六）昏迷指数测定

昏迷指数（Glasgow coma Score，GCS）是以衡量颅脑损伤后意识状态的记分评价标准，GCS是Glasgow大学为观察头部损伤患者的意识状态而制定的标准，目前已被WHO定为颅脑损伤昏迷状态测定的国际统一方法。实践证明此标准是评定颅脑损伤意识状态的一种准确、简便、快速的方法，对急性脑外伤的病情发展、预后，指导临床治疗等提供了较为可信的数字依据。

1. 测评方法

（1）GCS法：临床采用的国际通用的格拉斯哥昏迷分级，简称昏迷指数法，不仅可以统一观察标准，在外伤患者中还有预测预后的意义。GCS的分值愈低，脑损害程度愈重，预后亦愈差，而意识状态正常后应为满分（表1-2）。

表1-2 GCS昏迷评定标准

	项 目	评 分
Ⅰ睁眼反应	自动睁眼	4
	呼之睁眼	3
	疼痛引起睁眼	2
	不睁眼	1
Ⅱ语言反应	言语正常	5
	言语不当	4
	言语错乱	3
	言语难辨	2
	不能言语	1
Ⅲ运动反应	能按吩咐动作	6
	对刺痛能定位	5
	对刺痛能躲避	4
	刺痛肢体过屈反应	3
	刺痛身体过伸反应	2
	不能运动（无反应）	1

按此评分法，患者总分13～15分时，昏迷时间一般小于30分钟，相当于我国头部外伤定型标准的轻型；总分在9～12分，伤后昏迷0.5～6小时，相当于中型颅脑外伤；总分3～8分，伤后昏迷时间大于6小时者，相当于重型颅脑外伤；其中总分3～5分属特重型。总分3分，相当于脑死亡。

（2）GCS-PB法：在GCS的临床应用过程中，有人提出须结合临床检查结果进行全面分析，同时又强调脑干反射的重要性。为此，Pittsburgh在GCS昏迷评定标准的基础上，补充了另外4个昏迷观察项目，即对光反射、脑干反射、抽搐情况和呼吸状态，合计为7项35级，最高为35分，最低为7分，在颅脑损伤中，35～28分为轻型，27～21分为中型、20～15分为重型、14～7分为特重型脑损伤，此法不仅可判断昏迷程度，亦反映了脑功能受损的水平（表1-3）。

表1-3 Glasgow-Pittsburgh昏迷评定标准

	项 目	评 分
Ⅰ睁眼反应	自动睁眼	4
	呼之睁眼	3
	疼痛引起睁眼	2
	不睁眼	1
Ⅱ语言反应	言语正常	5
	言语不当	4
	言语错乱	3
	言语难辨	2
	不能言语	1
Ⅲ运动反应	能按吩咐动作	6
	对刺痛能定位	5
	对刺痛能躲避	4
	刺痛身体过伸反应	2
	不能运动（无反应）	1
Ⅳ对光反应	正常	5
	迟钝	4
	两侧反应不同	3
	大小不等	2
	无反应	1
Ⅴ脑干反射	全部存在	5
	睫毛反射消失	4
	角膜反射消失	3
	眼脑及眼前庭反射消失	2
	上述反射皆消失	1
Ⅵ抽搐情况	无抽搐	5
	局限性抽搐	4
	阵发性抽搐	3
	连续大发作	2
	松弛状态	1
Ⅶ呼吸状态	正常	5
	中枢过度换气	3
	不规则或低换气	2
	呼吸停止	1

2. 意义 GCS法可估价中枢神经系统状况，判断脑功能水平。GCS法简便易行，应用于临床时，对急救、移运、接收新患者都可按此估计，严重者做好抢救准备。CCS法还可用于护理病历书写以及任何护理记录如特别护理记录单，还可用于病区护理交班报告。GCS法对3岁以下幼儿、听力丧失老人、不合作者、情绪不稳定者、语言不通时可能打出低分，因此，要结合病史、体检和其他有用的检查进行综合考虑。

（七）颅内压监测

在侧脑室额叶角内置一导管，与床旁压力换能器相连进行监测，正常<1.3kPa（10mmg），>3.3kPa（25mmHg）时，则应降颅压治疗。颅内压的变化可呈波浪状，常在夜间升高，故应连续监测。

（八）动脉压和脑灌流压监测

脑灌流压是指动脉压与颅内压差，反映脑血流灌注情况。升高动脉压可使脑灌注压增大，但有产生脑出血、脑水肿的危险。在降低动脉压时亦应处理颅内高压，以改善脑灌流压，减少缺血性脑损害。

（九）电生理

1. 脑电图（electroencephalograhpy，EEG） 可了解大脑功能有无异常，缺血、低氧异常放电波，对脑死亡判断有帮助。
2. 脑电地形图 对脑部动态变化能准确定位。
3. 脑诱发电位 主要检测脑干功能，不受麻醉及镇静剂的影响，可了解脑干受损程度和判断脑死亡。

（十）CT和MRI

能清晰显示脑结构、形态变化，而且定位准确而迅速。

三、肝脏功能监测

（一）胆红素代谢

血清总胆红素（total bilirubi，TB）升高见于各种原因所致黄疸；血清1分钟胆红素（serum bilirubin，SB）升高见于肝细胞或阻塞型黄疸；间接胆红素（indirect bilirubin，IBIL）升高见于溶血性黄疸。

（二）酶学检查

谷丙转氨酶（alanine aminotransferase，ALT）升高见于肝细胞炎症或坏死、阻塞性黄疸、胆道疾病、急性心肌梗死等；谷草转氨酶（aspartate transaminase，AST）升高见于急性心肌梗死、各种原因的肝细胞损害（炎症、坏死、中毒等）。

四、胃肠道出血监测

1. 急测血常规、血细胞比容，血型鉴定，交叉配血，备同型血。
2. 按病情定时观测记录脉搏、呼吸、血压、神志等。
3. 密切观察腹痛、腹胀、腹腔积液及肠鸣音的变化情况。
4. 注意呕血或（和）便血（或黑便）情况及量的记录。
5. 必要时做紧急纤维胃镜检查，以便确定诊断及行内镜下止血治疗。

五、营养支持

各种创伤、感染、器官功能障碍等，使患者都处于应激状态，因修复创伤和恢复器官功能所需能量明显增加，结果引起代谢亢进。但危重患者往往不能正常地摄取营养，如果不给予营养支持，势必引起营养状态的恶化，这对病情的恢复是十分不利的。营养支持的目的是有效供给患者的能量和营养物质，促进患者对能量的利用，而患者有效利用能量更为重要。因为，只有患者能利用和消耗能量，才有可能修复创伤和恢复器官功能。但首先要供给患者足够的营养物质和代谢所必需的氧，这需要根据患者对能量的储存情况、营养不良的程度、所处代谢状态及耐受能力等方面来判断患者对能量的需求，同时根据治疗后的反应（即营养状态的评定）来调整。

第五节　心肺脑复苏

心脏停搏意味着死亡的来临或临床死亡的开始。现代医学认为，因为急性原因所致的临床死亡在一定的条件下是可以逆转的。使心跳、呼吸功能恢复的抢救措施称为心肺复苏（cardiopulmonary resuscitation，CPR）。到20世纪70年代开始认识到脑复苏的重要性，因为只有使脑功能完全恢复才能称为完全复苏，所以当前的复苏工作已经从心肺复苏（CPR）转到心肺脑复苏（cardiopulmonary cerebral resuscitation，CPCR）。

一、病因

（一）急性冠状动脉供血不足或急性心肌梗死

急性心肌梗死早期发生心室颤动或心室停顿。急性心肌缺血未形成梗死者，也可发生心室颤动而致猝死。

（二）急性心肌炎

各种病因的急性心肌炎患者，特别是病毒性者，常发生完全性房室传导阻滞或室性心动过速而致心搏骤停。

（三）呼吸停止

如气管异物、烧伤或烟雾吸入致气道组织水肿、溺水和窒息等所致的气道阻塞，脑卒中、巴比妥类等药物过量及头部外伤等均可致呼吸停止。此时气体交换中断，心肌和全身器官组织严重缺氧，可导致心搏骤停。

（四）严重的电解质与酸碱平衡失调

体内严重缺钾或严重高血钾均可使心搏骤停。血钠和血钙过低可加重高血钾的影响。血钠过高可加重缺钾的表现。严重的高血钙也可致传导阻滞、室性心律失常甚至发生室颤。严重的高血镁也可引起心搏骤停。酸中毒时细胞内钾外移，减弱心肌收缩力，又使血钾增高，也可发生心搏骤停。

（五）药物中毒或过敏

锑剂、氯喹、洋地黄类、奎尼丁等药物的毒性反应可致严重心律失常而引起心搏骤停。

（六）电击、雷击或溺水

电击伤可因强电流通过心脏而引起心搏骤停。强电流通过头部、可引起生命中枢功能障碍，导致呼吸和心搏停止。溺水多因氧气不能进入体内进行正常气体交换而发生窒息。

（七）麻醉和手术中的意外

如呼吸管理不当、全麻剂量过大、硬膜外麻醉药物误入蛛网膜下隙、肌肉松弛剂使用不当、低温麻醉温度过低、心脏手术等，也可能引起心搏骤停。

（八）其他

某些诊断性操作如血管造影、心导管检查，某些疾病如急性胰腺炎、脑血管病变等。

二、分类

根据心脏活动情况及心电图表现，心脏骤停可分为3种类型。

（一）心室颤动

心室颤动又称室颤。心室肌发生极不规则的快速而又不协调的颤动；心电图表现为QRS波群消失，代之以大小不等、形态各异的颤动波，频率为200～400次／分钟。若颤动波波幅高并且频率快，较容易复律；若波幅低并且频率慢，则复律可能性小，多为心脏停顿的先兆。

（二）心搏完全停止

心搏完全停止又称心搏停顿或心室停顿，心脏大多处于舒张状态，心肌张力低，心电图呈等电位。

（三）心电机械分离

心电图仍有低幅的心室复合波，但心脏并无有效的泵血功能，血压及心音均测不到。心电图示宽而畸形、振幅低的QRS-T波，频率每分钟在20～30次。

心脏骤停的3种类型可相互转化，但其后果均是心脏不能有效泵血，故均应立即进行心肺复苏术。

三、病情评估

（一）临床表现

心脏骤停的临床表现和经过取决于基础病因。心源性心脏骤停发展快，可能有前驱症状包括胸闷、胸痛、心悸、无力等，但无预告价值。更多数患者可能无明显前驱症状。非心源性心脏骤停，发作前可能有其原发病的临床表现。

心脏骤停发生时，心源性心脏骤停患者可能有长时间心绞痛、胸闷、气急、头晕或突然抽搐，迅即出现典型心脏停搏表现：面色青紫，无呼吸或仅有下颌式呼吸；颈动脉搏动不能扪及，昏迷，血压不能测出，心音消失。其他原因所致心脏骤停者，发作时患者正处于昏迷状态（缺氧、高碳酸血症）或突然意识丧失，颜面发绀（低血钾或高血钾）。

（二）诊断

对心搏骤停的诊断强调"快"和"准"如无原有ECG和直接动脉监测者，可以凭以下征象在30秒内确定诊断。临床上心搏骤停的诊断依据为：

1. 神志突然丧失，对大声呼喊等强烈刺激毫无反应。
2. 颈总动脉、股动脉等大动脉搏动消失。
3. 呼吸停止或呈叹息样呼吸。
4. 面孔呈青紫色或苍白色。
5. 瞳孔散大，对光反应消失。

其中1、2条最为重要，只要神志突然丧失、大动脉搏动消失，心搏骤停的诊断即可成立。在全身麻醉和已用肌松药的患者，只以第2条为主。

（三）鉴别诊断

心脏骤停最可靠而出现较早的临床征象是意识突然丧失伴以大动脉（如颈动脉、股动脉）搏动消失。此两个征象存在，心搏骤停的诊断即可成立；并应立即进行初步急救。在不影响心肺复苏的前提下，需进行病因诊断，以便予以相应的处理。首先应鉴别是心脏骤停或呼吸骤停。有明显发绀者，多由于呼吸骤停。如系呼吸道阻塞引起的窒息，患者往往有剧烈的挣扎；如系中枢性者（脑干出血或肿瘤压迫），可以突然呼吸停止而无挣扎。原无发绀性疾患而心脏骤停者，多无明显发绀，常有极度痛苦的呼喊。因心脏本身疾患而心脏骤停者，多见于心肌梗死及急性心肌炎；心外原因多见于败血症及急性胰腺炎。

四、处理

心脏骤停诊断一经确立，应毫不迟疑地立即进行心、肺、脑复苏，目的在于建立人工的、进而自主的有效循环和呼吸。心、肺、脑复苏包括基础生命支持、进一步生命支持和延续生命支持三部分。

（一）基础生命支持

基础生命支持（basic life support，BLS）又称初期复苏处理或现场急救。是复苏中抢救生命的重要阶段，如果现场心肺复苏不及时，抢救措施不当甚至失误，则将导致整个复苏的失败。BLS包括：呼吸停止的判定，呼吸道通畅（A），人工呼吸（B），胸外心脏按压（C）和转运等环节，即心肺复苏（CPR）的ABC步骤。

1. 保持呼吸道通畅　呼吸道通畅是复抬颏法或双手托下颌法，使头后仰抬起颏部或托起下颌使下颌骨向前上、张嘴，即可维持呼吸道通畅。如果怀疑有颈椎受损者，则严禁头后仰。如果看见患者误吸异物，或尽管采取了头后仰、下颌骨前推、张嘴等手法，人工通气时仍然有阻力，怀疑有气道异物者，则必须清除气道异物。

在现场抢救中，如果头后仰转向一侧、手指抠等一般措施无效时可采用改进的Heim-Lich法，即胸腹部推压法：助手将患者头抬起，抢救者站在患者背后，一手置上腹部向上用力，另一手置胸骨向后用力，两手同时猛烈连续推压3～5次，迫使肺部排出足够的空气，形成人工咳嗽，使气道内的异物排出。对于婴儿、较小小儿以及孕妇，不宜采用本法，可采用击背法或胸部椎压法。抢救者一手与一膝部与支撑病儿颏部与颈部，使病儿面部朝下，另一手手掌用适当力量迅速连续地拍击患儿背部两肩胛骨之间的区域。

2. 口对口、口对鼻或口对气道插管人工呼吸

（1）开放气道后，缓慢吹气，时间达2秒以上，并见胸部抬高，可默读1001、1002接近2秒。

（2）无氧源的球囊–面罩人工通气：潮气量应在10mL／kg（700～1000mL／次）或成人气囊压陷2／3的体积，时间达2秒以上。

（3）携氧气囊人工通气：吸氧浓度>40%，氧气流量8～12L／min到30L／min；潮气量为6～7mL／kg（400～600mL／次）或成人气囊压陷1／2的体积，时间1～2秒。

注意：在心脏骤停刚发生时，最好不要立即进行气管插管（因要中断按压心脏，延误时间），而应先进行心脏按压及口对口呼吸。口对口呼吸效果不佳或是复苏时间过长以及有胃反流等才是气管插管的适应证。

3. 人工心脏按压　胸外心脏按压可刺激心脏收缩，恢复冠状动脉循环，以复苏心搏，提高血压，维持有效血液循环，恢复中枢神经系统及内脏的基本功能。其作用机

制：胸廓具有一定弹性，胸骨可因受压而下陷。按压胸骨时，对位于胸骨和脊柱之间的心脏产生直接压力，引起心室内压力的增加瓣膜的关闭，促使血液流向肺动脉和主动脉；放松时，心室内压降低，血流回流，另外，按压胸骨使胸廓缩小，胸膜腔内压增高，促使动脉血由胸腔内向周围流动；放松时，胸膜腔内压力下降，静脉血回流至心脏。如此反复，建立有效的人工循环。

（1）胸外心脏按压的标准方法：胸外按压迫使血液流经肺脏，配合人工通气使氧合血供应大脑和重要脏器，直至自主循环恢复。因此，有节律的连续有效的胸外按压是至关重要的。按压的正确位置本身会影响到复苏的效果，通常手应放在胸骨下半部，简便的确定方法是两乳头中间，按压的幅度为4~5cm，可触及颈或股动脉搏动为有效。

（2）胸外心脏按压并发症：胸外心脏按压法操作不正确，效果大为降低。按压的动作要迅速有力，有一定的冲击力，每次松压时需停顿瞬间，使心室较好充盈。但按压切忌用猛力，以避免造成以下并发症：

1）肋骨、胸骨骨折，肋软骨脱离，造成不稳定胸壁；

2）肺损伤和出血、气胸、血胸、皮下气肿；

3）内脏损伤，如肝、脾、肾或胰损伤，后腹膜血肿；

4）心血管损伤，发生心脏压塞、心脏起搏器或人工瓣膜损坏或脱离、心律不齐、心室纤颤；

5）栓塞症（血、脂肪、骨髓或气栓子）；

6）胃内容返流，造成吸入或窒息。

有以下情况的患者不宜采用胸外心脏按压术，如大失血患者、老年人桶状胸、胸廓畸形、心包填塞症、肝脾过大、妊娠后期、胸部穿通伤等。

在多数情况下，胸外心脏按压为首选措施，但目前通用的胸外心脏按压法所产生的血流，远不能满足脑和心肌的需要，因此提出开胸心脏按压的应用指征应予放宽。因此，当胸外挤压5分钟后仍无反应，或因胸廓畸形、张力气胸、纵隔心脏移位、心脏室壁瘤、左房黏液瘤、重度二尖瓣狭窄、心脏撕裂或穿破、心包积液时应果断开胸进行胸内心脏直接挤压。

心脏按压和口对口人工呼吸是心脏骤停抢救中最紧急的措施。两者必须同时进行，人工呼吸和心脏按压的比例为1∶5，如只有一人操作，则做15次心脏按压后接着做2次人工呼吸。

此外，在人工胸外挤压前，予以迅速心前区叩击，可能通过机械一电转换产生一低能电流，而中止异位心律的近返通路，使室性心动过速或心室颤动转为较稳定的节律。但也有可能使室性心动过速转为更严重的心室扑动或颤动。它对心室停顿无效，而且不具有胸外挤压推动血流的作用。因此现不作为心脏复苏抢救的常规。而属Ⅱb级心脏复苏措施，即对心脏骤停无脉者而一时又无电除颤器可供应立即除颤时可考虑采用。决不要为作心前区叩击而推迟电除颤。

（二）进一步生命支持（advenced life support，ALS）

主要为在BLS基础上应用辅助设备及特殊技术，建立和维持有效的通气和血液循环，识别及治疗心律失常，建立有效的静脉通路，改善并保持心肺功能及治疗原发疾病。

1. 气管内插管　应尽早进行，插入通气管后，可立即连接非同步定容呼吸机或麻醉机。每分钟通气12～15次即可。一般通气时，暂停胸外按压1～2次。

2. 环甲膜穿刺　遇有插管困难而严重窒息的患者，可以16号粗针头刺入环甲膜，接上"T"型管输氧，可立即缓解严重缺氧情况，为下一步气管插管或气管造口术赢得时间，为完全复苏奠定基础。

3. 气管造口术　是为了保持较长期的呼吸道通畅。主要用于心肺复苏后仍然长期昏迷的患者。

4. 心肺复苏药物的应用　使用药物的目的在于提高心脏按压效果，增加心肌与脑的灌注，促使心脏尽早复跳；提高室颤阈，为电除颤创造条件；纠正酸中毒和电解质失衡；治疗心律失常。

（1）给药途径：

1）静脉给药：首选现有的静脉通路，但应尽可能选用颈外静脉或中心静脉。无中心静脉而必须选用外周静脉时，应尽量选用肘部静脉而不用肢体远端尤其是下肢静脉。

2）气管内给药：在无静脉通路的情况下，可通过气管内给药。效果与静脉给药几乎相同。可将静脉剂量的1～2倍稀释于10～20mL生理盐水中，注入气管导管。如果能通过无菌细管将药物直接经气管导管插入深达气管支气管枝，则药物通过肺泡吸收更快。适于气管内给药的药物包括：肾上腺素、利多卡因、阿托品、安定、纳洛酮等不会引起组织损伤的药物；但是碳酸氢钠、去甲肾上腺素及钙剂可能引起气道黏膜和肺泡损伤，不宜通过气管内给药。

3）心内注射：心内注射需中断胸外心脏按压，并可能引起气胸与顽固性心律失常，损伤冠状动脉与心肌，发生心包压塞，所以目前不主张首先采用。一旦应用，不主张经胸骨旁路，可考虑剑突旁路。后者损伤冠状动脉前降支的机会较少。操作方法为：自剑突左侧，向头侧、向后、向外进针，回抽有回血后即可注入药物。在开胸心脏复苏时，可在直视下用细针头将药物注入左心室腔。心内注射的肾上腺素或抗心律失常药物剂量约为静脉剂量的一半。碳酸氢钠不允许心内注射。

（2）常用药物

1）肾上腺素：肾上腺素已广泛用于心肺复苏（CPR），对各类心律失常所致的心搏骤停是有效的，是心肺复苏的一线选择用药，标准应用剂量1mg，每隔3～5分钟可逐渐增加剂量（1mg、3mg、5mg）也可直接使用5mg，是否使用大剂量目前尚无定论。

2）血管升压素：可增加冠脉灌注压，重要器官的血流，室颤的幅度和频率及大脑供氧，可在标准的心脏按压，人工通气，除颤和注射肾上腺素无效时提高ROSC，也是心肺CPR的一线选择药物。与肾上腺素合用效果优于单用肾上腺素或者单用血管升压素，剂量使用为40U。

3）去甲肾上腺素：其适应证为严重低血压（收缩压< 70mmHg）和周围血管低阻力。因其增加心肌耗氧量，故应慎用于缺血性心脏病患者。剂量8～30μg/min因碱性药物能使其失活，故禁止在同一管道应用碱性液体。

4）多巴胺：其适应证为复苏过程中的心动过缓和ROSC后的低血压状态，常与其他药物（多巴酚丁胺）合用，治疗复苏后的休克状态，纠正和维持体循环灌注和氧的供给。剂量：5～20μg/kg·min。

5）利多卡因：利多卡因虽能使原发性室颤的发生率降低1/3，严重心律失常的发生率降低一半，但其总病死率却未降低，故利多卡因并非首选药物。治疗室性心运过速速时，静脉应用普鲁卡因胺和索他洛尔效果更好。利多卡因的适应证为血流动力学稳定的单形或心功能正常的多形室速。

6）胺碘酮：胺腆碘可作用于钠、钾和钙离子通道，对A受体和B受体也有阻滞作用，可用于房性和室性心律失常。①对快速房性心律失常伴严重右室功能不全患者，洋地黄无效时，可用胺碘酮控制心室率。②对于心搏骤停者，如持续心室颤动或室性心动过速，在除颤和应用肾上腺素无效后，建议使用胺碘酮。③血流动力学稳定的室速，多形性室速和不明原因的复杂性上速。④可作为顽固性阵发性室上速、心房颤动电转复的辅助治疗及心房颤动的转复药物。⑤可控制预激房性伴房路传导的快速心律失常的心室率。对充血性心力衰竭的患者作为首选抗心律失常药物。院前静脉应用胺碘酮治疗心室颤动或无脉性室速可改善患者生存率，并能预防心律失常复发，但胺碘酮有轻度降血压作用。故不支持在低压下使用。

7）阿托品：无论有无心脏电活动，阿托品可以增加心搏骤停患者ROSC和患者存活率。剂量1mg静脉注射，3～5分钟内可重复使用，总剂量3mg。

8）溴苄胺：有明显的提高室颤阈值作用，在非同步除颤前，先静脉注射溴苄胺，具有较高的转复率，并防止心室颤动复发。用法：溴苄胺5～10mg/kg体重，静脉注射，不必稀释。注入后，即进行电击除颤。如不成功可重复。每15～30分钟给10mg/kg，总量不超过30mg/kg。

9）甲氧明：近年研究证明甲氧明在心脏复苏中效果良好，因其属单纯兴奋α-受体的药物，可明显提高主动脉舒张压，改善冠状动脉灌注，提高复苏成功率，故近年主张首选。

10）5%碳酸氢钠：传统观念认为因心搏骤停后导致代谢性乳酸中毒，而使pH降低，心室颤动阈值降低影响除颤。故最近10年来的心肺脑复苏的实验研究证明：心搏骤停时的酸中毒，主要是呼吸性酸中毒而非代谢性酸中毒，故反复应用大量的5%碳酸氢钠有严重的潜在性危害，其机制是能抑制心肌收缩力，增加脑血管阻力，大脑阻抑，影响意识恢复，且大剂量应用可致高钠血症，血液黏度升高，血栓形成。1985年由美国心脏病学会、红十字会、心脏病学院和国立心、肺、血液研究院主持召开的美国全国第三届CPR、心脏急救（ECC）会议，制定了CPR-ECC的标准和指南规定指出，碳酸氢钠在成人进一步生命支持初期不主张应用。因为它不改善患者后果，只在除颤、心脏按压、支持通气和药物治疗后，才考虑应用。用法：一般可静脉注射或快速静脉滴注，首剂为0.5～1mmol／kg（5%碳酸氢钠100mL= 60mmol）；以后最好根据血气分析及pH决定用量，如无条件，可每10分钟重复首次剂量的1／2，连用2～3次。一般总量不超过300mL，同时保证充分通气，以免加重心脏和大脑功能损害。

11）纳洛酮：可拮抗β内啡肽所介导的效应，增加心肌收缩力，升高动脉血压，改善组织血液灌注，有利于骤停后的心脏复苏。纳洛酮可迅速通过血脑屏障，解除中枢抑制，有利于肺功能的恢复。常规剂量为0.01mg／kg静脉注射，可反复应用。

12）异丙基肾上腺素：每次1mg静脉注射，于扭转型室性心动过速时将1mg加入5％葡萄糖液中，以每分钟2μg的速度静脉滴注。

13）氯化钙：本品可使心肌收缩力加强，使心脏的收缩期延长，并使心肌的激惹性提高。但目前观点认为，当机体缺血、缺氧时Ca^{2+}通道开放，大量Ca^{2+}离子流入细胞内，细胞内线粒体与内质网的Ca^{2+}释放，使细胞内Ca^{2+}浓度增加200倍，形成Ca^{2+}"过载"，导致蛋白质和脂肪酸破坏，激活蛋白酶和磷酸酶A_2，破坏细胞膜，并释放出有破坏游离酸进入细胞内，使线粒体功能丧失和细胞损伤，导致脑细胞不可逆性损害，心肌纤维受损，致复苏成功率降低。美国全国第三届心肺复苏、心脏急救会议制定的标准指出：在心肺复苏时不宜用钙剂，用了反可增加死亡率。因此，除非有高血钾、低血钙或钙通道阻滞中毒存在外，一般均不宜用钙剂。

14）呼吸兴奋剂：使用呼吸兴奋剂的目的在于加强或完善自主呼吸功能。常用的有二甲弗林、尼可刹米、戊四氮、洛贝林等。新近认为，在呼吸复苏早期，由于脑组织内氧合血液的灌注尚未完全建立，细胞仍处于缺氧状态，此时不宜使用呼吸兴奋剂，用了反可刺激细胞的新陈代谢而加重细胞损害，致其功能恢复困难，甚至导致细胞死亡，常在复苏成功20～30分钟，脑组织才逐渐脱离缺氧状态，60分钟后脑组织有氧代谢恢复。因此，呼吸兴奋剂的应用（包括中枢神经兴奋剂），在复苏成功1小时后才考虑应用，最好的适应证有自主呼吸恢复，但有呼吸过浅、过慢、不规则等呼吸功能不全者应用。

15）其他用药：有指征时酌情应用升压药、强心剂、抗酸剂及抗心律失常药。

5. 直流电非同步除颤或无创体外心脏除颤起搏器的应用　在进行徒手心肺复苏术的同时，应争取立即安置除颤器或除颤起搏器，接好除颤起搏多功能电板，如示波屏上显示为室颤，则按下降颤键，如系停搏就按起搏键。

电除颤成功率有报告可达98%，实施越早成功率越高。但盲目除颤的概念，近几年来已渐淡漠，因患者若为心室停搏或电-机械分离所致的心搏骤停，盲目除颤反可损伤心肌，不利于心脏复跳。此外，对电击除颤无效的室颤患者，还可试用超速起搏除颤。

注意事项：①除颤前应详细检查器械和设备，做好一切抢救准备。②电极板放的位置要准确，并应与患者皮肤密切接触，保证导电良好。③电击时，任何人不得接触患者及病床，以免触电。④对于细颤型心室颤动者。应先进行心脏按压、氧疗及药物等处理后，使之变为粗颤，再进行电击，以提高成功率。⑤电击部位皮肤可有轻度红斑、疼痛，也可出现肌肉痛，约3～5天后可自行缓解。⑥开胸除颤时，电极直接放在心脏前后壁。除颤能量一般为5～10瓦秒。

电除颤的意义与进展：早期电除颤的意义：早期电除颤配合CPR增加成人心室纤颤患者的自主循环恢复（ROSC）和出院存活率，除颤应在5分钟内完成。研究表明双相电除颤的成功率明显优于单相电除颤。电除颤的次数与电击能量：随着双相波电除颤的广泛应用，除颤成功率的提高。2000年国际心肺复苏与心血管急救指南提出的停止心脏按压，连续3次电除颤已没有必要，且3次除颤需要花1分钟的时间。2005年国际心肺复苏与心血管急救会议专家们强烈建议改为1次电击，但最佳电击能量和如何重复电击仍有待研究。

（三）持续生命支持

持续生命支持（prolonged life support，PLS）的重点是脑保护、脑复苏及复苏后疾病的防治。

1. 脑复苏　脑组织平均重量仅为体重的2%，但脑总血流量占心排出量的15%，脑的耗氧量相当静息时全身耗氧量的20%～25%。脑组织对缺氧最敏感，而且越高级的部位，对缺氧的耐受性愈差，脑缺氧10秒，就可丧失意识，缺氧15秒可以出现数分钟的昏迷，缺氧3分钟可昏迷24小时以上，完全缺氧8分钟，大脑皮层的损害即不可逆转。因此心肺复苏术一开始应注意对脑的保护以促使脑复苏。

脑复苏的基本措施：脑损伤程度的轻重是复苏后续治疗难易和患者结局的主要决定因素，而脑损伤的轻重又主要取决于脑缺血、缺氧的时间，其总时间包括心搏停止前缺氧时间，心搏骤停时间，复苏的时间，心跳恢复后的后续缺氧期。脑损伤的恢复由以下表现判断：①延髓功能恢复——幅度和频率正常的自主呼吸。②脑干功能恢复——瞳孔缩小和对光反射恢复。③皮质以下中枢和脊髓功能恢复——血压升高，四肢和躯干肌肉抽搐及体温上升。脑死亡的标准：自主呼吸停止6小时以上；深昏迷：双侧瞳孔放大、固定且对光反射消失：脑干反射消失：全身肌肉软瘫无抽搐，脑血流停止，脑电活动消失。

（1）脑复苏的一般治疗措施：复苏后应维持酸碱平衡和电解质的稳定，调控血管张力和血压，足够的能量并适当补充氨基酸，脂肪乳等。早期，足量，短期应用肾上腺皮质激素可稳定细胞膜，清除自由基，减轻脑水肿，有利于脑复苏。剂量：氢化可的松5mg／kg，每6小时追加1mg，或地塞米松1mg／kg，每6小时追加0.02mg，一般不超过4天。

（2）控制脑水肿，降低颅内压：缺氧性脑水肿常在心搏骤停后数小时内发生，在复苏后2~3天达高峰，降低颅内压是脑功能恢复的一个重要措施。只要肾功能良好，脱水剂要早期应用，并持续5~7天，常用药物有：

1）205甘露醇0.5~1g／kg静脉点滴，4~8小时一次，一天总量<750mL。

2）呋塞米0.5~1mg／kg静脉推注，剂量可递增至100~200mg静脉推注。

3）50%高渗糖60~100mL，5~10分钟内静脉推注，每4~6小时重复。

4）尿素0.5~1g／mL＋10%葡萄糖静脉点滴，60~100滴／分钟，每日1~2次。

5）50%的甘油盐水1.5~2mg／kg，6~8小时一次。

6）依他尼酸0.5mg／kg静脉注射，6~8小时重复，每日总量100~150mg。

（3）低温疗法：低温状态可降低氧耗量和代谢率，及早恢复能量代谢，抑制内源性损伤因子的释放，降低神经细胞的兴奋性，减少神经冲动传递，保护中枢神经系统，减轻脑损害引起的反应性高热，从而促进脑功能恢复。方法有：

1）全身降温术：体表降温如冰水浴、冰敷、冷气、冷水褥等；血流降温如体外循环血灌注，静脉滴注4℃生理盐水等。

2）局部体表降温术：头部冰槽、冰帽等；肢体降温如冰水袖、裤套等。

3）体表面流综合降温术等：低温疗法要求及早降温，降温速度要快，低温适应，维持平稳，时间要足，缓慢复温。

（4）高压氧治疗：高压氧可增加血氧含量、提高血氧分压，改善脑组织的供氧状态，控制脑水肿的恶性循环，加快苏醒，改善组织代谢。

（5）改善脑血液循环和控制抽搐、寒战：可应用低分子右旋糖酐、706羧甲淀粉等降低血液黏度，可用山莨菪碱、东莨菪碱、钙拮抗剂等改善脑组织微循环。可用巴比妥类、丙嗪类、安定等控制患者的抽搐与寒战。

（6）改善脑细胞营养药和催醒药：适当应用ATP、细胞色素C、维生素B族、胞磷胆碱等药物改善脑细胞的营养，应用纳洛酮、甲氯芬酯等促使昏迷患者的苏醒。心肺腹苏作为患者最后的急救措施，其"成功"与"失败"对于患者家属和参与急救的医护人员心理都有巨大的影响。2000年国际心肺复苏指南在伦理学方面就要求急救人员学会如何安慰家属，并要求专人在场与家属保持接触，这样对于患者家属的心理上有着积极的意义。另一方面急救人员从事着高风险，高压力的职业，这个专业的特点使急救人员处于长期慢性的心理异常状态，特别对于年轻人的死亡和外伤等不幸事件造成的心理创伤会持续很长时间，再次遇到类似情况往往会造成慢性焦虑，反应消极等心理障碍。因此急救人员应学会怎样调节自身和患者家属的心理。

2. 维持血压及循环功能 心搏骤停复苏后，循环功能往往不够稳定，常出现低血压或心律失常。低血压如系血容量不够，则应补充血容量；心功能不良者应酌情使用强心药物如毛花苷C；需用升压药物，则以选用间羟胺或多巴胺为好；如发生严重心律失常，应先纠正缺氧、酸中毒及电解质紊乱，然后再根据心律失常的性质进行治疗。

多巴胺20～40mg加入5%葡萄糖液100mL，静脉滴注，滴速以维持合适血压及尿量每分钟在2～10μg／kg，可增加心排血量；>每分钟10μg／kg，则使血管收缩；>每分钟20μg／kg，降低肾及肠系膜血流。

如升压不满意，可加氢化可的松100～200mg或地塞米松5～10mg，补充血容量，纠正酸血症，多数血压能上升，待血压平稳后逐渐减量。

如升压药不断增加，而血压仍不能维持，脉压小，末梢发绀，颈静脉怒张，CVP升高（或肺毛细血管楔嵌压升高，左心房压升高），心力衰竭早期可加用血管扩张药物：

（1）硝酸甘油20mg加入5%葡萄糖液100mL，静脉滴注，滴速为5～20μg／min；

（2）硝普钠5mg加入5%葡萄糖液100mL，静脉滴注，滴速为5～200μg／min。用药超过3天，有氰化物中毒的可能。

（3）酚妥拉明2～5mg加入5%葡萄糖液100mL，静脉滴注，滴速为20～100μg／min。

3. 维持呼吸功能　患者均应作机械通气，根据监测患者血氧饱和度、动脉血气和呼吸末CO_2等结果，考虑选用间歇正压通气、呼气末正压通气等。机械通气超过48～72小时，可考虑气管切开。机械通气时应避免纯氧吸入。当患者有自主呼吸，而又考虑应继续机械通气或辅助呼吸，且有人机对抗时，可应用适量镇静药或少量肌松药。无论机械通气或自主呼吸，均应维持动脉血二氧化碳分压在25～30mmHg，这样可降低颅内压，减轻脑水肿。过度通气所致的呼吸性碱中毒可代偿代谢性酸中毒，脑组织中pH升高，有助于脑循环自动调节功能的恢复。维持FiO_2为50%时动脉氧分压不低于100mmHg。当患者自主呼吸恢复，又符合停机指征时，可选择同步间歇指令通气（SIMV），以逐步停用呼吸机。

4. 维持水、电解质和酸碱平衡　应该根据代谢性指标、水的出入量、生化指标以及动脉血气分析结果调节输液的质与量，以维持水、电解质和酸碱平衡。已明确高血糖对脑有害，因此输液以平衡液为主，只有当低血糖时才给葡萄糖。对电解质亦应根据化验检查结果进行针对性治疗。酸中毒一般为混合型，除应用碱性药物外，应妥善管理呼吸。

5. 防治肾功能衰竭　每一复苏患者应留置导尿管，监测每小时尿量，定时检查血、尿素氮和肌酐浓度，血、尿电解质浓度，鉴别尿少系因肾前性、肾后性或肾性肾功能衰竭所致，并依次给予相应的治疗。更重要的是心跳恢复后，必须及时稳定循环、呼吸功能，纠正缺氧和酸中毒，从而预防衰竭的发生。

6. 继发感染的防治　心搏骤停复苏后，容易继发感染，尤其气管切开、气管插管、静脉切开后更应注意防治。

7. 重症监护　加强治疗，多脏器功能支持，全身管理，监护中心静脉压、动脉压、留置导尿管、心电图等，保持生命体征稳定，保持血清和胶体渗透。

五、护理要点

患者复苏成功后病情尚未稳定，需继续严密监测和护理，稍有疏忽或处理不当，即有呼吸心跳再度停止而死亡的危险。护理中应注意：

1. 紧急抢救护理配合　协助医师进行"ABC"步骤心肺复苏，立即穿刺开放两条静脉通路，遵医嘱给予各种药物。建立抢救特护记录，严格记录出入量、生命体征，加强医护联系。

2. 密切观察体征　如有无呼吸急促、烦躁不安、皮肤潮红、多汗和二氧化碳潴留而致酸中毒的症状，并及时采取防治措施。

3. 维持循环系统的稳定　复苏后心律不稳定，应予心电监护。同时注意观察脉搏、心率、血压、末梢循环（通过观察皮肤、口唇颜色，四肢温度、湿度，指、趾甲的颜色及静脉的充盈情况等）及尿量。

4. 保持呼吸道通畅，加强呼吸道管理　注意呼吸道湿化和清除呼吸道分泌物。对应用人工呼吸机患者应注意：呼吸机参数（潮气量、吸呼比及呼吸频率等）的及时调整；吸入气的湿化；观察有无导管阻塞、衔接松脱、皮下气肿、通气不足或通气过度等现象。

5. 加强基础护理　预防压疮及肺部感染和泌尿系感染，保证足够的热量，昏迷患者可给予鼻饲高热量、高蛋白饮食。定期监测水、电解质平衡。

6. 防止继发感染　注意保持室内空气新鲜，患者及室内清洁卫生；注意严格无菌操作，器械物品须经过严格消毒灭菌；如患者病情容许，勤拍背，及时擦干皮肤、更换床单，防止压疮及继发感染发生；注意口腔护理。

7. 防治复苏后心脏再度停搏　心跳呼吸恢复后，应警惕复苏后的心脏再度停搏。例如在心脏复苏中，尚未恢复窦性节律即停止按压；降温过低（27℃以下）引起心律失常；脱水剂停用过早；脑水肿未能控制而发生脑疝；呼吸道堵塞和通气不足；人工呼吸器使用不当或机械故障；应用抗心律失常药物或冬眠药物用量过大过速而抑制心血管功能；输血补液过多过速或血容量补充不足；肺部感染；呼吸功有衰竭等，均能使复跳的心脏再度停搏，故对心搏骤停的患者在复苏过程中，需密切观察病情，医护配合，全面分析病况，以取得心肺复苏成功。

第二章 急危症状

第一节 发热

当机体在致热原的作用下或体温中枢功能障碍时，产热增加，散热减少，体温升高超过正常范围，称为发热。人体温为37.0℃，波动范围36.2～37.2℃。口腔温度高于37.3℃，肛温高于37.6℃，或一日体温变动超过1.2℃即为发热。发热既是患者的主诉，又是一个客观体征。由于发热的病因很多，几乎涉及全身每个系统，因此诊断较为困难。

一、病因

（一）感染性发热

感染性发热为常见的病因。病毒、肺炎支原体、立克次体、细菌、螺旋体、真菌、寄生虫等各种病原体所致的感染，均可引起。

1. 传染病　多数急症患者的高热是由传染病引起，其中多半是上呼吸道感染，如普通感冒和流行性感冒、菌痢、疟疾、伤寒、传染性肝炎、粟粒性肺结核、急性血吸虫病、传染性单核细胞增多症、流行性脑脊髓膜炎、乙脑等均可引起发热或高热。

2. 器官感染性炎症　常见有急性扁桃体炎、鼻旁窦炎、中耳炎、支气管炎、肺炎、脓胸、肾盂肾炎、胆管感染、肝脓肿、细菌性心内膜炎、败血症、淋巴结炎、睾丸或副睾丸炎、输卵管炎、丹毒、深部脓肿等。

（二）非感染性发热

1. 结缔组织疾病及变态反应　如系统性红斑狼疮、皮肌炎、风湿热、荨麻疹、药物热、输血输液反应等。

2. 无菌性坏死　如广泛地组织创伤、大面积烧伤、心肌梗死、血液病等。

3. 恶性肿瘤　如白血病、淋巴瘤、恶性网状细胞增多症，肝、肺和其他部位肿瘤等。

4. 内分泌及代谢障碍　如甲状腺功能亢进（产热过多）、严重失水（散热过少）。

5. 体温调节　中枢功能障碍如中暑、重度安眠药中毒、脑血管意外及颅脑损伤等。

二、病情评估

发热的原因复杂，临床表现千变万化，往往给诊断带来困难，因此，对一些非典型的疑难病例，除仔细询问病史，全面的体格检查和进行一些特殊实验室检查外，更应注意动态观察，并对搜集来的资料仔细进行综合分析，才能及时得出确切的诊断。

（一）病史

现病史和过去病史的详细询问，常常对发热性疾病的诊断和鉴别诊断能提供重要的线索。例如黑热病、血吸虫病、丝虫病、华支睾吸虫病等有相对严格的地区性；疟疾、流行性乙型脑炎、流行性脑脊髓膜炎、细胞性痢疾等有一定的季节性；麻疹、猩红热、天花患者痊愈后有长期免疫力；食物中毒多见于集体发病，有进食不洁食物史；有应用广谱抗生素、激素、抗肿瘤药物及免疫抑制剂病史者，经应用抗生素治疗无效，要考虑二重感染的可能性；有应用解热镇痛药、抗生素、磺胺等药物，要警惕药物热；如果同时有皮疹出现，药物热的可能性更大；输血后发热时间长，要考虑疟疾、病毒性肝炎、巨细胞病毒感染的可能性；既往有肺结核或有与肺结核患者密切接触史者，要警惕结核或结核播散的可能；有恶性肿瘤史，不管是手术后或化疗后，再次发热不退要警惕肿瘤转移。例如，有一例患者，10年前有鼻腔恶性肉芽肿，经化、放疗后，10年后出现高热不退，多种抗生素治疗无效，最后证实是恶性组织细胞病。

（二）体格检查

详细地询问病史和细致的体格检查对大部分高热均能做出正确的判断。病史中考虑到的疾病，还要重点检查有关的系统或脏器，阳性体征的发现对高热的病因诊断有重要参考价值。

1. 一般情况　若一般情况良好，而无其他阳性体征，对急性感染性高热，应考虑呼吸道病毒感染。

2. 皮肤、黏膜、淋巴结检查　如皮肤黏膜有黄疸表现应考虑肝、胆疾患。瘀点对流行性脑脊髓膜炎、败血症、血液病等的诊断有帮助。对有特殊的淋巴结肿大、明显压痛者，应考虑附近器官的炎症等。

3. 头面部　应注意检查巩膜有无黄疸，鼻旁窦有无压痛，外耳道有无流脓，乳突有无压痛，扁桃体有无红肿等。

4. 胸部　应注意乳房有无肿块，肺部有无啰音、胸膜摩擦音、心脏杂音等。

5. 腹部　注意有无压痛、反跳痛及肌紧张，有无固定明显压痛点，如右上腹压痛常考虑胆囊炎，女性下腹部压痛应考虑附件炎、盆腔炎等。还须注意有无肿块及肝、脾、肾脏等情况。

6. 神经系统检查 注意有无脑膜刺激征及病理反射等。

（三）实验室及其他检查

1. 血常规 以白细胞计数和分类计数最具初筛诊断意义。白细胞总数偏低，应考虑疟疾或病毒感染；白细胞总数增高和中性粒细胞左移者，常为细菌性感染；有大量幼稚细胞出现时要考虑白血病，但须与类白血病反应相鉴别。

2. 尿粪检查 尿液检查对尿路疾病的诊断有很大帮助。对昏迷、高热患者而无阳性神经系统体征时，应做尿常规检查，以排除糖尿病酸中毒合并感染的可能。对高热伴有脓血便或有高热、昏迷、抽搐而无腹泻，在怀疑中毒性菌痢时应灌肠做粪便检查。

3. X线检查 常有助于肺炎、胸膜炎、椎体结核等疾病的诊断。

4. 其他检查 对诊断仍未明确的病员，可酌情做一些特殊意义的检查如血培养、抗"O"、各种穿刺及活组织检查，还可依据病情行B超、CT、内镜检查等。

5. 剖腹探查的指征 如果能适当应用扫描检查、超声检查以及经皮活检，一般不需要剖腹探查。但对扫描的异常发现需要进一步阐明其性质，或制订准确的处理方案，或需做引流时，剖腹术可作为最后确诊的步骤而予以实施。

6. 诊断性治疗试验 总的说来，不主张在缺乏明确诊断的病例中应用药物治疗，但是，如果在仔细检查和培养后，临床和实验室资料支持某种病因诊断但又未能完全明确时，诊断性试验治疗是合理的。

（1）血培养阴性的心内膜炎：有较高的死亡率，如果临床资料表明此诊断是最有可能的，抗生素试验治疗可能是救命性的，常推荐应用广谱抗生素2～3种，联合、足量、早期、长疗程应用，一般用药4～6周，人工瓣膜心内膜炎者疗程应更长，培养阳性者应根据药敏给药。

（2）结核：对有结核病史的患者，应高度怀疑有结核病的活动性病灶，2～3周的抗结核治疗很可能导致体温的下降，甚至达到正常。

（3）疟疾：如果热型符合疟疾（间日疟或三日疟）改变，伴有脾大、白细胞减少、流行季节或从流行区来的患者，而一时未找到疟原虫的确切证据，可试验性抗疟治疗，或许能得到良好的疗效，并有助于诊断。

（4）疑为系统性红斑狼疮，而血清学检查未能进一步证实的患者，激素试验性用药可获良效而进一步证实诊断。

由于多数不明原因的高热是由感染引起，所以一般抗生素在未获得确诊前是常规地使用以观疗效。

三、治疗

（一）一般治疗

将患者置于安静、舒适、通风的环境。有条件时应安置在有空调的病室内，无空调设备时，可采用室内放置冰块、电扇通风等方法达到降低室温的目的。高热惊厥者应置于保护床内，保持呼吸道通畅，给予足量氧气吸入。

（二）降温治疗

可选用物理降温或药物降温。

1. 物理降温法　利用物理原理达到散热的目的，临床上有局部和全身冷疗两种方法。

（1）局部冷疗：适用于体温超过39℃者，给予冷毛巾或冰袋及化学制冷袋，将其放置于额部、腋下或腹股沟部，通过传导方式散发体内的热量。

（2）全身冷疗：适用于体温超过39.5℃者，采用酒精擦浴、温水擦浴、冰水灌肠等方法。

1）酒精擦浴法：酒精是一种挥发性强的液体，擦浴后酒精在皮肤上迅速蒸发，吸收和带走机体的大量热量；同时酒精和擦拭又具有刺激皮肤血管扩张的作用，使散热增加。一般选用25%～35%的酒精100～200mL，温度为30℃左右。擦浴前先置冰袋于头部，以助降温，并可防止由于擦浴时全身皮肤血管收缩所致头部充血；置热水袋于足底，使足底血管扩张有利于散热，同时减少头部充血。擦浴中应注意患者的全身情况，若有异常立即停止。擦至腋下、掌心、腘窝、腹股沟等血管丰富处应稍加用力且时间稍长些，直到皮肤发红为止，以利散热。禁擦胸前区、腹部、后颈、足底，以免引起不良反应。擦拭完毕，移去热水袋，间隔半小时，测体温、脉搏、呼吸，做好记录，如体温降至39℃以下，取下头部冰袋。

2）温水擦浴法：取32～34℃温水进行擦浴，体热可通过传导散发，并使血管扩张，促进散热。方法同酒精擦浴法。

3）冰水灌肠法：用于体温高达40℃的清醒患者，选用4℃的生理盐水100～150mL灌肠，可达到降低深部体温的目的。

2. 药物降温法　应用解热剂使体温下降。

（1）适应证：

1）婴幼儿高热，因小儿高热引起"热惊厥"。

2）高热伴头痛、失眠、精神兴奋等症状，影响患者的休息与疾病的康复。

3）长期发热或高热，经物理降温无效者。

（2）常用药物：有吲哚美辛、异丙嗪、哌替啶、氯丙嗪、激素如地塞米松等。对于超高热伴有反复惊厥者，可采用亚冬眠疗法、静脉滴注氯丙嗪、异丙嗪各2mg／（kg·次）。降温过程中严密观察血压变化，视体温变化调整药物剂量。

必要时物理降温与药物降温可联合应用，注意观察病情。

（三）病因治疗

诊断明确者应针对病因采取有效措施。

（四）支持治疗

注意补充营养和水分，保持水、电解质平衡，保护心、脑、肾功能及防治并发症。

（五）对症处理

如出现惊厥、颅内压增高等症状，应及时处理。

四、护理要点

1. 做好患者皮肤、口腔等基础护理，满足患者的基本需要，尽可能使患者处于舒适状态，预防并发症的发生；做好发热患者的生活护理，如发热患者的衣被常被汗液浸湿，应及时更换。

2. 患者由于疾病和高热的折磨，容易出现烦躁、焦虑等心理变化，需要更多的关心、抚慰和鼓励。护士要多接近患者，耐心解答患者提出的各种问题，使患者从精神、心理上得到支持。

3. 给予高热量、高蛋白、高维生素、易消化的流质或半流质饮食，注意补充足够的液体，必要时静脉输液。

4. 观察生命体征、意识状态、液体出入量、体重等，随时吸痰以保持呼吸道通畅。

5. 病室室温维持在16～18℃，湿度以60%左右为宜，注意通风、避免噪音。

6. 降温措施可采用物理降温和药物降温，高热伴惊厥者，应用人工冬眠疗法治疗，人工冬眠患者应注意观察生命体征，注意做好皮肤护理，防止冻伤。

7. 了解药物的作用、用法、剂量、时间和不良反应等，严格按规定用药。

第二节　昏迷

昏迷是严重的意识障碍，按程度不同可区分为轻度昏迷、中度昏迷和深度昏迷三个阶段。轻度昏迷也称浅昏迷，患者的随意运动丧失，对声、光刺激无反应，但对强烈的疼痛刺激，患者有痛苦表情或肢体退缩等防御反应，吞咽反射、咳嗽反射、角膜反射及瞳孔对光反射仍然存在；中度昏迷指对周围事物及各种刺激均无反应，对于剧烈刺激或可出现防御反射、角膜反射减弱，瞳孔对光反射迟钝；深度昏迷指全身肌肉松弛，对各种刺激全无反应，腱反射、吞咽反射、角膜反射及瞳孔对光反射均消失。

一、病因

昏迷的病因复杂，常见于下列疾病。

（一）颅脑病变

1. 脑血管疾病　脑循环障碍（脑缺血、脑出血、脑栓塞、脑血栓形成）、脑肿瘤等。

2. 颅脑外伤　脑震荡、脑挫伤、硬膜外血肿、颅骨骨折等。

3. 感染　由病毒、细菌、原虫所致的颅内感染，如脑炎、脑膜炎、脑型疟疾等。

（二）脑结构以外的病变

1. 内分泌与代谢障碍　如糖尿病酮症酸中毒、尿毒症、肺性脑病、肝昏迷等。
2. 急性感染性疾病　如败血症、中毒性菌痢、感染性休克等。
3. 化学性中毒　有机磷农药中毒、一氧化碳中毒、酒精中毒、安眠药中毒等。
4. 物理因素和其他　中暑、电击、妊娠高血压综合征、严重创伤等。

二、病情评估

（一）病史

要注意详细询问发病过程，起病缓急，昏迷时间及伴随症状，如突然发病者见于急性脑血管病、颅脑外伤、急性药物中毒、CO中毒等。缓慢起病者见于尿毒症、肝昏迷、肺性脑病、颅内占位性病变、颅内感染及硬膜下血肿等。昏迷伴有脑膜刺激征见于脑膜炎、蛛网膜下隙出血；昏迷伴有偏瘫以急性脑血管病多见；昏迷伴有颅内压增高者见于脑出血及颅内占位性病变；昏迷抽搐常见于高血压脑病、子痫、脑出血、脑肿瘤、脑水肿等。此外，要注意有无外伤或其他意外事故，如服用毒物、接触剧毒化学药品和煤气中毒等；以往有无癫痫、高血压病、糖尿病，以及严重的心、肝、肾和肺部疾病等。

（二）昏迷程度

可分为浅度昏迷、中度昏迷和深度昏迷。浅度昏迷，为随意运动丧失，对周围事物及声光等刺激全无反应，但强痛刺激（如压眶上神经）时患者有痛苦表情、呻吟和下肢退缩等反应；中度昏迷，对各种刺激均无反应，对强烈刺激可有防御反应，但较弱；深度昏迷，为意识全部丧失，对各种刺激均无反应。

（三）昏迷发生的急缓及诱因

昏迷发生急骤且是疾病首发症状者，见于颅脑外伤、急性脑血管病、外源性中毒、日射病、中枢神经系统急性感染；昏迷发生缓慢者，见于代谢障碍（如肝、肾性昏迷）、脑肿瘤、低血糖；高温或烈日下工作而突然昏迷者，考虑日射病；高血压、动脉硬化的老年人突然发生昏迷，考虑急性脑血管病或心脏疾病所引起。

（四）伴随状况

昏迷前伴有发热者考虑颅内、外感染；昏迷伴有深而稍快的呼吸见于糖尿病或尿毒症所致的代谢性酸中毒；昏迷前有头痛或伴呕吐，可能是颅内占位病变；脑出血患者，有鼾音呼吸伴患侧颊肌如风帆样随呼吸而起落，脉搏慢而洪大，伴呼吸减慢提示颅内压增高；吗啡类药物中毒昏迷者，呼吸过慢且伴叹息样呼吸。瞳孔改变是昏迷患者最重要的体征；昏迷伴偏瘫见于脑血管病、脑部感染、颅外伤、颅内占位性病变等；昏迷伴颈强直见于脑膜炎和蛛网膜下隙出血。

（五）实验室及其他检查

1. 一般常规检查　包括血、尿、大便常规，血生化，电解质及血气分析等。

2. 脑脊液检查　为重要辅助诊断方法之一，脑脊液的压力测定可判断颅内压是否增高，但应慎重穿刺，以免脑疝形成。

3. 其他检查　脑电图、CT扫描、脑血管造影等检查可出现异常。

三、治疗

昏迷患者起病急骤，病情危重，应尽快找出引起昏迷的原因，能针对病因采取及时正确的措施是治疗昏迷患者的关键。但在急诊时针对昏迷所引起的一些严重并发症首先采取防治措施，也十分重要。

（一）病因治疗

积极治疗原发病。属低血糖昏迷者，立即用50%葡萄糖注射液80～100mL静脉注射。糖尿病昏迷者，则给予胰岛素治疗。肝昏迷者，用谷氨酸钠2～4支（5.75 g／20mL）加入10%葡萄糖注射液500mL，静脉滴注；或用左旋多巴5g加入100mL生理盐水，1次鼻饲或口服，也可灌肠。尿毒症昏迷有肾衰竭者，应考虑用透析疗法，必要时做肾移植手术。大出血者，要输血和用止血剂等。

（二）对症治疗

1. 呼吸衰竭者，宜充分给氧　尽可能维持正常的通气和换气，保持呼吸道通畅，并使用呼吸兴奋剂。

2. 循环衰竭者，补充血容量　合理应用血管扩张剂或收缩剂。纠正酸中毒。

3. 促脑细胞代谢药物的应用　选用葡萄糖、三磷腺苷、细胞色素C、辅酶A等药物。

4. 降低脑代谢，减少脑氧耗量　头部置冰袋或冰帽，对高热、躁动和抽搐者可用人工冬眠。

5. 控制脑水肿　应用高渗脱水剂如20%甘露醇、呋塞米、激素。如患者深昏迷，ICP监测提示颅内压大于15mmHg或伴有不规则呼吸，应尽早气管插管，使用人工呼吸机过度通气，维持$PaCO_2$在30～35mmHg，颅内压在15mmHg以下。因过度通气可使脑血管收缩，降低颅内压，改善脑血流。

6. 控制感染　必须积极控制原发或由昏迷并发的感染，及早作鼻、咽、血、小便甚至脑脊液培养，以选择适当的抗生素。

7. 恢复酸碱和渗透压平衡　代谢性酸中毒会导致心血管功能紊乱，碱中毒会抑制呼吸，低渗和高渗对脑均不利，应在24小时内纠正。

8. 开放性伤口应及时止血、清创缝合，注意有无内脏出血。

9. 疑有糖尿病、尿毒症、低血糖、电解质及酸碱失衡者应抽血检查。

10. 对服毒、中毒可疑者洗胃，并保留洗液送检。

11. 有高热或低温，则对症处理。

12. 有尿潴留进行导尿等处理。

13. 抗癫痫药物治疗一旦有癫痫发作，用苯巴比妥钠0.1～0.2g，肌内注射；若呈现癫痫持续状态，可用地西泮10mg，缓慢静脉注射。

以上处理应分清轻重缓急，妥善安排，以免坐失转危为安的良机。

四、护理要点

1. 昏迷患者在意识丧失后各种反射减弱或消失，易使口腔异物、痰块等吸入呼吸道而窒息；亦可因呼吸不畅，口腔分泌物不能自动排出而发生呼吸道梗阻和肺部感染。故患者应取侧卧头后仰，下颌稍前位，以利于呼吸。取下义齿，如有舌根后坠，可用舌钳将舌头拉向前方固定，及时清除口腔分泌物和呕吐物。

2. 营养维持　患者发病后前2日可由静脉输液，维持生理需要。48小时后应给予鼻饲饮食供应营养。因过早鼻饲可因插胃管刺激导致患者烦躁不安加重病情。鼻饲饮食的质量和数量应根据患者的消化能力而定，原则上应保证患者摄入足够的蛋白质与热量。鼻饲饮食每次灌注量不可过多或过快，以防引起呃逆和呕吐，对不能适应鼻饲的患者，可采用深静脉高能营养供应。

3. 安全保护　昏迷患者常因躁动、抽搐而发生外伤，故需按时为其剪短指甲，以防抓伤。为预防舌及口腔黏膜咬伤，应备好开口器、压舌板，如有躁狂应加用约束带、床栏、以防坠床。

4. 密切观察病情变化　昏迷初期尤应密切观察，每隔半小时至1小时观察意识、瞳孔、体温、脉搏、呼吸及血压1次。病情稳定后可改为每4小时1次。注意昏迷程度的变化，记录昏迷和清醒的时间。

5. 备好各种抢救药品及器械　鼻导管吸氧流量以2L／min为宜。呼吸衰竭时，可协助医师采用机械辅助呼吸器维持通气功能。及时准确抽血送有关化验，维持水、电解质及酸碱平衡。

第三节　咯血

咯血（hemoptysis）是指喉部以下和呼吸器官出血，经咳嗽动作从口腔排出。咯血首先须与口腔、咽、鼻出血相鉴别。口腔与咽部出血易观察到局部出血灶；鼻腔出血多从前鼻孔流出，常在鼻中隔前下方发现出血灶，诊断较易。有时鼻腔后部出血量较多，可被误诊为咯血，如用鼻咽镜检查见血液从后鼻孔沿咽壁下流，即可确诊。

一、病因和分类

引起咯血的原因很多，其中包括很多系统性疾病。据文献报道，引起咯血的疾病有100多种，其中主要是呼吸系统疾病，我国目前以肺结核病咯血者仍占多数，肺癌所致咯血发生率也较以往显著增多，成为咯血最常见原因之一。

（一）支气管疾病

1. 支气管扩张　由于炎症，支气管壁弹性纤维破坏，管壁厚薄不匀，形成假性动脉瘤，破裂后可引起大咯血。

2. 支气管肺癌　早期多为小量咯血，晚期癌组织侵蚀较大血管可致大咯血。

3. 支气管内膜结核　大咯血较少见。

（二）肺部疾病

1. 肺结核　大咯血多见于慢性纤维空洞型肺结核形成的假性动脉瘤破裂。

2. 肺脓肿　脓肿壁血管破坏引起大咯血。

3. 肺吸虫病　肺毛细血管麻痹性扩张充血，管壁肿胀疏松或崩解，使大量红细胞外渗。

4. 肺血管瘤破裂出血。

（三）心血管疾病

1. 左心力衰竭。

2. 风湿性心脏病二尖瓣狭窄。

3. 肺动静脉瘘。

（四）其他

1. 外伤　异物伤；肺挫伤；气管切开套管位置不正确，随呼吸运动损伤支气管动脉。

2. 全身性疾病　肺出血型钩端螺旋体病、流行性出血热、血小板减少性紫癜等。

临床上常根据咯血量分为：痰中带血、少量咯血（<100mL／d）、中量咯血

（100～500mL／d）和大量咯血（>500mL／d）。对于大咯血的定义，尚无普遍公认的标准，一般较多接受的标准：24小时咯血量600mL以上或一次咯血500mL以上。

二、病情评估

（一）病史

咯血的评估首先依据病史。青年人痰中带血或少量咯血多见于肺结核，反复大量咯血多见于支气管扩张。

（二）主要症状和体征

除有原发疾病表现外，大咯血可有以下表现。

1. 呼吸困难和发绀　因血块阻塞支气管或血液、支气管分泌物在气道内潴留，可引起全肺、肺叶或肺段不张，致不同程度的呼吸困难和缺氧表现，体检可发现相应区域的呼吸音减弱或消失，X线检查可显示肺不张征象。

2. 发热　咯血后体温可轻度升高（≤38℃），如出现寒战、高热、剧烈咳嗽、常提示继发肺部感染。

3. 休克　咯血导致失血性休克并不常见，在原血容量偏低情况下偶可发生。

4. 窒息　其先兆为胸闷、憋气、冷汗、喉头咕噜作响、大量咯血，随即烦躁、发绀、呼吸窘迫，甚至昏迷。

（三）实验室及其他检查

1. 血液及痰液检查　血常规、血小板、出凝血时间检查可以提示或排除血液疾病。痰液检查结核菌、肺吸虫卵、阿米巴原虫、真菌及其他致病菌、癌细胞，对肺结核、肺吸虫病、肺阿米巴病、肺真菌病、肺癌有重要意义。

2. X线检查　咯血患者均应进行前后位及侧位X线胸片检查，在大咯血不易搬动时可进行床边X线检查或咯血停止后再进行检查。

3. 支气管镜检查　不仅可迅速查明出血部位，也可进行适当的治疗。病情允许时可通过活检或刷检进行组织学或细胞学检查，帮助明确病因。纤支镜检查应在大咯血停止1～2小时后或少量出血时进行。大咯血有窒息危险时应用硬质支气管镜进行急救吸引以防气道的阻塞，对重度肺功能损害患者衰弱不能耐受时应慎用。

三、治疗

（一）一般治疗

1. 休息、镇静　大咯血者精神紧张，交感神经张力增高，表现为心跳加快、血压升高等，对止血不利。首先要做好思想工作，必要时给予小剂量镇静剂，如地西泮5～10mg。

2. 建立静脉输液通道，并给予氧疗　大咯血患者经常表现为有效循环血量不足及程度不同的组织缺氧，因此，需要建立输液通道补充血容量、药物等，同时给予合理供氧，注意呼吸道通畅，必要时行人工辅助呼吸。

3. 止血药物的应用　对中等或大量咯血应用疗效迅速的止血药。

（1）垂体后叶素：收缩肺小动脉减少肺出血量，可用5～10U加25%葡萄糖20～40mL缓慢静注，每8小时1次，或10～20U加5%葡萄糖液250mL静脉滴注。对高血压、冠心病及妊娠患者慎用。

（2）6-氨基己酸：6～8g加5%葡萄糖液500mL静脉滴注。本药能抑制纤溶酶原活化纤溶解，从而影响纤溶酶的纤溶作用，阻止纤维蛋白原和纤维蛋白溶解，达到止血目的。

（3）鱼精蛋白：对抗肝素和促进凝血酶原形成从而加速血凝。常用100mg加25%葡萄糖液40mL静脉注射，每日2次。

（4）酚妥拉明：为α-肾上腺素能受体阻滞剂，具有直接扩张血管平滑肌，降低肺循环压力的作用。用时需监测血压和补充血容量。用5%葡萄糖250～500mL加10～20mg缓慢静注。

（5）其他止血药：维生素$K_1$20mg 每6小时1次静注或肌内注射；卡巴克洛5～10mg肌内注射每6小时1次；酚磺乙胺0.25～0.75g肌内注射每6小时1次。

4. 输血　持续大咯血出现循环血容量不足，应及时补充血容量。少量、多次输新鲜血，每次100～200mL，除能补充血容量，尚有止血作用。

（二）致命性大咯血的紧急处理

1. 急诊内镜下止血　内镜可用于帮助确定出血部位和局部止血。致死性大咯血者，如经内科保守治疗无效，常需紧急手术治疗，但其中一部分患者出血具体部位不明，很难进行手术。对此类患者做内镜检查，可能见到血液从某一段或叶支气管口溢出，从而确定出血来源部位。一般认为对持续大咯血者，可在一次大咯血暂停数小时内，还仍有少量血丝痰时，检出咯血来源部位的机会最多，且也较安全。选用纤支镜检查患者较易耐受，且视野广而清晰，因此使用较多，但遇大量咯血或血块堵塞时，往往无法将血液吸出，硬质气管镜对清除气管内血液更为有效，做内镜检查时应准备好供氧及其他各种抢救设备，并且最好在手术室进行，以便必须时紧急进行手术治疗。

2. 支气管动脉造影和栓塞治疗　致死性大咯血的病例，如患者无手术条件，可在支气管动脉造影的引导下，进行支气管动脉栓塞治疗。

3. 萎陷疗法　用于位置上叶靠近肺边缘，下叶近膈肌的肺结核空洞血管破裂，反复大量咯血者。可施行人工气胸（上叶空洞）和气腹（下叶空洞）术。一般注气600～1500mL，必要时隔1～2天重复1次。

4. 手术治疗　仅用于内科综合治疗无效或有窒息危险的大咯血患者。其适应证如下。

（1）24小时内咯血量超过500mL。

（2）12小时短期内大量咯血达600mL以上。

（3）一次咯血达200mL并在24小时内反复咯血者。

（4）曾有咯血窒息史者。

禁忌证：晚期肺癌出血、二尖瓣狭窄出血、全身有出血倾向者、体质极差伴肺功能不全和出血部位不明确者。

（三）咯血窒息的抢救

1. 体位引流　立即将患者置于俯卧头低足高位（头部向下倾斜45°～60°）引流，轻拍背部以利于血流出。

2. 出现四肢抽搐、牙关紧闭、神志不清时，立即用开口器撬开闭合的牙关或先用金属汤匙撬开牙关，然后再用开口器张开口腔，用舌钳拉出舌，迅速负压抽吸以清除口腔凝血块和血液，或作气管插管，必要时气管切开，急速吸出气管、支气管内血块及血液，保持呼吸道通畅。

3. 在解除气道阻塞的情况下，给予吸高浓度氧及适量呼吸中枢兴奋药，以改善缺氧。

4. 如无自主呼吸者，可施行人工呼吸，或经气管插管或气管切开后行人工呼吸器辅助呼吸。

（四）大咯血并休克的处理

1. 迅速输血或输液补足血容量。

2. 适当应用血管活性物质如间羟胺、多巴胺，使收缩压保持在12.0～13.3kPa，不宜太高，以免加重咯血。

3. 抗感染。

4. 纠正酸中毒和电解质紊乱。

5. 注意预防和及时治疗肾衰竭。

（五）大咯血并肺不张及肺炎的处理

1. 阻塞性肺不张的处理　适当翻身排痰，病侧在上侧卧，鼓励患者排痰，停用镇静剂及镇咳剂，应用祛痰剂、解痉剂、雾化吸入以利于排痰。

2. 肺炎的处理　加强排痰，顺位引流，应用抗生素及中药控制感染。

（六）原发病的治疗

根据咯血的不同原因，采取不同的治疗方法，如二尖瓣狭窄、急性左心力衰竭所致的咯血应按急性左心力衰竭处理；有全身性出血性疾病者，主要治疗方法是少量多次输新鲜血；肺结核、肺炎等引起的咯血，针对不同病原，选用适当的抗生素控制感染。

四、护理要点

1. 保持病室内安静，避免不必要的交谈，以减少肺部活动度，小量咯血者应静卧休息，大量咯血时应绝对卧床休息。

2. 守护在患者身旁并安慰患者，轻声、简要地解释病情，使之有安全感、消除恐惧感。

3. 向患者解释心情放松有利于止血，告知患者咯血时绝对不能屏气，以免诱发喉头痉挛、血液引流不畅形成血块，导致窒息，协助患者取患侧卧位或平卧位头偏向一侧，嘱其尽量将血轻轻咳出。

4. 大量咯血者暂禁食，小量咯血者宜进少量凉或温的流质饮食，多饮水及多食含纤维素食物，以保持大便通畅。

5. 备好吸痰器、鼻导管、气管插管和气管切开包等急救用品，以便医生及时抢救，解除呼吸道阻塞。

6. 严密观察生命体征，及时测血压、脉搏、呼吸，严密观察精神及意识状态的变化，注意咯血量及速度，及时发现窒息的早期症状并及时采取有效抢救措施。

7. 防止窒息　保持正确的体位引流姿势，护理时尽量少翻动患者，鼓励并指导患者将血咯出，可轻拍其背部协助之，以防血块堵塞气道。负压吸引口腔及气管内血液或血块时，避免用力过猛，应适当转动吸引导管。如吸引过程中导管阻塞，应立即抽出导管，此时往往可带出导管顶端的血凝块。窒息复苏后须加强护理，防止再咯血引起再窒息、休克、肺不张及继发感染，防止心、肺功能衰竭。

8. 观察治疗反应　及时观察患者对治疗的反应及药物的作用，根据病情变化控制药液滴速。

第四节　昏厥

昏厥（syncope）是指一过性脑缺血、缺氧引起的突发而短暂的意识丧失。反复发作的昏厥是病情严重和危险的征兆。

一、病因

心源性昏厥多由病态窦房结综合征、房室传导阻滞、阵发性心动过速等心律失常引起，也可因肥厚型心肌病、主动脉瓣狭窄、左房黏液瘤等引起急性心排血受阻所致，这类由于心排血量突然下降所致的昏厥称心源性脑缺血综合征或阿-斯综合征。非心脏性原因如疼痛、恐惧、直立性低血压、排尿等可引起血管运动失调性昏厥；脑血流受阻、低血糖、咳嗽等也可引起昏厥。

二、病情评估

（一）病史

询问过去有无相似的发作史，有无引起昏厥的有关病因。

（二）临床表现

突然昏倒，不省人事，面色苍白，四肢厥冷，脉搏缓慢，肌肉松弛，瞳孔缩小，收缩压下降，舒张压无变化或较低，短时间内能逐渐苏醒（通常不超过15秒），无手足偏废和口眼㖞斜。

体格检查要全面系统地进行，注意测定仰卧和直立位时的血压。心脏听诊注意有无心律失常、心脏瓣膜病等，有无杂音及震颤。神经系统检查有无定位体征等。

（三）实验室及其他检查

1. 血常规、血沉、血糖、电解质、血气分析、血液流变学检查、X线胸片等检查，可提供病因诊断的线索。
2. 心电图检查对心源性昏厥有帮助。
3. 脑电图检查包括睡眠时及昏厥发作时记录，对排除癫痫有很大帮助。
4. 必要时可进行超声心动图、脑血管造影、CT检查等，以确定病因。

三、治疗

（一）对症治疗

发作时应取平卧位，将所有紧身的衣服及腰带松解，以利于呼吸，将下肢抬高，以增加回心血量。头部应转向一侧，防止舌部后坠而阻塞气道。紧急情况下可针刺人中、百会、合谷、十宣。

（二）病因治疗

心源性昏厥应处理心律失常，如心房颤动或室上性心动过速时，可应用洋地黄治疗，完全性房室传导阻滞所致的昏厥，最好使用心脏起搏器。心室颤动引起的昏厥，可用电击除颤。对脑部及其他神经疾患所引起的昏厥，主要是治疗原发病。直立性低血压可试用麻黄素25mg，1日2～3次或哌甲酯10～20mg，早晨、中午各服1次。排尿性昏厥应劝告患者靠墙或蹲位小便；咳嗽性昏厥应治疗肺部炎症。

四、护理要点

1. 按医嘱指导患者卧床休息或适当活动。病室应靠近护理站。
2. 解释昏厥的原因；嘱患者避免剧烈活动、情绪激动，直立性低血压者卧位坐起或站立时动作应缓慢；有头昏、黑矇等昏厥先兆时，立即下蹲或平卧，防止摔伤。
3. 病情观察与护理观察生命体征，注意血压、呼吸频率及节律、心率及心律有无改变；皮肤有无发绀、水肿、色素沉着；有无病理反射及神经系统阳性体征。如昏厥发作伴面色红润，呼吸慢而伴有鼾声，或昏厥发作期间，心率超过每分钟180次或低于每分钟40次，分别考虑有脑源性或心源性昏厥可能者，应立即报告医生处理。

第五节　头痛

头痛为临床常见的症状，各种原因刺激颅内的疼痛敏感结构都可引起头痛。颅内的血管、神经和脑膜以及颅外的骨膜、血管、头皮、颈肌、韧带等均属头痛的敏感结构。这些敏感结构受挤压、牵拉、移位、炎症、血管的扩张与痉挛、肌肉的紧张性收缩等均可引起头痛。

一、病因

可由感染、血管病变、颅脑占位性病变或外伤等直接刺激或牵拉颅内血管、硬脑膜引起，可由五官、颈椎、颈肌病变引起；也可由于高热、高血压、缺氧、过敏反应等造成颅外软组织内血管的收缩、舒张而引起，或由于中毒、代谢障碍或神经官能症引起。

二、病情评估

（一）病史

1. 头痛部位　一侧头痛多为偏头痛及丛集性头痛；一侧头痛，且深在性，见于颅内占位性病变，但疼痛侧不一定就是肿瘤所在的一侧；颞、顶、颈部的头痛，可能为幕上肿瘤。额部和整个头痛可能为高血压引起的头痛；全头部痛多为颅内或全身感染疾病；浅表性、局限性头痛见于眼、鼻或牙源性疾患。

2. 头痛的性质　搏动性、跳动样头痛见于偏头痛、高血压或发热疾病的头痛；呈电击样痛或刺痛多为神经痛；重压感、紧箍感或钳夹样感为紧张性头痛。

3. 头痛的程度　头痛的程度与其病情的严重性不一致。剧烈的头痛常提示三叉神经痛、偏头痛或脑膜刺激的疼痛；轻或中度头痛可能为脑肿瘤。

4. 头痛的时间　一天之内头痛发作的时间往往与头痛的病因有关。清晨醒来时发作，常见于高血压、颅内占位性病变、额窦炎；头痛多在夜间发作，可使患者睡眠中痛醒，见于丛集性头痛；头痛在下午加重见于上颌窦炎。

5. 伴随症状　头痛伴剧烈呕吐提示颅内压增高，头痛于呕吐后缓解见于偏头痛。头痛伴眩晕见于椎-基底动脉供血不足或小脑肿瘤。头痛伴发热常见于颅内或全身性感染。头痛伴视力障碍见于青光眼或脑肿瘤。头痛伴神经功能紊乱症状，见于紧张性头痛。

（二）体格检查

检查时应注意血压、体温、头面部及心、肺、腹部检查及颈部淋巴结等检查。神经系统应做全面检查，包括姿势、步态、精神和意识状态、颅神经检查、运动系统检查、反射。必要时进行自主神经及感觉检查。

（三）实验室及其他检查

应根据疾病的具体情况及客观条件，选择必要的辅助检查，如内科的三大常规、血沉、血糖、尿素氮、肝功能、血气分析、心电图、内分泌功能、脑脊液等；怀疑为颅脑疾病者，应行脑电图、脑CT、脑血流图、颅脑X线片或磁共振等检查。

三、治疗

（一）病因治疗

针对病因进行治疗，如颅内感染应用抗生素；颅内占位性病变可行手术治疗；高血压、五官疾病、精神因素等所致者，均应进行相应的处理。

（二）一般治疗

无论何种原因引起的头痛，患者均应避免过度疲劳和精神紧张，须静卧、保持安静、避光。

（三）对症治疗

1. 镇痛剂　用于严重头痛时，多为临时或短期用，可用于各型头痛。可选用阿司匹林0.2～0.5g，或复方阿司匹林（APC）0.5～1.0g，吲哚美辛25mg，均每日3次，口服。若痛剧未止，或伴烦躁者，选用四氢帕马丁100～200mg，每日3次，口服；或60～100mg皮下或肌内注射。或罗通定30～60mg，每日3次，口服；或60mg皮下或肌内注射。或可待因15～30mg或哌替啶50mg，皮下或肌内注射。

2. 镇静、抗癫痫药　通过镇静而减轻疼痛。可用地西泮2.5～5.0mg，口服；或5～10mg，肌内注射。氯氮5～10mg，每日3次，口服。抗癫痫药多用于控制头痛发作，可选用苯妥英钠50～100mg，每日3次，口服。

3. 控制或减轻血管扩张的药物　主要用于血管性头痛。

（1）麦角胺：麦咖片1～2片口服，0.5小时后无效可加用1片。严重头痛者用酒石酸麦角胺0.25～0.5mg皮下注射，孕妇、心血管、肝肾疾患等禁用。

（2）5-羟色胺拮抗剂：二甲麦角新碱每日2～12mg；苯噻啶0.5～1.0mg，每日3次；赛庚啶2～4mg，每日3次。

（3）单胺氧化酶：苯乙肼15～25mg或阿米替林10～35mg，每日3次。

（4）β受体阻滞剂：普萘洛尔10～30mg，每日3次；吲哚洛尔每日2.5mg。哮喘、心力衰竭、房室传导阻滞者禁用。

（5）可乐定0.035～0.075mg，每日3次。

4. 脱水剂　颅内高压（脑水肿）时，用20%甘露醇或25%山梨醇250mL，快速静脉滴注，4～6小时重复1次，间隙期静脉注射50%葡萄糖注射液60mL。必要时加地塞米松10～20mg，与10%葡萄糖液500mL静脉滴注，每日1次。

（四）手术治疗

对脑血管性疾病、脑肿瘤、鼻咽部肿瘤等引起的头痛可考虑行手术治疗。

（五）其他治疗

对不能手术的脑肿瘤等，可采取化疗和放射治疗。

（六）中药治疗

酌情选用正天丸、清眩丸、牛黄上清丸等。

四、护理要点

1. 头痛伴颅内压增高的患者，应绝对卧床休息，床头可抬高15°～30°；伴呕吐者应注意头偏向一侧，防止误吸呕吐物。遵医嘱应用脱水剂，如20%甘露醇250mL，快速静脉滴入，以达到渗透性利尿作用而降低颅内压。

2. 保持患者大小便通畅，避免因用力增加颅内压而加重头痛，必要时可给予开塞露通便。

3. 做好心理护理，关怀、体贴患者，帮助患者改正个性上的弱点、缺点（如个性内向、遇事紧张、急躁、焦虑）。

4. 应注意观察头痛的部位、性质、发生的急缓程度、发生的时间和持续的时间、与体位的关系；注意头痛的前驱症状和伴随症状，激发、加重和缓解头痛的因素；注意患者的神志、意识情绪、瞳孔大小、呼吸、脉搏、体温及血压；注意观察头痛治疗、护理效果。

5. 头痛严重时，应遵医嘱给予止痛剂，但要避免镇痛药物的长期连续使用，尤其慢性头痛长期给药，易引起药物的依赖性。对于常用的止痛药物还要注意其他不良反应，如胃肠道反应、凝血障碍、过敏反应、水杨酸反应等。

6. 对颅内高压使用甘露醇或山梨醇时，注意滴入速度要快，宜加压输入，一般250mL溶液在30分钟内滴完；在用药过程中要随时观察，以免压力过高使空气进入血管；注射部位药液不得外渗，以免引起局部组织坏死；对于慢性心功能不全的患者，由于增加循环血量和心脏负荷，故应慎用。

第六节 呼吸困难

呼吸困难（dyspnea）是指患者主观感觉吸入空气不足、呼吸费力；客观表现为呼吸运动用力。重者鼻翼翕动、张口耸肩，甚至发绀，呼吸辅助肌也参与活动，并可有呼吸频率、深度与节律异常。

一、病因

呼吸困难最常见的病因是呼吸系统和循环系统疾病，少数则由中毒性、神经精神性、血源性等因素引起。此外，腹压增高（如大量腹腔积液、妊娠后期等）时也可致呼吸困难。剧烈运动后的正常人，也可出现短暂的生理性呼吸困难。

（一）呼吸系统疾病

1. **上呼吸道疾病**　如咽后壁脓肿、扁桃体肿大、喉内异物、喉水肿、喉癌、白喉等。

2. **支气管疾病**　如支气管炎、哮喘、支气管肿瘤、广泛支气管扩张、异物、阻塞性肺气肿、支气管狭窄或受压（邻近的淋巴结或肿块等压迫）。

3. **肺部疾病**　如各种炎症、肺气肿、广泛肺结核病、大块肺不张、巨大肺囊肿或肺大疱、肿瘤（特别是肺癌）、肺水肿（特别是ARDS）、尘肺、肺梗死、结节病、弥散性肺纤维化、肺泡蛋白沉着症、多发性结节性肺动脉炎、肺泡微石症、肺淀粉样变等。

4. **胸膜疾病**　如大量胸腔积液、气胸、间皮瘤、广泛胸膜肥厚粘连等。

5. **胸壁限制性疾病**　如胸廓或脊柱畸形、脊柱炎、肋骨骨折、呼吸肌麻痹、膈肌疲劳或麻痹、膈疝、过度肥胖等。

6. **纵隔疾病**　如纵隔炎症、气肿、疝、淋巴瘤、主动脉瘤、甲状腺瘤、胸腺瘤、畸胎瘤等。

（二）心脏疾患

1. **充血性心力衰竭**　充血性心力衰竭所致的呼吸困难一般在数周和数月中缓慢进展，是左心力衰竭所致的肺静脉和肺毛细血管高压的临床表现，根据严重程度可分别表现为：①劳力性呼吸困难；②端坐呼吸；③夜间阵发性呼吸困难；④静息时呼吸困难；⑤急性肺水肿。

2. **动力不足性心力衰竭**。

3. **心包积液**　心包积液也可引起呼吸困难，由于心包积液量的不断增加压迫邻近的支气管和肺实质，致使呼吸困难进一步加重，可伴有胸部压迫性钝痛、咳嗽、吞咽困难等症状。

二、病情评估

（一）病史

1. 起病形式

（1）发病急，常见于急性喉炎、喉头痉挛、呼吸道异物、急性左心力衰竭、哮喘发作、自发性气胸、肺梗死。

（2）缓慢发病见于慢性支气管炎、慢性心力衰竭、重症肺结核、肺纤维性变、阻塞性肺气肿、二尖瓣狭窄等。

2. 诱发因素　劳动时出现呼吸困难并加重，休息时缓解或减轻，仰卧位时加重，坐位时减轻，夜间阵发性发作，可能系心源性呼吸困难；活动时明显，休息后无气短者，可能为心功能不全、重度肺气肿、哮喘性支气管炎等；在咳嗽或突然用力后发生者可能为自发性气胸；精神刺激后发生的呼吸困难常见于癔症；慢性进行性常见于胸腔积液（如化脓性、结核性、风湿性及肿瘤浸润等）。

3. 伴随症状

（1）发作性呼吸困难伴窒息感：常需做紧急处理，见于支气管哮喘发作、心源性哮喘、喉头痉挛或喉头水肿、大块肺栓塞、自发性气胸等。

（2）呼吸困难伴发热：可见于肺炎、肺脓肿、肺结核、胸膜炎、急性心包炎、咽后壁脓肿、扁桃体周围脓肿及中枢神经系统疾病。

（3）呼吸困难伴意识障碍或昏迷：多见于中枢神经系统疾病、尿毒症、糖尿病、药物中毒等。

（二）体格检查

1. 吸气性呼吸困难　其特点是吸气显著困难，常伴有吼声和三凹征（胸骨上窝、锁骨上窝、肋间隙在吸气时明显下陷）。

2. 呼气性呼吸困难　其特点是呼气费力、延长而缓慢，常伴有哮鸣音。

3. 混合性呼吸困难　常见于肺组织呼吸面积减少，如肺炎、肺水肿、胸膜炎及气胸均可使呼吸受限，出现呼气与吸气均费力。

（三）实验室及其他检查

血、尿、粪便常规检查，尿酮，血糖，血尿素氮，血肌酐，肝功能，血气分析，二氧化碳结合力，痰查抗酸杆菌、癌细胞，心电图及心肺X线检查，支气管镜检查，各种免疫功能试验等，均有助于病因诊断。

三、治疗

1. 病因治疗　积极治疗原发病。

2. 对症治疗　包括保持呼吸道通畅，给氧，给支气管解痉药如氨茶碱、酚妥拉明、抗胆碱类药物等，呼吸衰竭可给予呼吸兴奋剂，必要时给予辅助呼吸。对于心脏病引起的呼吸困难，应立即救治，如吸氧、注射吗啡、强心、利尿等。对于慢性阻塞性肺疾患引起的呼吸困难，除一般治疗包括支持疗法，必要时吸氧、抗生素防治呼吸道感染外，需积极化痰、排痰及解痉、平喘，大力改善呼吸道阻塞。对于大量胸腔积液引起的呼吸困难，为解除呼吸困难及诊断，需进行穿刺及抽液，并针对病因进行全身用药或胸腔内注射。对于自发性气胸引起的呼吸困难，若病情危重不允许X线检查者应立即用人工气胸器抽气。干性胸膜炎引起的呼吸困难除病因治疗外，可予以非甾体抗炎药如阿司匹林，必要时可予以可待因等。

四、护理要点

（一）一般护理

1. 保持室内空气新鲜和适宜的温度、湿度；协助患者取舒适的体位，如抬高床头、半坐卧位。

2. 教会患者正确的咳嗽、排痰方法，以确保有效咳嗽和顺利排痰，若病情许可，每2小时改变1次体位，以利于痰液的移动和清除，必要时吸痰，保持呼吸道通畅。

3. 指导患者采取有效的呼吸技术

（1）缩唇式呼吸法：患者用鼻吸气，然后通过半闭的口唇慢慢呼气，边呼气边数数，数到第7后做一个"扑"声，尽量将气呼出，以改善通气，吸与呼的时间之比为1∶2或1∶3；

（2）膈式呼吸法：护士将双手放在患者肋弓下缘，嘱患者用鼻吸气并将其腹部向外膨起顶住护士双手，屏气1～2秒钟以使肺泡张开，然后护士双手在患者肋弓下方轻轻施加压力，让患者用口慢慢呼出气体，如此练习数次后鼓励患者自己实施，以增加肺活量。

4. 病情许可时，鼓励患者有计划地逐渐增加每日的活动量，以保持和改善肺功能，但避免过度劳累。

5. 向患者说明预防呼吸道感染的重要性和吸烟的危害性，指导患者注意保暖，避免去人多和空气污浊的地方，实施戒烟计划。

（二）病情观察与护理

1. 观察呼吸频率、深度和节律的改变，有无呼吸困难三凹症，胸锁乳头肌等辅助呼吸是否参与呼吸运动。注意心、肺体征，尤其是两侧呼吸音是否对称，啰音的性质与分布，及心界、心音、心律、杂音与血压。还要检查有无颈静脉怒张、肝肿大或下肢水肿。若为神经、肌肉疾患所致呼吸困难，还应进行肌力、肌张力、腱反射、病理反射等神经系统检查。

2. 呼吸困难者要按医嘱进行氧疗，如慢性Ⅱ型呼吸衰竭患者一般采用鼻管持续给氧，流量为1~2L／min，浓度为24%~30%。按医嘱给予消炎、化痰、止喘药，进行超声雾化等治疗，必要时协助建立和维持人工气道。严重呼吸困难患者要做好机械通气的准备工作，必要时进行机械通气。合并心力衰竭者应按医嘱给予减轻负荷、强心、利尿等治疗。

第七节　急性腹痛

急性腹痛（acute abdominal pian）是急诊患者最常见的主诉之一，涉及内、外、妇、儿等诸专科。由腹腔内器官的病变产生的腹痛称为"真性腹痛"。腹壁和腹部临近部位病变及全身性疾病引发的腹痛称为"假性腹痛"。急性腹痛的特点是起病急骤、病因复杂、病情严重程度不一，如果诊断不及时或处理不当将产生严重后果。

一、病因

引起腹痛的病因很多，既可由腹内脏器的病变引起，又可由腹外疾患所致。

1. 消化系统疾病　如急性胃炎、消化性溃疡穿孔、急性胃扩张、急性胃扭转、急性尿潴留、胃痉挛、急性肠梗阻、急性胆囊炎、胆石症、胆道蛔虫症、急性胰腺炎等。

2. 泌尿生殖系统疾病　急性肾盂肾炎、肾石病、肾下垂、急性盆腔炎、异位妊娠、卵巢囊肿扭转、卵巢破裂、痛经等。

3. 内分泌及代谢障碍疾病　糖尿病酮症酸中毒、尿毒症、甲状腺功能亢进症、腹部肿块型铬细胞瘤、急性肾上腺皮质功能不全、低血糖症、血卟啉病、高脂血症。

4. 神经系统疾病　腹型癫痫、腹壁神经痛、神经官能性腹痛。

5. 中毒性疾病　如铅中毒、砷中毒、汞中毒、食物中毒等。

6. 传染病　流行性出血热、登革热、登革出血热、伤寒、急性细菌性痢疾、急性阿米巴痢疾等。

7. 腹外脏器疾病　胸部疾病，如细菌性肺炎、急性充血性心力衰竭、急性心肌梗死、急性心包炎。

二、病情评估

（一）病史

1. 起病的缓急及疼痛程度　是突然发生还是逐渐出现，疼痛过程是逐渐加重还是减轻。

2. 腹痛的部位　上腹痛多为食管、胃、十二指肠、胆系或胰腺疾病，下腹痛常由结肠病变及盆腔疾病引起。另外，腹痛还应注意是局限性还是弥散性、固定性还是游走性，是否有放射性。

3. 腹痛性质 是绞痛、撕裂痛、刀割样、钻顶样，还是钝痛、隐痛、胀痛、闷痛、烧灼痛；是阵发性、持续性，还是持续性疼痛阵发性加重。

4. 腹痛的转移和放射 由于神经分布的关系，一些部位病变引起的疼痛常放射至固定的区域。如胆囊炎、胆石症之疼痛常可放射到右侧肩背部。急性阑尾炎腹痛常从上腹部和脐周开始，后逐渐转移至右下腹固定。胃、十二指肠穿孔，有时漏出胃、肠内容物，可沿右侧结肠旁沟流至右下腹，可产生右下腹疼痛及压痛（可误诊为急性阑尾炎）。下叶肺炎、胸膜炎可引起同侧腹部反射性疼痛。肾脏、输尿管结石或女性附件疼痛常可放射到外阴及会阴部。

5. 伴随症状 对急性腹痛患者伴随症状的了解，有时可有力地提示疾病的性质，有时可指示疾病的部位和波及范围。如胃肠道疾病常伴有呕吐。肠梗阻呕吐频繁，高位梗阻者呕吐出现较早，吐出内容物多为食物、胃液、胆汁等；低位梗阻者呕吐出现较晚而腹胀明显，吐出内容物可为粪汁样，并有停止排气及排便。吐出褐色腥臭气味的内容物可能为急性胃扩张；呕吐不消化食物及稀水可能为急性胃炎；吐出蛔虫应考虑十二指肠及胆道蛔虫病之可能。若出现果酱样血便则须想到肠套叠、出血性肠炎之可能。绞痛伴有膀胱刺激症状或血尿，常为泌尿系的疾病。腹痛伴有阴道的出血可能为宫外孕破裂、流产等。腹痛早期伴有休克，见于急性出血坏死性胰腺炎，胃、十二指肠急性穿孔，绞窄性肠梗阻等；腹痛后期伴有休克，多为内出血或弥散性腹膜炎的表现。先有高热而后有腹痛者可能为内科疾病，外科急腹痛一般在开始时体温正常或仅有低热，以后随着炎症的进展而体温逐渐上升。腹痛伴有寒战、高热或黄疸，应考虑急性梗阻性化脓性胆管炎的可能。而腹型癫痫可有短暂的意识丧失。

6. 其他

（1）腹痛出现前有无不洁食物史、暴饮暴食、酗酒，有无服药史，所用药物的种类，女性患者应注意月经情况。

（2）既往有无类似发作史，有无溃疡病史、肝胆疾病史、糖尿病史、肾脏病史及心脏病史等。

（二）体格检查

对急性腹痛的患者，首先应了解患者的一般状况，包括体温、脉搏、呼吸、血压、神志、舌苔、病容、表情、体位、皮肤情况，以及有无贫血、黄疸。且不可忽视全身体检，包括心肺情况，然后重点检查腹部，同时要注意双侧腹股沟处，以免漏诊嵌顿性腹股沟斜疝或股疝。

腹部检查要注意观察以下几点。

（1）腹部外形有无膨隆，有无弥散性胀气，有无肠型和蠕动波，腹式呼吸是否受限等。如全腹膨胀可能是肠梗阻、肠麻痹、内出血的表现，肠型和肠蠕动波的出现也说明有肠梗阻存在。腹式呼吸运动的减弱或消失可能为腹膜炎。女性患者下腹部隆起块物可能为卵巢囊肿扭转；右上腹局部隆起之包块可能为肿大的胆囊。

（2）压痛与肌紧张：检查者动作要轻柔，患者应合作，应先做腹部其他部位的触诊，最后触按患者主诉疼痛部位，并与健侧比较。固定部位的、持续性的深部压痛伴有肌紧张常为炎症的表现。若全腹都有明显压痛、反跳痛与肌强直，为中空脏器穿孔引起腹膜炎的表现。

（3）腹部有无肿块：炎性肿块常伴有压痛和腹壁的肌紧张，因此，边界不甚清楚；非炎性肿块边界比较清楚。要注意肿块的部位、大小、形态、活动度，以及有否压痛等。

（4）肝浊音界和移动性浊音：肝浊音界缩小或消失表示胃肠穿孔；内出血或腹膜炎有大量炎性渗出液时，可有移动性浊音。但有时胃肠穿孔不一定肝浊音界都消失，少量积液时不容易发现移动性浊音，可辅以腹部X线透视及诊断性穿刺。

（5）肠鸣音的增强还是减弱：肠炎时可有肠鸣音亢进，若听到气过水声为机械性肠梗阻的表现；肠鸣音由亢进到减弱或消失，则为腹膜炎、肠麻痹的表现。

此外，还要注意行直肠、阴道检查。直肠检查对诊断盆腔内的脓肿、肿瘤、炎性肿块、肠套叠等疾病有重大帮助。对已婚妇女请妇科医生协助做阴道检查可有助于对盆腔病变的诊断。

（三）实验室及其他检查

1. 实验室检查　血常规测定有助于了解贫血及感染情况，动态观察有助于了解是否有进行性内出血及炎症变化情况；尿中红细胞、白细胞对诊断肾绞痛及尿路感染有价值，尿糖、酮体、pH测定可诊断糖尿病酮症酸中毒；大便潜血试验有助于诊断消化道出血；脓血便见于肠道炎症及肿瘤。

生化检查：血、尿淀粉酶测定，肝、肾功能，血糖、电解质及血气分析等对诊断及治疗均有较大价值。

2. X线检查　胸腹透视及X线片可以排除胸部疾病导致的腹痛，并对肠梗阻、上消化道穿孔有确诊作用。

3. 超声波检查　可发现肝脾包膜断裂、包膜下积血，胆道结石、扩张、蛔虫、胰腺肿大、腹腔积液和肿块。在异位妊娠诊断中，有时可看到胎儿影像。

4. 内镜检查　胃镜、十二指肠镜、胆道镜、结肠镜、腹腔镜等，可根据需要酌情选择。

5. CT检查　可早期发现异常，对病变定位及定性有很大价值。目前对实质脏器损伤常首选CT检查。

6. 诊断性腹腔穿刺术及诊断性腹腔灌洗引流术　诊断性腹腔穿刺术主要适用于怀

疑腹内出血、原因不明的急性腹膜炎、腹腔积液等。

（四）鉴别诊断

引起急性腹痛的病因复杂，病种繁多，内科的急性腹痛多以消化系统疾病所致，但必须注意与外科、妇科的急腹症相鉴别。

三、治疗

（一）病因治疗

对急性腹痛应主要针对病因治疗，属炎症性腹痛则应选择适当的抗感染药物。对一时难以确诊的急性腹痛患者，可先给予对症处理。

（二）解痉止痛

凡诊断未能明确的急性腹痛患者禁用麻醉性止痛剂，如吗啡、哌替啶、可待因等，以免掩盖症状，延误诊断和治疗。可酌情选用下述药物和针灸疗法。

1. 阿托品　取阿托品0.5mg皮下或肌内注射有解痉止痛作用。

2. 硝苯地平　为钙离子拮抗剂，可阻断平滑肌细胞的Ca^{2+}通道，抑制平滑肌细胞的兴奋收缩耦联过程，并可直接阻止肥大细胞释放组胺、5-羟色胺等炎症递质。因此可用于治疗胃肠道、胆道、泌尿道等器官的炎性、痉挛性疼痛。方法：舌下含服硝苯地平10~20mg，总有效率为84%。

3. 吲哚美辛　本品是PG合成酶-环氧化酶抑制剂，使用后该酶受抑制，PG减少，使平滑肌松弛，导管扩张，同时分泌物减少，导管内压减低，疼痛得以缓解，并有利于分泌物、结石、虫体等排出。用法：吲哚美辛每次50mg，每日3次，剧痛缓解后改为每次25mg，每日3次，完全缓解后停药。文献报道，用本品治疗胆道蛔虫、胆囊炎、胆结石、肾石症、胰腺炎引起的急腹症，总有效率92.5%。但溃疡病、肾功能不良应避免使用。

4. 尼群地平（nitredipine）　是二氢吡啶衍生物，为硝苯地平的同系物，属钙通道阻滞剂，临床多用于心、脑血管等疾病治疗。有人用本品对内、外科病因引起腹痛患者264例，用尼群地平20mg一次口含，缓解共250例次腹痛，总有效率94.8%，无明显不良反应。

5. 维生素K_3　研究证实，维生素K_3对内脏平滑肌有直接松弛作用。临床上应用维生素$K_1$20mg或维生素$K_3$8~20mg肌内注射，对内脏平滑肌绞痛和癌痛有良好效果，其中有些患者使用阿托品、哌替啶效果不明显后加用维生素K_3疼痛可获明显改善。近年报道，用本品治疗肾、输尿管绞痛80例，方法：维生素$K_3$16mg肌内注射，每8小时1次或维生素$K_3$32mg加入葡萄糖液500mL静脉滴注，每日1次。结果止痛效果为100%，排石率为82%。用药过程中无1例不良反应。

6. 硫酸镁　有人用硫酸镁静脉滴注治疗急性腹痛48例，方法：25%硫酸镁10mL加入5%葡萄糖液500mL中静脉滴注，每分钟2~3mL，不用其他解痉止痛药，必要时重复上述用药，并同时给予病因治疗及对症处理。结果本组病例显效34例，有效14例，其中急性胃肠道炎28例全部为显效。实践证明，此法对缓解急性胃肠道、胆道痉挛等功能性疼痛疗效可靠，且具有见效快、无不良反应、价廉等优点，呼吸及肾功能正常者均可首选本品。止痛原理：镁离子浓度增高可阻断神经肌肉的兴奋传导，使平滑肌松弛而止痛。镁离子作为钙离子的拮抗剂，竞争神经细胞上的受体，其浓度增高时能有效地阻断钙离子与受体结合，而缓解平滑肌痉挛。

7. 地巴唑　需要时皮下注射10mg，并同时口服10mg，每日3次。机制为本品有直接松弛平滑肌的作用。

8. 酚妥拉明　有松弛输尿管的作用，据报道，缓解肾绞痛患者较阿托品为优。

9. 速效救心丸　6粒，15分钟后无效再服6粒。对肾绞痛疗效好。

四、护理要点

（一）一般护理

1. 接诊及分科　急性腹痛除见于外科病种外，妇科、内科疾病亦能以急性腹痛为主要症状。因此，护士要询问病史，了解腹痛性质、程度、部位，初步鉴别所属科别。同时，护士接诊时，应主动给患者以关切、同情及适当的语言安慰，并安排其尽早就诊。病情危重患者，应守护其身旁，并立即通知医生，让其优先就诊。

2. 体位　在无休克情况下，患者宜采用半卧位或斜坡卧位，以利于腹腔内渗出液积聚盆腔，便于局限、吸收、引流；还可使腹肌松弛，膈肌免受压迫，改善呼吸、循环，减轻腹胀，控制感染等。合并休克者须采用休克体位。

3. 控制饮食　对病情较轻者，可给予流质或易消化半流质饮食，但须严格控制进食量。对胃肠穿孔，已出现肠麻痹等病情较重者，必须禁食，以减少胃肠道内容物漏出，避免加重腹内积液、积气。

（二）病情观察与护理

1. 严密观察病情变化

（1）观察神态、体温、脉搏、呼吸、血压变化，并详细记录。希氏面容（表情痛苦，面色苍白，两眼无神，额部冷汗，眼球凹陷，两颧突出，鼻尖峭立）常为急性弥散性腹膜炎的病征。先发热后腹痛往往以内科疾病为主，而先腹痛后发热常为外科急腹症。腹式呼吸减弱或消失可能为弥散性腹膜炎。血压降低伴休克症状在腹痛早期出现，表明患者有急性出血性坏死性胰腺炎或空腔脏器穿孔的可能；在腹痛晚期出现，提示有弥散性腹膜炎伴中毒性休克的可能。

（2）着重观察腹痛部位、性质、开始时间、引起腹痛原因、腹痛持续时间、规律性、痛点是否转移以及疼痛的发展过程，并观察患者对疼痛的反应。对某些保守治疗的患者，尤应密切观察病情变化，若腹痛加剧，白细胞上升，提示病情在进展，应及早采取有效措施。

（3）及时了解有关化验指标，以判断病情变化。

2. 遵循"五禁四抗"原则 外科急腹症患者在没有明确诊断之前，应严格执行五禁，即禁食水、禁热敷、禁灌肠、禁服泻药和吗啡类止痛剂、禁止活动，以免造成炎症扩散。四抗即抗休克，抗水、电解质紊乱和酸碱失衡，抗感染，抗腹胀。

3. 放置胃管及导尿管 胃肠减压是救治急腹症的重要措施。胃肠道穿孔及肠麻痹患者常需持续胃肠减压，直至穿孔修复及肠蠕动恢复。出现休克、酸碱失衡等情况的危重患者，需及时留置导尿管。

4. 补液输血 实施静脉补液为治疗急腹症的重要措施之一，需迅速建立静脉输液通道。对病情严重者应输全血、血浆、清蛋白等胶体液。对伴有休克的重症患者，在补液的同时应有必需的监护，包括定时测血压、脉率、中心静脉压、尿量、红细胞比容、血清电解质、肌酐、血气分析等。

5. 护理记录 急腹症护理时的一切措施及病情变化都应及时做好记录，内容正确并注明时间。护理记录既是诊断治疗的重要资料又是法律的重要依据，切不可忽视。

（三）症状护理

1. 剧烈腹痛 如患者腹肌紧张、板状腹时多系脏器穿孔，应禁食，并行胃肠减压，以抽出内容物，减轻腹胀或毒素的吸收。

2. 阵发性腹痛 腹痛为阵发性，辗转不安、喊叫，甚至吐蛔虫者系胆道蛔虫，可先给针灸治疗，取巨阙、内关等穴。亦可推拿、压迫局部穴位止疼，必要时送理疗室做电兴奋治疗。

3. 血压下降 如患者腹痛剧烈、血压下降、脉搏细速、呼吸急促、皮肤湿冷，多为出血穿孔、脏器破裂或严重感染而致的休克，应迅速报告医生进行抢救，并按休克进行治疗及护理，给氧，及时调整输液量及输液速度等。

4. 呕吐 右上腹痛伴呕吐、发热、黄疸，检查Murphy征阳性者，为急性胆囊炎，给予局部热敷，低脂饮食，按医嘱注射阿托品、抗生素和输液治疗。

5. 腹泻 如腹痛伴腹泻，排黏液脓血便，脐周围和右下腹痛时应及时留大便检查，并送大便培养。

6. 休克 腹痛伴休克说明病情危重，应及时抢救，迅速查明病因。如伴胸闷、心前区痛，可视为急性心肌梗死，应及时报告医生并行心电图检查，迅速给予氧气吸入，镇静治疗，并按急性心肌梗死护理。

7. 尿血 腹痛伴血尿，如明确为泌尿系结石，可给予解痉及镇痛药物。

8. 右下腹痛 腹痛为脐周痛很快转移，并固定在右下腹持续性痛伴恶心、呕吐，继发发热、下腹肌紧张、麦氏点压痛者，常系急性阑尾炎，应及时给予抗生素治疗。如有腹膜炎症时应按医嘱做好手术前准备。

9. 不排便　如腹痛为阵发性绞痛，且频繁发作，恶心、呕吐，但不排便、排气，常伴脱水，检查腹部胀气，可见肠型蠕动波，肠鸣音亢进时，常为肠梗阻，应及时处理或按医嘱做好手术前准备。

10. 下腹痛　妇科急腹症在发病初期，患者所称疼痛部位基本与病灶部位一致。如急性附件炎、卵巢囊肿蒂扭转多在下腹一侧，盆腔炎多在下腹。应仔细辨别，及时处理。

（四）术前、后护理

1. 术前准备　外科急腹症患者大多需要紧急手术，因此，在观察期中须做好急诊手术的术前准备，如做好家属的思想工作，迅速收集各项化验的标本送检并及时收取报告单，遵医嘱迅速做好皮肤准备，按时给予术前用药等。

2. 术后护理　大多数急腹症都是在紧急条件下进行手术的，术后易发生各种并发症。因此，应加强术后护理，如密切观察生命体征的变化，观察伤口及各种引流管有无出血现象，了解肠蠕动恢复情况。继续防治感染，做好皮肤及口腔护理等。

第八节　呕血

由于上消化道（屈氏韧带以上）急性出血，胃内或反流入胃内的血液经口腔呕出，称为呕血。呕血一般都伴有黑便，但黑便不一定都伴有呕血。呕血和黑便是上消化道出血的特征性表现。

一、病因和发病机制

上消化道出血可因炎症性病变，如食道炎、胃炎；物理或化学因素损伤，如强酸、强碱造成的化学损伤；血管性病变，如食道静脉曲张破裂出血；肿瘤的糜烂、溃疡或坏死，如胃癌；血液及造血系统疾病，如血小板减少性紫癜；以及其他全身性疾病等引起。其中以消化性溃疡出血占首位，约占全部上消化道出血的50%，其次为食道及胃底静脉曲张破裂出血，再次为胃黏膜病变及胃癌出血。按照病变部位可分为以下三种。

（一）上消化道本身疾病

1. 食管疾病

（1）食管炎症：反流性食管炎、食管憩室炎等食管炎症时，患者常有胸骨后疼痛、反酸，出血量较少。

（2）食管癌：主要表现为吞咽困难等食管梗阻症状，可有少量出血。

（3）食管、贲门黏膜撕裂综合征（Mallory-Weiss综合征）：由于剧烈恶心、呕吐，腹内压急骤增加，胃内压力过大，强力冲击食管、贲门交界部，使局部黏膜撕裂。其主要表现为剧烈呕吐，初为胃内容物，继则呕血、黑便。

2. 门静脉高压致食管、胃底静脉曲张破裂

（1）肝硬化：结节性肝硬化、血吸虫性肝纤维化、胆汁性肝硬化等较为常见。肝硬化门静脉高压致食管、胃底静脉曲张破裂出血在我国较为常见，占上消化道出血的10%~20%，居整个上消化道出血的第二位。由于食管静脉曲张增粗，门静脉压力高，周围支持组织少，故出血量常较大，不易止血，严重者可迅速休克，出血停止后也易再出血，预后差。

（2）门静脉阻塞：门静脉血栓形成、门静脉炎、腹腔内肿块压迫门静脉等。

（3）肝静脉阻塞：肝静脉阻塞综合征（Budd–Chiari综合征）。

3. 胃与十二指肠疾病

（1）消化性溃疡：消化性溃疡最常见的一个并发症就是出血。早在十几年前北京市多家大医院联合统计分析回顾性资料，上消化道出血病例5000余例，胃溃疡为438例，占8.44%；十二指肠溃疡1597例，占30.76%，两者共占41.2%。本病一般诊断不难，多数有典型的周期性和节律性痛，出血前症状加重，出血后症状迅速消失或减轻。许多患者就医时，就可提示明确的既往史。但有时需注意，临床存在少数无症状的消化性溃疡患者首发症状就是出血，无病史可循，对这种患者只能依赖特殊检查来确定诊断。这类患者多见于老年人，也可见于年轻患者。再者若伴幽门梗阻或幽门管等特殊部位溃疡者，患者也不呈典型的节律性。

（2）急性胃黏膜损伤：急性胃黏膜损伤比较常见，包括急性出血性胃炎和应激性溃疡，由于急诊内镜的应用，发现其发生率越来越高。国内报道高达15%~30%，menguy等报道这种病占上消化道出血的22%~30%。一般认为，本病在上消化道出血的诸多病因中仅次于消化性溃疡和肝硬化的地位。急性出血性胃炎多见于服用阿司匹林、保泰松、吲哚美辛等药物引起。应激性溃疡常因严重急性感染、烧伤、脑血管意外、休克、中毒、肺性脑病等引起。

（3）肿瘤：常见胃癌出血。胃癌一般出血量小，患者常无溃疡病史，短期内可有上腹痛、食欲不佳、消瘦及查不到其他原因的上消化道出血等表现；其他肿瘤如淋巴瘤、平滑肌瘤、残胃癌、壶腹周围癌等均可致出血。

（4）炎症：包括急性单纯性胃炎、急性糜烂性胃炎、慢性胃炎、残胃炎、十二指肠炎、十二指肠憩室炎。

（5）上消化道其他疾病：胃黏膜脱垂，胃血吸虫病，胃、十二指肠结核，胃、十二指肠Crohn病，膈裂孔疝，血管瘤，息肉，胃扭转等。

4. 空肠上段疾病　慢性溃疡性（非肉芽肿性）空肠回肠炎、胃肠吻合术后空肠溃疡、急性出血性坏死性肠炎等。

（二）上消化道邻近器官疾病

1. 胆道系统疾病引起的胆道出血　急、慢性胰腺炎，胰腺癌，肝胰壶腹癌，异位胰腺，胰源性区域性门脉高压症，肝癌，胆管或胆囊结石，胆道蛔虫病，阿米巴肝脓肿，肝脏损伤，肝外胆管良性肿瘤，肝外胆管癌，急性化脓性胆管炎，肝动脉瘤破入胆道等。

2. 动脉瘤破入食管、胃或十二指肠　主动脉瘤、主动脉夹层动脉瘤、腹腔动脉瘤，如腹主动脉瘤、肝动脉瘤、脾动脉瘤破入上消化道。以及纵隔肿瘤或脓肿破入食管。

（三）全身性疾病

急性感染（如败血症、流行性出血热等）、血液病（白血病、血友病、DIC等）、尿毒症、血管性疾病（过敏性紫癜、遗传性出血性毛细血管扩张症等）、脑出血及其他颅内疾病、外伤与大手术后、休克、烧伤等引起的应激性溃疡等。

引起急性上消化道出血之病理，根据其病因不同而不同，但有些疾病如胃、十二指肠溃疡，胃、十二指肠炎等都与胃酸过多有关。此外，导致各疾病之病因不同，其出血病理也不同。或为胃、十二指肠糜烂性溃疡，如严重烧伤和中枢神经系统损害引起的应激性溃疡；药物如吲哚美辛、阿司匹林等损害胃黏膜屏障引起的黏膜糜烂出血和糜烂性溃疡；或由于肿瘤坏死侵及大血管破裂，如胃癌等的出血；或为动脉硬化破裂出血，如胃动脉硬化；或为门脉高压，导致食管、胃底静脉破裂出血；或因凝血机制改变如血液病引起胃出血等。

二、病情评估

（一）病史

应注意询问病史，在上消化道大量出血的众多病因中，常见病因及其特点如下。

1. 消化性溃疡　有慢性、周期性、节律性上腹痛；出血以冬春季多见；出血前可有饮食失调、劳累或精神紧张、受寒等诱因，且常有上腹痛加剧，出血后疼痛减轻或缓解。

2. 急性胃黏膜损害　有服用阿司匹林、吲哚美辛、保泰松、肾上腺糖皮质激素等损伤胃黏膜的药物史或酗酒史，有创伤、颅脑手术、休克、严重感染等应激史。

3. 食管胃底静脉曲张破裂出血　有病毒性肝炎、血吸虫病、慢性酒精中毒等引起肝硬化的病因，且有肝硬化门静脉高压的临床表现；出血以突然呕出大量鲜红血液为特征，不易止血；大量出血引起失血性休克，可加重肝细胞坏死，诱发肝性脑病。

4. 胃癌　多发生在40岁以上男性，有渐进性食欲缺乏、腹胀、上腹持续疼痛、进行性贫血、体重减轻、上腹部肿块，出血后上腹痛无明显缓解。

（二）临床表现

1. 呕血和黑便　呕血和黑便是上消化道大出血的特征性表现。一般情况下，幽门以上出血者以呕血为主，幽门以下出血者可只表现为黑便，但如幽门以上出血量小或出血速度慢，血液全部流入肠内，则亦仅见黑便，幽门以下出血量大，速度快，血液反流入胃，还可兼有呕血。呕血的颜色取决于出血量和血液在胃内停留时间的长短。若小量出血，血液在胃内停留时间久，由于血液充分与胃酸化合后成正铁血红素，则呕血呈咖啡色。相反则呕血呈鲜红色，尤其贲门以上病变出血常呕鲜红色血。粪便的颜色亦取决于出血量和血液在肠道内停留的时间，如出血量小，血液在肠内停留久，血液中的铁和肠内的硫化物化合后则粪便呈黑色，典型黑便呈光泽柏油糊状、恶臭，常表明十二指肠部位的出血，但空、回肠及右半结肠病变引起小量渗血时，也可为黑便。如出血量大而速度快，刺激肠道使肠蠕动增加，因血液在肠道内停留时间短则排出粪便可呈紫红色甚至鲜红色，易和下消化道出血相混淆。

2. 失血性周围循环衰竭　一般成人失血500mL以下时，由于损失血容量可被脾脏储血和组织间液迅速补充，可以无症状。当失血量在500～1000mL时可出现乏力、心悸、口渴等症状，血压多无改变。失血量大于1000mL且失血速度快时可出现急性周围循环衰竭，其临床表现为头晕、视物模糊、心悸、口渴、少尿、四肢厥冷、精神萎靡、躁动不安、出冷汗、昏厥、血压下降，甚至休克、昏迷。但在出血性休克早期，血压可以正常，甚至一时偏高，不能只依据血压判断病情。体检时可发现脉压小、心动过速、心音低钝，老年人有时可出现心律失常，应密切观察，积极抢救。

3. 发热　多数患者在休克被控制后出现低热，一般不超过38.5℃，可持续3～5天。体检可见呼吸急促、心动过速、低血压、周围血管收缩、皮肤发冷苍白及少尿，此时约丧失血容量的1/3。胸部检查要注意心脏杂音及有无期前收缩现象。如有腹壁静脉曲张、肝脾大、蜘蛛痣、肝掌，提示食管静脉曲张出血。右上腹压痛，胆囊肿大伴有黄疸应考虑肝胆系统出血。出血伴有皮肤黏膜毛细血管扩张，可能为遗传性毛细血管扩张症。

（三）实验室及其他检查

1. 实验室检查　呕血后可有急性失血性贫血，出血6～12小时后红细胞数、血红蛋白量及红细胞比容下降，白细胞数增高，可达（10～20）×10^9/L，出血后2～3天白细胞降至正常。肝硬化食管胃底静脉曲张破裂出血，由于常伴脾功能亢进，可无白细胞增高，甚至减少。此外，上消化道大出血后数小时，血尿素氮增高，1～2天可达高峰，3～4天内降至正常，若再次出血，尿素氮可再次升高。如果肌酐在132.6μmol/L以下，尿素氮升高，提示上消化道出血在1000mL以上。

2. 急诊内镜检查　是首选的诊断方法，应在出血后12～24小时内进行检查，可在急诊室或病床旁操作。应顺序地窥视食管、胃和十二指肠，应注意病灶有无活动性出血或近期出血，并于病灶取活检或细胞刷检，对病变性质可做出正确的诊断。内镜检查国内外报告的阳性率可达80%～90%。有时还能发现用钡餐，甚至手术也难以发现的病变，如 Mallory-Weiss综合征、急性胃黏膜病变等，同时还可经内镜进行紧急止血措施。

3. 胃管吸引　可用软细导管插入患者食管，徐徐下送，边注入清水边以低压抽吸消化液，观察有无血迹，以确定出血的部位。有时也可将三腔管放入胃腔后将胃气囊与食管气囊充气，压迫食管下端与胃底，用生理盐水将胃内积血冲洗干净，如无再出血，则考虑食管、胃底静脉曲张破裂出血。如吸出的胃液仍有血液，则以胃、十二指肠溃疡出血或胃癌出血的可能性较大。

4. 吞线试验　让患者吞入长约130cm，带有金属球的棉线，使之通过十二指肠，6～8小时后取出，直接观察胆汁或血迹距门齿的距离，借此估计出血部位。亦可在吞入棉线后静脉注射5%荧光素20mL，待4分钟后取线在紫外线灯下观察荧光染色，以助诊断。

5. 选择性动脉造影　对内镜不能发现的病灶，或不宜接受内镜检查，或高度怀疑小肠出血可行腹腔动脉造影或选择性动脉造影，此乃十分安全有效的诊断措施。通过造影剂的外渗部位和造影血管部位显示出血的来源。因本项检查需较高技术、设备条件，多数病例还须选择检查的时机，所以临床并没有作为普遍的检查手段。但每一个临床医生应意识到，对内镜检查不能明确出血病灶或部位的患者，大多具有血管造影的指征。

6. 放射性核素检查　应用放射性核素^{99m}Tc标记的红细胞通过静脉注射后示踪而显示胃肠道出血。一般认为，出血速率在0.5 mL/min时，就可显示出血灶，且注射1次^{99m}Tc标记的红细胞可以监测患者胃肠出血达24小时。目前，用于间断或小量出血，且动脉造影也呈阴性结果的患者。由于本法只能对有活动出血患者做定位检查，且需专门设备和实验材料，价格较昂贵，故临床应用有一定局限性。

7. X线检查　钡餐检查能发现某些消化系统病变，特别是对消化性溃疡帮助较大，但在出血期间做此检查可加重出血，检查过迟，一些病变如浅小的消化性溃疡或急性胃黏膜病变可能短期内愈合而不被发现，故应选择适宜时机，最好在出血停止或病情稳定数天后进行。上消化道气钡双重造影可以观察黏膜象，能发现细小病变。

（四）诊断

1. 出血的病因及部位诊断　根据详细的病史、体征，有半数患者可以做出呕血病因诊断。进一步依靠实验室、X线钡餐、内镜及选择性动脉造影等检查，可以查清大部分患者出血的病因和部位。如果是肝胆、胰腺或全身疾患引起，则可选做B超、CT、磁共振、各项生化检查等加以确诊。

2. 出血程度的判断　失血量多少的判断：失血量的判断对进一步处理极为重要。一般每日出血量在5mL以下，大便色不变，但潜血试验可以为阳性；失血量在50～100mL，则大便呈黑色甚至出现柏油便。以呕血、便血的数量作为判断失血量的资料，往往不太精确，因为呕血与便血常分别混有胃内容物与粪便，另一方面部分血液尚潴留在胃肠道内，仍未排出体外。临床上常根据血容量减少导致周围循环的改变进行判断。

（1）一般状况：呕血的临床表现取决于出血的程度和速度以及并存的疾病，失血量<400mL，由于机体自身的代偿，有效血循环量在1小时内得以改善，故无自觉症状。失血量400~800mL，因机体失代偿则可出现头晕、心悸、口渴、乏力、胸闷、冷汗、脉搏快等症状。失血量800~1200mL，则可出现烦躁不安、四肢冰凉、少尿、脉搏弱快等休克表现。若出血仍继续，除昏厥外，尚有气短、无尿，此时急性失血已达2000mL以上。

（2）脉搏：脉搏的改变是判断失血程度的重要指标，当急性血容量丢失，由于机体代偿功能使心跳加快，微血管反射性痉挛、肝脏与脾脏及皮肤血窦内的储血进入血循环增加回心血量，则调整机体有效血容量，确保了心脏、大脑、肾脏等生命脏器的血液供应；若急性失血过多，机体失代偿而难以有效维持血容量时，便导致休克状态。所以，当大量出血时，脉搏快而弱（或脉细弱），脉搏每分钟增至100~120次，失血估计为800~1600mL；脉搏细微，甚至扪不清时，失血已达1600mL以上。有些患者出血后，在平卧时脉搏、血压都可接近正常，但让患者坐位或半卧位时，脉搏会马上增快，出现头晕、冷汗，表示失血量大。如果经改变体位无上述变化，测中心静脉压又正常，则可以排除有过大出血。

（3）血压：血压的变化同脉搏一样，是估计失血量的可靠指标，当失血量大于800mL（占总血容量的20%），收缩压稍降，脉差缩小，揭示早期休克。若失血量800~1600mL（占总血容量的20%~40%），收缩压9.33~10.66kPa（70~80mmHg），脉差小。若失血量1600~2000mL（占总血容量的40%~50%），收缩压6.67~9.33kPa（50~70mmHg），脉差很小。更严重的急性大出血量2000mL以上则血压降至零。

有学者主张，用休克指数来估计失血量，休克指数=脉搏（次/分）÷血压（收缩压mmHg）。正常值为0.58，休克指数=1，失血800~1200mL（占总血量20%~30%）。休克指数>1，提示失血量1200~2000mL（占总血量30%~50%）。

（4）血常规：血红蛋白测定、红细胞计数、血细胞比容可以帮助估计失血的程度。但在急性失血的初期，由于血浓缩及血液重新分布等代偿机制，上述数值可以暂时无变化，仅于大出血的32小时，血红蛋白才稀释到最大限度，故当大出血前无贫血时，血红蛋白在短时间内下降至7g以下，提示失血量在1200mL以上；在肝脏和脾脏功能正常时，于急性失血后的2~3小时内，白细胞计数可增高到15×10^9/L。

（5）尿素氮：呕血后数小时，血液在肠道内分解吸收使血尿素氮增高，1~2天达高峰，3~4天内降至正常，如再出血，尿素氮可再次增高。此外，不仅血尿素氮增高，由于有效血容量减少，导致肾血灌流不足及肾小球滤过下降，血肌酐也同时增高。故当血肌酐>133μmol/L，而尿素氮>14.28mmol/L，则提示失血在1000mL以上。

3. 出血停止或是否再出血的判断　在一次出血后，黑便仍可持续几天，且还受患者排便次数的影响，因此，不能单凭黑便来估计出血是否停止。应定时反复测量脉搏及血压，根据其动态变化来监测出血的进展，直至恢复正常，并保持稳定，方可认为已无活动性出血。中心静脉压的监护，对正确估计出血或早期发现再出血是一种简易而有效的措施，若中心静脉压稳定在0.49kPa以上时，则表示出血已停止。另外，患者出血后，意识由模糊转为清醒，体力由疲惫不堪转为有力，食欲丧失后又恢复，提示出血好转或停止；反之则表示出血在继续或加剧。通常认为，出血后48小时再发生出血，则再出血的机会明显减少。

有以下征象者应认为有继续出血或再出血。

（1）呕血频繁、血色转为鲜红，黑便次数增多，粪质稀薄呈暗红色，伴肠鸣音亢进。

（2）虽经输血、输液等已补足血容量，但外周循环衰竭的表现无明显好转或中心静脉压仍波动不稳。

（3）红细胞计数、血红蛋白与红细胞比容继续下降，但出血早期，由于血液浓缩，三者均可正常，待6~12小时才下降。

（4）在补液与尿量足够、肾功正常情况下，血尿素氮持续增高。

4. 急性上消化道大出血的标准

（1）大量呕血、便血，数小时失血量超过1000mL或循环血量的20%。

（2）血压、脉搏明显变化，血压低于平时3.99kPa（30mmHg），或每小时输血100mL不能维持血压，脉搏>110次／分。

（3）血红蛋白（hemoglobin，Hb）降到7g以下，红细胞（red blood cell，RBC）<200万或红细胞比容降到28%以下。

（4）临床上有惊慌、烦躁、冷汗、厥逆表现。

（五）鉴别诊断

应注意与口腔、扁桃体出血，肺结核、支气管扩张、二尖瓣病变所致咯血和口服药物、特殊食物引起的黑便相鉴别。

三、治疗

应根据患者出血的严重程度采取相应的处理。急性出血者应住院治疗，危重患者收入重症监护病房（intensive care unit，ICU），密切监测患者生命体征、尿量、心电图等变化。

（一）一般急救措施

患者应卧床休息，保持呼吸道通畅，避免呕血时血液吸入引起窒息，必要时吸氧。活动性出血期间禁食。

严密监测患者生命体征，如心率、血压、呼吸、尿量及神志变化。观察呕血与黑便情况。定期复查血红蛋白浓度、红细胞计数、血细胞比容与血尿素氮，必要时行中心静脉压测定。对老年患者根据情况进行心电监护。

（二）补充血容量

上消化道出血的患者应绝对卧床，取平卧位，并积极补充血容量。一般应立即静脉抽血查血型，继之输入5%葡萄糖盐水或右旋糖酐等血浆代用品（右旋糖酐24小时内不应该超过1000mL），并着手准备配血。当有休克早期征象或收缩压低于12kPa（90mmHg）处于休克状态时，应立即输入足够量的全血。对肝硬化患者应输入新鲜血，因库血含氨量较多易诱发肝性脑病。如输入库存血较多，每600mL血应静脉补充葡萄糖酸钙10mL。输血速度要根据出血程度而定，应尽快改善休克状态，将收缩压升高到12kPa（90mmHg）水平，然后减慢速度。对有心、肺、肾疾患及老年患者，要避免输血或（及）输液过多而引起急性肺水肿。对肝硬化门静脉高压患者，要警惕输血过多可增加门静脉压力，而有激发再出血的可能。

（三）止血措施

应根据不同的病因，患者有无凝血机制缺陷等，选择不同的止血措施。

1. 非食管、胃底静脉曲张出血的治疗

（1）药物治疗：

1）组胺H_2受体拮抗剂：对消化性溃疡、急性胃黏膜损害（包括急性应激性溃疡和急性糜烂性胃炎）、食管贲门黏膜撕裂症、食管裂孔疝及食管炎等所致的出血效果较好，因胃酸在许多上消化道出血的发病中起重要作用，H_2受体拮抗剂有强烈的抑制胃酸分泌作用，可提高胃内pH而减少H^+反弥散以促进止血。一般先用静脉制剂，目前，最常用的为西咪替丁400mg每4~6小时1次。当估计出血已停止即可改为口服西咪替丁或雷尼替丁等其他H_2受体拮抗剂，剂量及用法同消化性溃疡的药物治疗。

2）胃内灌注去甲肾上腺素：去甲肾上腺素8mg加入生理盐水100~200mL，用胃管灌注或口服，可使胃肠道黏膜出血的小动脉收缩，并减少胃酸分泌，有利于止血。一般每隔0.5~1小时灌注1次，重复3~4次仍无效者则停用。

3）其他：抗纤维蛋白溶解剂、卡巴克洛、酚磺乙胺、维生素K等均无肯定疗效，可根据病情选用。

（2）内镜直视下止血：

1）药物喷洒法：内镜下直接对出血灶喷洒止血药，对局部渗血疗效较好，对动脉性出血疗效较差。①去甲肾上腺素溶液：浓度为8mg／100mL，每次喷洒量为20~40mL，止血有效率约80%；②孟氏溶液：机制是本品具有强烈的表面收敛作用，遇血后发生凝固，在出血的创面形成一层棕黑色的牢固贴附在表面的收敛膜。常用浓度为5%，每次30~50mL；③凝血酶：浓度以5000U／40mL为宜。喷洒后，可继续口服凝血酶2万U，每8小时1次，共3天。此法疗效较高，无不良反应，但血凝块易于早期剥落，有再出血的可能。为巩固止血效果，必要时可与其他内镜下止血法联合应用。

2）局部注射法：当内镜检查发现喷射性出血或血管显露时，可用局部注射法止血。常用药物有高渗钠–肾上腺素溶液、5%鱼肝油酸钠、1%乙氧硬化醇。

3）激光照射法：机制是由于光凝作用，使照射局部组织蛋白凝固，小血管内血栓形成。如选择功率过大或照射时间过长可致胃肠穿孔、出血及胃肠胀气等并发症。

4）微波凝固法：近年来，国内上海、南京和武汉等地均研制成功内镜下微波凝固机，对治疗上消化道出血疗效满意。优点是操作简便，止血目标确切，安全性高。

5）高频电凝止血法：主要用于血管显露性出血及有直接出血征象的出血性病变。

6）热探头凝固法：1978年，首先由美国Robert等人研制成功试用于临床，其疗效确切、安全、止血方法简单。

7）放置止血夹法：此法止血既安全又有效，伤口愈合后此金属夹子自行脱落随粪便排出体外。

（3）动脉内灌注收缩药或人工栓子：该法仅适用于内镜无法到达的部位或内镜止血失败的病例。方法：经选择性血管造影导管，向动脉内灌注加压素，开始以0.1～0.2U／min的速度灌注20分钟后，若仍出血时加大剂量至0.4U／min，如灌注20分钟后仍有出血，应改用其他止血方法。若最初的0.2U／min灌注量可控制出血，应维持48小时，方法：0.2U／min持续24小时；0.1U／min持续24小时。对于胃、十二指肠出血患者，经保守治疗或血管灌注血管收缩药无效，而又难以耐受外科手术者，可采用动脉内注入人工栓子，一般用吸收性明胶海绵，使出血的血管堵塞而止血。

（4）外科手术治疗：不同病因其手术指征和手术方式各有不同。手术指征如下。

1）年龄在50岁以上，伴动脉硬化及心肾疾患，经治疗24小时后出血仍不止，且机体对出血的耐受性差，易影响心肾功能者。

2）短时间内患者失血量很大，很快出现临床休克征象者。

3）大量出血并发穿孔、幽门梗阻，或疑有癌变，或有梗阻、穿孔病史者。

4）有反复大出血，尤其近期反复出血者，其溃疡长期不愈合，出血不易自止，即使自止仍可复发者。

5）严重的出血经过积极输血及各种止血方法的应用后仍不止血，血压难以维持正常；或血压虽正常，但又再次大出血者，一般认为，输血800～1000mL后仍不见好转者可考虑手术治疗。

6）以往曾有多次严重出血，而间隔时间较短后再出血者。

7）经检查发现为十二指肠后壁及胃小弯溃疡者，因其溃疡常累及较大血管及瘢痕形成影响止血。

8）胆道出血，尤以结石、溃疡所致者。

9）食管裂孔疝所引起的大出血。

2. 食管、胃底静脉曲张出血的治疗　本病往往出血量大、再出血率高、死亡率高，在止血措施上有其特殊性。

（1）三腔管双气囊压迫法：本法对食管下端曲张静脉破裂出血的疗效较为

可靠。向胃囊注气200～300mL，压力为5.33～6.67kPa（40～50mmHg），向外牵引，气囊即压迫胃底的曲张静脉，再向食管囊充气100～150mL，压力为4.0～6.6kPa（30～50mmHg），压迫食管的曲张静脉，止血成功率70%～90%。一般需压迫12～24小时，然后放出囊内空气，以免压迫过久引起局部黏膜缺血坏死。三腔气囊管留置胃内，继续观察24小时，如无再出血，即可拔管。近年采用透明气囊管压迫止血，该气囊管透明，导管内径为8mm，可插入纤维支气管镜，通过透明的管壁和气囊观察止血的情况，从而可选用最低有效止血压力，止血成功率高，并发症少。

气囊压迫止血法常见的并发症有三种：①吸入性肺炎：双气囊四腔管专有一管腔用于吸取食管囊以上的分泌物，可减少吸入性肺炎的发生；②双气囊压迫的位置固定不牢，以致气囊向上移位，堵塞咽喉引起窒息死亡。因此，经气囊压迫止血的患者，应加强监护；③食管黏膜受压坏死，甚至食管穿孔。

（2）神经垂体后叶素：静脉注射神经垂体后叶素或垂体加压素可使内脏小动脉收缩或肝内动脉-门静脉分流关闭，门静脉压力降低而止血。用法如下。

1）将此药10～20U加入50%葡萄糖液20mL中静脉缓注。在12～24小时内，每4小时重复1次。

2）此药10～20U加入5%葡萄糖液200mL中静脉滴注，速度为0.2～0.3U／min，止血后改为0.1～0.2U／min，维持8～12小时后停药。对高血压病、冠心病、肺心病、心力衰竭患者及孕妇禁用。

3）肠系膜上动脉内灌注神经垂体后叶素，可使腹腔内脏血管痉挛，进入门静脉的血量减少，门静脉压力降低而止血。多在肠系膜血管造影后进行。首先每分钟灌注0.15U，连续注入20分钟后，改为每分钟灌注0.30U，再连续注入20分钟，以后交替进行。一般在注射后10分钟即见出血减慢，30分钟至4小时完全止血，但仍应继续滴注4～48小时。

目前主张同时使用硝酸甘油，以减少血管升压素引起的不良反应，同时硝酸甘油还有协同降低门静脉压作用。用法为硝酸甘油静脉滴注，根据患者血压来调整剂量。也可舌下含服硝酸甘油0.6mg，每30分钟1次。有冠状动脉粥样硬化性心脏病者禁忌使用血管升压素。

生长抑素（somatostatin）近年用于治疗食管-胃底静脉曲张出血。其作用机制尚未安全阐明，研究证明，可明显减少内脏血流量，并见奇静脉血流量明显减少，后者是食管静脉血流量的标志。该类药物止血效果肯定，因不伴全身血流动力学改变，故短期使用几乎没有严重不良反应，但价格昂贵。目前用于临床有14肽天然生长抑素，用法为首剂250μg静脉缓注，继以250μg／h持续静脉滴注。本品半衰期极短，应注意滴注过程中不能中断，若中断超过5分钟，应重新注射首剂。8肽的生长抑素同类物奥曲肽（octreotide）半衰期较长，常用量为首剂100μg静脉缓注，继以25～50μg／h持续静脉滴注。

（3）内镜下注射硬化剂：经气囊压迫及药物治疗无效，外科分流或断流手术有禁忌者，可考虑在急性出血时行内镜下注射硬化剂治疗食管静脉曲张出血。常采用的硬化剂有：5%油酸酒精溶液、5%鱼肝油酸钠、3%十四烃基硫酸钠、1%或3%聚多卡醇，国内多采用5%鱼肝油酸钠。近年采用α-氰基丙烯酸酯注射治疗食管-胃底静脉曲张破裂出血取得良好效果。

（4）经皮经肝食管静脉栓塞治疗：适于内科保守治疗无效，且不宜行外科分流术者。该法操作较难，术后并发症亦较多，故实际应用中受到限制。

（5）控制胃酸及其他止血药：如H_2受体拮抗剂可控制胃酸。其他如维生素K_1、维生素K_3、抗血纤溶芳酸或氨甲环酸、酚磺乙胺等可酌情选用。

（6）外科手术或经颈静脉肝内门体静脉分流术：急症外科手术并发症多、死亡率高，因此应尽量避免，但在大量出血上述方法治疗无效时唯有进行外科手术。有条件的单位亦可用经颈静脉肝内门体静脉分流术治疗，该法尤适用于准备进行肝移植的患者。

四、护理要点

（一）一般护理

各种病因引起的上消化道出血，在护理上有其共性，也各有特殊性。

1. 大出血时患者应绝对卧床休息　取平卧位并将下肢略抬高，以保证脑部供血。呕吐时头偏向一侧，防止窒息或误吸；必要时用负压吸引器清除气道内的分泌物、血液或呕吐物，保持呼吸道通畅。给予吸氧。

2. 立即建立静脉通道　配合医生迅速、准确地实施输血、输液，各种止血治疗及用药等抢救措施，并观察治疗效果及不良反应。输液开始宜快，必要时测定中心静脉压作为调整输液量和速度的依据。避免因输液、输血过多过快而引起急性肺水肿，对老年患者和心肺功能不全者尤应注意。肝病患者忌用吗啡、巴比妥类药物，宜输新鲜血，因库存血含氨量高，易诱发肝性脑病。准备好急救用品、药物。

3. 急性大出血伴恶心、呕吐者应禁食。少量出血无呕吐者，可进温凉、清淡流质，这对消化性溃疡患者尤为重要，因进食可减少胃收缩运动并可中和胃酸，促进溃疡愈合。出血停止后改为营养丰富、易消化、无刺激性半流质、软食，少量多餐，逐步过渡到正常饮食。

4. 安静休息　有利于止血，关心、安慰患者。抢救工作应迅速而不忙乱，以减轻患者的紧张情绪。经常巡视，大出血时陪伴患者，使其有安全感。呕血或解黑便后及时清除血迹、污物，以减少对患者的不良刺激。解释各项检查、治疗措施，听取并解答患者或家属的提问，以减轻他们的疑虑。

（二）病情观察与护理

要严密观察和判断患者病情变化，动态观察患者血压、脉搏、体温、尿量、指甲、皮肤色泽和肢端温度、呕血与黑便的量、性质、次数和速度，及时发现出血先兆，正确判断出血严重程度和出血是否停止等，并详细记录。

1. 根据临床症状判断失血量　可根据患者呕血量，便血量，临床症状如头晕、昏厥、苍白、出汗及体温、脉搏、呼吸、血压等情况来判断和估计出血量。

（1）无全身症状：失血量为循环血量的10%～15%（估计失血量为400～600mL）。

（2）轻度失血：失血20%～25%（800～1200mL）。出现心悸、头晕、面色苍白、口干、冷汗、脉率在100次／分左右、收缩压在12～13.3kPa、脉压小。

（3）中度失血：失血30%～40%（1200～1600mL），除上述症状外，还可出现烦躁不安、肢冷、休克、心率在100～120次／分。

（4）严重失血：失血40%～50%（1600～2000mL），表情淡漠，意识障碍，昏迷，无尿，重度休克，心率120～140次／分，脉搏可触之不清。

2. 观察出血是否停止的参考　确立诊断后须观察出血是否停止以证实治疗是否有效。

（1）经数小时观察，无新的呕血与便血，且血压、脉搏平稳者提示出血停止。

（2）1次上消化道出血之后48小时之内未再有新的出血，可能出血已停止。

（3）中心静脉压（central venous pressure，CVP）监护时，其值在0.49kPa以上者，考虑出血停止；大多患者自然状态良好者。

3. 具体观察项目及措施

（1）开始每15～30分钟记录1次血压、脉搏、呼吸和神志变化。

（2）记录出入量，严密注意呕血、黑便情况。

（3）建立静脉通路至少两条，做好测定中心静脉压准备。

（4）放置导尿管，观察每小时尿量。

（5）肢体湿度和温度，皮肤与甲床色泽。

（6）周围静脉特别是颈静脉充盈情况。

4. 其他观察

（1）体温变化：出血后可有低度或中度发热，一般无须特别处理，高热时可用物理降温。

（2）由门脉高压引起食管、胃底静脉曲张破裂出血的患者，应观察是否有黄疸、腹腔积液及患者的意识状况，发现异常要及时和医生联系。

（3）注意口腔、皮肤的清洁，清除口腔血迹，以免因血腥味引起恶心、呕吐，同时亦可减少感染的机会。

（4）静脉滴注神经垂体后叶素时，要注意观察药物疗效及不良反应，滴速不宜过快，严防引起心律失常、心搏骤停及其他严重不良反应。

（三）三腔管监护

熟练的操作和插管后的密切观察及细致护理是达到预期止血效果的关键。对插三腔管止血的患者，护理中应注意下列几方面。

1. 放置三腔管24小时后应放气数分钟再注气加压，以免食管-胃底黏膜受压过久而致黏膜糜烂，缺血性坏死。

2. 定时测量气囊内压力，以防压力不足或过高。

3. 防止三腔管脱落和气囊破损，发现气囊破裂应拔出三腔管，否则气囊上抬压迫气管易发生呼吸困难或窒息。患者床旁应另备一完好三腔管以便随时应用。

4. 鼻腔应清洁湿润，口唇涂液状石蜡以防干裂，注意呼吸道通畅。

5. 定时抽吸管内液体和血液，抽净为止，可以减少吸收，避免诱发肝性脑病，并能观察有无继续出血。

6. 确认已止血则放气观察24小时，无出血后可拔管，但拔管前应先口服液体石蜡20~30mL，润滑黏膜和管外壁，抽尽囊内气体，最后以缓慢轻巧动作拔出三腔管。

7. 昏迷患者可于囊内气体放出后保留三腔管，从胃管内注入流质和药物。

8. 三腔管压迫期限一般为72小时，若出血不止可适当延长时间。

（四）配合做好内镜检查与治疗的护理

1. 内镜检查与治疗前，做内镜检查与治疗原则上应在出血后5~48小时内进行，重症出血者应在抗休克治疗使收缩压达10.7kPa左右后方可进行检查。急性呕血不止又需紧急内镜检查者，可先止血后检查。检查前应向患者做好解释工作，以减轻患者的心理紧张，便于配合检查。对恶心、呕吐患者可肌内注射山莨菪碱10mg，精神紧张者可肌内注射地西泮10mg。

2. 检查与治疗后，患者需卧床休息，每30~60分钟测量体温、脉搏、呼吸、血压，随病情稳定后可改为4~6小时测量，并详细做好记录，仔细观察有无继续出血情况，一般患者经治疗后呕血现象消失，便血可在36~48小时内停止。如发现患者血压下降、腹痛、烦躁，又伴有血色素下降、血中BUN升高，提示有继续出血，视病情可行再次止血或外科手术治疗。

（五）症状护理

1. 出血前的先兆症状 头晕、恶心、口渴常是呕血前的先兆。腹内肠鸣不已、腹胀则常是便血的先兆。应注意加强床旁护理，观察呕血和黑便，严格交接病情。

2. 呕血与黑便 严密观察呕血和黑便的量、颜色和性质，以正确判断病情。如呕血400mL以上，提示出血量大，可出现失血性休克；如黑便频数、稀薄，提示出血在继续，应配合抢救。出血的性质、颜色可识别出血部位，如呕鲜红色血，为食管-胃底静脉破裂出血，应用三腔管压迫止血，同时应准备足够量的血积极抢救。

3. 皮肤色泽及肢端温度　应严密观察皮肤色泽及肢体温度的改变，如面色苍白，常提示有大出血，应迅速处理；口唇或指甲发绀，说明出血后微循环血流不足，应迅速给氧；四肢厥冷表示休克加重，应注意保温。

4. 尿量　应准确记录尿量。少尿或无尿一般提示出血性休克严重，血容量不足，应保证输血、输液迅速、顺利。同时及时抽血送检，如尿素氮在7.1mmol／L以上，则提示有继续出血，应及时处理。如在17.9mmol／L以上，则提示预后不良。

5. 体温　应每4小时测量1次。出血24小时常有低度或中度发热；严重出血的可有高热。这与出血后血液分解产物的吸收、失血后贫血、体温调节中枢失调有关。高热时可物理降温，无须特殊处理。但应密切观察有无上呼吸道感染等其他原因的发热。

第三章　重要脏器功能衰竭

第一节　急性心力衰竭

急性心力衰竭是指由于某种原因使心肌收缩力降低或心室前后负荷突然增加，而导致心排出量急剧下降所致组织器官灌注不足和急性瘀血的临床综合征。其中以急性左心衰竭最常见，表现为急性肺水肿，严重者发生心源性休克及心搏骤停等。急性右心衰竭比较少见，多由大块肺栓塞引起，也可见于右室心肌梗死。

一、病因

（一）急性左心衰竭

1. 急性弥漫性心肌损害　如急性心肌炎、急性广泛性心肌梗死或心肌缺血等，可致心肌收缩无力。

2. 急性容量负荷过重　如急性瓣膜穿孔、高血压、梗阻性肥厚型心肌病、静脉输液过多、过快等。

3. 急性机械性阻塞　如严重的二尖瓣或主动脉瓣狭窄、左室流出道梗阻致使心脏压力负荷过重，排血受阻，而导致急性心力衰竭。

（二）急性右心衰竭

主要见于大面积右心室梗死、急性大块肺栓塞、大量快速输液输血等。右心衰竭时体循环静脉回流受阻，左心室充盈压不足，使左心室排血量下降，导致低血压或休克。

二、护理评估

（一）主要症状

1. 50%～90%的心衰有诱发因素，最常见的有感染、心律失常、体力过劳、情绪激动、输液过多过快、电解质紊乱、酸碱平衡失调、妊娠、贫血、药物应用不当等。

2. 急性左心衰竭主要表现为急性肺水肿，典型表现为突发呼吸困难、端坐呼吸、咳嗽、咳粉红色泡沫样痰、烦躁、大汗、面色苍白、口唇发绀和皮肤湿冷。

3. 急性右心衰竭主要表现为低血压、休克、脉搏细速、尿少（每小时少于20毫升）、颈静脉怒张、烦躁、出冷汗、口唇发绀。

（二）主要体征

1. 急性左心衰竭　两肺可闻及哮鸣音与湿啰音，心率增快，心尖部听诊到奔马律，第一心音低钝，第二心音亢进，伴心源性休克时可出现相关的体征。

2. 急性右心衰竭　有低血压和休克的体征，肝大并有压痛，肝颈静脉回流征阳性，右心室扩大，胸骨左缘第4、5肋间听诊可闻及收缩期杂音。

（三）实验室检查

1. 胸部X射线　可见心影扩大、肺动脉段突出，肺野可见云雾状阴影，靠近肺门处更显著，往往呈蝴蝶状，这是左心衰竭肺水肿时特有的X射线征象。

2. 血流动力学测定　可发现肺动脉楔压（pulmonary arterial wedge pressure，PAWP）升高，常高于30mmHg（3.99kPa），肺动脉平均压升高，左心室舒张末压（left ventricular end-diastolic pressure，LVEDP）升高，心排指数（CI）降低。

3. 血气分析　pH和$PaCO_2$可作为反映肺泡呼吸和代谢的适应性呼吸性酸碱平衡指标，肺泡-动脉血氧张力的压差是肺泡瘀血改善或恶化的早期灵敏指标。

4. 心电图　根据病因不同而异，急性心肌梗死时可见心梗图形，通常会有ST-T改变和V导联P波终末向量负值增大。

三、急救措施

1. 体位　立即将病人置于端坐位或半卧位，两腿下垂，减少静脉回心血量。

2. 纠正缺氧　一般用鼻导管或面罩给氧，流量为5~6L／min，供氧浓度约为40%~60%。氧气湿化瓶内可放入30%~50%的酒精或加甲基硅油消泡剂，降低肺泡表面张力，以改善通气。如病人反应迟钝，血气分析结果显示$PaCO_2>70mmHg$（9.31kPa），$PaO_2<60mmHg$（7.98kPa），即应给予气管插管呼吸机辅助呼吸，可以使用PEEP，以增加肺的功能残气量，减轻肺泡萎陷并可抑制静脉回流。

3. 建立静脉通道，准备做进一步处理。

4. 药物治疗。

（1）吗啡：5~10毫克皮下或静脉注射，可减轻烦躁不安和呼吸困难，并可扩张周围静脉，减少回心血量。已有呼吸抑制者或慢性肺病者应避免使用，低血压者应避免静脉用药。

（2）快速利尿：可选用呋塞米20~40毫克静脉注射。必要时4~6小时再重复给药一次，可大量快速利尿，减少血容量。

（3）血管扩张剂：可减轻心室前负荷及降低后负荷以改善心功能，减低氧耗，增加心搏量和心排出量，常用的药物有硝普钠、硝酸甘油、酚妥拉明及亚宁定。

（4）强心剂：近期未用过洋地黄药物者，可将毛花苷C（西地兰）0.2~0.4毫克缓慢静脉注射。

（5）氨茶碱：氨茶碱0.25克放入生理盐水溶液250毫升中静滴，以减轻支气管痉挛，并有强心利尿作用。

（6）肾上腺皮质激素：激素可降低周围血管阻力，减少回心血量和解除支气管痉挛，可用地塞米松10～20毫克静脉注射。

5. 积极治疗原发病。

四、护理措施

1. 生命体征监测　给予病人心电监测，注意观察体温、脉搏、呼吸、血压的变化。及时发现心力衰竭的早期征兆，夜间阵发性呼吸困难是左心衰竭的早期症状，应予以警惕。当病人出现血压下降、脉率增快时，应警惕心源性休克的发生。

2. 观察神志变化　由于心排血量减少，脑供血不足、缺氧及二氧化碳增高，可导致头晕、烦躁、迟钝、嗜睡、晕厥等症状，应及时观察，特别是使用吗啡时应注意观察神志及有无呼吸抑制情况。

3. 做好护理记录，准确记录24小时出入量，尤其是每小时尿量。

4. 保持呼吸道通畅，及时清除呼吸道分泌物。

5. 保持床单清洁，及时为病人更换潮湿衣物。

6. 药物应用观察

（1）应用强心剂时，注意有无中毒症状如恶心、呕吐、厌食等胃肠道症状；心律失常；头痛、失眠、眩晕等神经系统症状及黄视、绿视。应监测电解质变化及酸碱平衡，纠正低钾、低钙及酸中毒。

（2）应用血管扩张剂时，应从小剂量、低速度开始，根据血压变化调整滴速，并严密观察用药前后血压、心率的变化，若血压明显下降，心率显著增快并伴有出汗、胸闷、气急等症状时应及时报告医生，立即停药，将双下肢抬高。静脉滴注时还应注意观察注射局部有无血管炎及外渗引起的组织坏死。

（3）应用利尿剂时注意观察尿量的变化，若用药后24小时尿量大于2500毫升为利尿过快，病人可出现心率加快、血压下降等。全身软弱无力、腱反射减弱、腹胀、恶心呕吐等症状可能为低钾、低钠的征象。

7. 判断治疗有效的指标　自觉气急、心悸等症状改善，情绪安定，发绀减轻，尿量增加，水肿消退，心率减慢，血压稳定。

8. 避免诱发因素　做好心理护理，解除病人的焦虑，避免过分激动和疲劳；做好生活护理，防治呼吸道感染；控制输液量及速度，防止静脉输液过多过快。

第二节　急性呼吸衰竭

急性呼吸衰竭是指由各种原因引起的肺通气和（或）换气功能严重不全，以致不能进行有效的气体交换，导致缺氧和（或）二氧化碳潴留，从而引起一系列生理功能紊乱及代谢不全的临床综合征。

一、病因

1. 脑部疾患　急性脑炎、颅脑外伤、脑出血、脑肿瘤、脑水肿等。

2. 脊髓疾患　脊髓灰质炎、多发性神经炎、脊髓肿瘤、颈椎外伤等。

3. 神经肌肉疾患　重症肌无力、周围神经炎、呼吸肌疲劳、破伤风、有机磷中毒等。

4. 胸部疾患　血气胸、大量胸腔积液、胸部外伤、胸腔和食管肿瘤手术后、急性胃扩张、膈运动不全等。

5. 气道阻塞　气道肿瘤、异物、分泌物及咽喉、会厌、气管炎症和水肿。

6. 肺疾患　ARDS、肺水肿、急性阻塞性肺疾患、哮喘持续状态、严重细支气管和肺部炎症、特发性肺纤维化等。

7. 心血管疾患　各类心脏病所致心力衰竭、肺栓塞、严重心律失常等。

8. 其他　电击、溺水、一氧化碳中毒、严重贫血、尿毒症、代谢性酸中毒、癔症等。

二、病理生理

通气与血流灌注比例失调为此类呼吸衰竭的主要病理基础。根据供氧后$PaCO_2$的反应，将此类呼吸衰竭分为两类。

1. 吸氧后低氧血症可改善的呼吸衰竭。引起这种变化的病理生理基础是通气／血流比例失调，肺内存在较广泛的低氧合血流区域。例如：慢性阻塞性肺疾患、肺不张、肺梗死、肺水肿或气胸等。

2. 吸氧后仍难纠正的低氧血症。此类呼吸衰竭的病理生理基础是肺内存在巨大的左右分流（正常值低于5%），例如ARDS。ARDS的主要病理特点是肺间质和肺泡水肿。

（1）肺泡水肿阻碍了肺泡通气，即使灌注相对充足，而这些流经无通气肺泡的血流未经氧合就进入肺循环，分流为其低氧血症的首要因素。

（2）由于ARDS病人其肺泡表面活性物质受损或缺乏，因而导致广泛的肺泡塌陷，从而加重低氧血症的程度。

（3）ARDS病人的肺间质水肿和透明膜形成造成弥散功能减退，为低氧血症进一步恶化的原因。

三、护理评估

1. 分类

（1）换气功能不全（Ⅰ型呼吸衰竭）：以低氧血症为主。

（2）通气功能不全（Ⅱ型呼吸衰竭）：以高碳酸血症为主。

2. 主要症状　呼吸衰竭表现为低氧血症、高碳酸血症或二者兼有，可使机体各器官和组织受到不同程度的影响。主要表现为呼吸困难、呼吸频率加快、鼻翼扇动、辅助呼吸肌活动增强、呼吸费力，有时出现呼吸节律紊乱，表现为陈—施呼吸、叹息样呼吸，重症病人可出现意识不全、烦躁、定向力不全、谵妄、昏迷、抽搐、全身皮肤黏膜发绀、大汗淋漓，可有腹痛、恶心、呕吐等症状。

3. 主要体征　早期心率加快，血压升高；严重时可有心率减慢、心律失常及血压下降。严重高血钾时出现房室传导阻滞、心律失常，甚至心脏骤停。

4. 实验室检查

（1）血气分析：$PaO_2 < 60mmHg$（7.98kPa）时即可诊断为呼吸衰竭。

（2）电解质测定：注意血钾水平。

（3）胸部X射线：如胸片上表现为弥漫性肺浸润，主要见于ARDS、间质性肺炎、肺水肿等；如表现为局限性肺浸润阴影，可见于重症肺炎、肺不张等。

四、急救措施

1. 氧疗　Ⅰ型呼吸衰竭者给予中、高流量吸氧，流量为4～6L／min，Ⅱ型呼吸衰竭者应给予低流量吸氧，氧流量为1～2L／min。

2. 清除呼吸道分泌物　根据病情稀释痰液，气道湿化，刺激咳嗽，辅助排痰，也可给予肺部物理治疗，如有支气管痉挛者，可给予支气管扩张剂如氨茶碱等。

3. 机械通气　吸氧浓度高于40%、血气分析示$PaO_2 < 60mmHg$（7.98kPa）时，应尽早给予气管插管，人工呼吸机辅助呼吸。

4. 控制感染　肺和支气管感染是引起呼吸衰竭的主要原因，因此迅速而有效地控制感染是抢救呼吸衰竭的最重要措施，一般根据既往用药情况与药物敏感试验选用抗生素。

5. 呼吸兴奋剂　呼吸衰竭经常规治疗无效，PaO_2过低，$PaCO_2$过高，或出现肺性脑病表现或呼吸节律、频率异常时，可考虑使用呼吸兴奋剂。常用尼克刹米，可直接兴奋呼吸中枢，使呼吸加深加快，改善通气。

6. 监测通气和血氧饱和度的变化　动态监测血气，指导临床呼吸机各种参数的调整和酸碱紊乱的处理，持续血氧饱和度监测敏感、方便，以便指导临床。

7. 并发症的防治　保持水电解质和酸碱平衡，及时纠正酸碱平衡失调和电解质紊乱，纠正休克和防治弥散性血管内凝血（disseminated intravascular coagulation，DIC）。同时防止心衰与脑疝的发生，及时治疗肺性脑病。

五、护理措施

1. 一般护理

（1）将病人放在坐位或半坐卧位，以利于呼吸和保证病人舒适。

（2）做好心理护理，安慰病人，消除紧张情绪。

（3）清醒病人给予高蛋白、高热量、高维生素、易消化饮食。

（4）做好口腔、皮肤护理，防止细菌感染。

2. 建立静脉通道，用于药物治疗。

3. 病情观察

（1）注意观察病人的神志、呼吸频率与节律、有无发绀，监测氧饱和度及动脉血气值的变化。

（2）监测血压、脉搏、心律及体温的变化，观察原发病的临床表现。

（3）观察神经系统的表现，如神志、头疼、瞳孔的变化，及时发现脑水肿及颅内压增高。

（4）监测和记录液体出入量。

（5）观察氧疗的效果。

（6）注意控制静脉用药的滴速，及时监测血钾等电解质的变化。

4. 清除痰液，保持呼吸道通畅。鼓励病人深呼吸，有效的咳嗽和咳痰，必要时给予吸痰。协助病人翻身、叩背，必要时给予肺部物理疗法。

5. 机械通气病人的护理

（1）保持呼吸机正常运转。

（2）保持呼吸机管路接口紧密。

（3）监测呼吸机各参数，并了解通气量是否合适。

（4）及时发现并防治机械通气治疗的并发症。

6. 用药的观察与护理

（1）呼吸兴奋剂：使用呼吸兴奋剂时要保持呼吸道通畅，液体给药不宜过快，用药后注意观察呼吸频率、节律及神志变化，若出现恶心、呕吐、烦躁、面部抽搐等药物反应，应及时与医生联系，出现严重肌肉抽搐等反应，应立即停药。

（2）肾上腺皮质激素：应加强口腔护理，防止口腔真菌感染。

第三节　急性肾衰竭

急性肾衰竭是指各种原因引起的肾功能急骤、进行性减退而出现的临床综合征，主要表现为肾小球滤过明显降低所致的进行性氮质血症，以及肾小管重吸收和排泄功能低下所致的水、电解质和酸碱失衡。

一、病因

（一）肾前性衰竭

肾前性衰竭是指肾脏血液灌注不足，导致肾小球滤过率下降，一旦补足血容量，肾功能立即恢复，肾脏无结构损坏，但如果治疗不及时，可发展为缺血性急性肾小管坏死，即使改善肾脏灌注，也不能逆转。常见病因有：

1. 急性血容量不足　主要为细胞外液丢失如呕吐、腹泻、烧伤、过度利尿、大出血等。

2. 心排血量减少　常见于充血性心力衰竭、急性心肌梗死、严重快速性心律失常、心包填塞、手术后低心排血量综合征、急性肺栓塞。

3. 周围血管扩张　见于感染性休克、过敏性休克、麻醉或使用降压药。

4. 肾血管阻力增加　见于应用血管收缩药、前列腺素抑制剂等。

（二）肾实质性衰竭

肾实质性衰竭是指由原发性或继发性肾内血管、肾小球、间质及肾小管病变引起的肾衰。主要原因如下。

1. 急性肾小管病变　常见于急性肾缺血、急性肾毒性损害（常见有药物、化学毒素、生物毒素、造影剂及内源性毒素如异型输血、挤压伤、创伤引起的血红蛋白、肌红蛋白沉积肾小管）。

2. 急性肾小球病变　各种病因引起的急性肾小球肾炎、急进性肾炎、恶性小动脉性肾硬化症及肾皮质坏死。

3. 肾血管病变　恶性或急进性高血压、肾动脉栓塞或血栓形成。

4. 急性间质性肾炎　常见的原因有药物性、感染性及代谢性引起。

（三）肾后性衰竭

肾后性衰竭是指因排尿器官（输尿管、膀胱和尿道）梗阻引起的少（无）尿。主要病因有：

1. 尿路梗阻　尿道损伤及炎症水肿、狭窄、膀胱肿瘤、前列腺肿大。

2. 双侧输尿管梗阻　结石、血块阻塞、腹膜后纤维化。

二、护理评估

（一）病史

急性肾衰竭的临床表现有时隐匿，有时进展迅速，常见的临床表现可因发病原因不同而异，仔细询问病史，辨别致病因素，评价容量状态具有重要意义。

（二）临床表现

可分为少尿期、多尿期和恢复期三个阶段。

1. 少尿期　尿量骤减或逐渐减少。主要表现有：

（1）高氮质血症：当受损肾单位的总和未达到80％以上时，可不出现高氮质血症。根据血清尿素氮递增的速度将肾衰竭分为轻、中、重三度。轻度每天递增<15毫克，中度每天递增在15～30毫克，重度每天递增>30毫克。

（2）高钾血症：血清钾>5.5mmol／L，称高钾血症。

（3）酸中毒、低钠血症。

（4）神经系统表现：嗜睡、头痛、烦躁及昏迷，可能与脑水肿有关。

（5）消化系统症状：恶心、呕吐、厌食等，部分病人出现急性胃黏膜损伤而引起消化道出血。

（6）贫血：急性肾衰竭中晚期常伴有贫血。

2. 多尿期　每天尿量可达4000毫升甚至更多，多尿期早期（3～7天以内），尽管尿量增多但肾小管功能并未迅速恢复，血尿素氮水平可继续上升。

3. 恢复期　尿量正常，尿毒症症候群消失，随意饮食下，尿素氮、肌酐值在正常范围。

（三）辅助检查

1. 实验室检查

（1）尿比重与尿渗透压：正常尿比重为1.015～1.025之间，当肾小管功能受损时，重吸收能力下降，尿比重降低。正常尿渗透压为40～120mOsm／（kg·H_2O），比尿比重更能反映肾脏浓缩和稀释功能。

（2）血尿素氮、肌酐：两者均为体内代谢产物，在肾功能下降50％左右时，才开始出现血浓度升高，因此不是反映肾脏早期受损的敏感指标。

2. 影像学检查

（1）B超：对危重肾脏病人的肾脏、尿路系统器质性改变的诊断和监护具有独特价值。常用于观察肾脏大小、有无占位、肾盂积水、尿路结石、肾周围脓肿或血肿、肾动脉狭窄等。

（2）尿路平片与静脉肾盂造影：可以显示肾脏大小、位置、有无结石、占位、尿路梗阻及尿路畸形等，静脉肾盂造影还可用于判断肾脏功能状态。

（3）CT和MRI：两者均有分辨率高和无创性的优点，可以显示微小病灶，对肾功能不良者亦可使用。

3. 肾穿刺活检　是获取肾脏标本的重要手段之一。大约有20％的急性肾衰需要活检明确病因诊断。

三、急救措施

（一）病因治疗

积极治疗原发病是抢救成功的关键，对肾前性肾衰者，可给予扩容、补充血容量、控制心衰以改善肾血流和肾功能。解除尿路梗阻有利于肾后性肾衰的缓解。

（二）尿期的治疗

1. 饮食　给予无盐低蛋白饮食，禁食含钾高的水果。

2. 限制入量　原则上量出为入，每天需液体量-显性失水量（包括尿、大便、呕吐物、创口渗出液）+500毫升（为不显性失水减去代谢内生水）。定期检查血红蛋白、血细胞比容、血钠等，及有无血液浓缩现象，每天测体重，监测中心静脉压，以了解血容量的情况，同时密切观察颈静脉是否怒张，下肢有无水肿等情况。

3. 纠正电解质平衡失调

（1）高血钾：是少尿期致死的主要原因。高钾导致心律失常时，应立即给予10%的葡萄糖酸钙20～30毫升缓慢静脉注射，存在传导阻滞时应用阿托品。其次是促使钾向细胞内转移，如用5%碳酸氢钠100～200毫升静脉滴注，或5%～10%葡萄糖加胰岛素静脉滴注，还可应用排钾利尿剂如呋塞米、氢氯噻嗪（氢氯噻嗪）等。血液透析或腹膜透析的效果较好。

（2）高血镁：10%葡萄糖酸钙10毫升静脉注射，必要时1～2小时后重复，透析为治疗高血镁的主要方法。

（3）纠正代谢性酸中毒：常用的碱性药物有5%碳酸氢钠、11.2%乳酸钠。

4. 利尿剂的应用　可用大剂量的呋塞米以利尿，200～1000mg／d，分4～6次，稀释于50%葡萄糖中静脉滴注。

5. 预防和控制感染　加强呼吸道和口腔护理，选用合适的抗生素，即对肾脏无毒性、不主要经肾排出、在透析时不被透析出。

6. 血液透析治疗　是急性肾衰竭的重要治疗方法。

（三）多尿期的治疗

1. 饮食　仍需控制蛋白质的摄入量。

2. 出入量平衡　初期不宜大量补水，因少尿期常有水潴留，多尿后期可发生脱水，应适当补充，补液量应比出液量少500～1000毫升，以保持水平衡。

3. 电解质的监测　多尿期可发生高血钠及高血氯，应定期检查血钾、钠、氯，发现异常及时调整。

（四）恢复期

此期的治疗原则是避免使用对肾脏有害的药物，不宜妊娠、手术，注意营养。

（五）急性肾衰竭紧急透析的指征

（1）血钾≥7mmol／L。

（2）二氧化碳结合力≤15mmol／L。

（3）pH≤7.25。

（4）血尿素氮大于54mmol／L。

（5）血肌酐大于884mmol／L。

（6）急性肺水肿。

四、护理措施

1. 卧床休息　应绝对卧床休息，以减轻肾脏负担，昏迷病人应定时翻身，每2小时一次。

2. 饮食护理　对能进食的病人，鼓励进食低蛋白、高热量饮食。限制饮食中钾及钠的含量，以避免高钾血症及水潴留。危重病人禁食，给予胃肠内营养或静脉高营养。

3. 心理护理　安慰病人，减轻其恐惧及焦虑情绪。

4. 病情观察

（1）尿的观察：密切观察尿量及尿比重的变化。

（2）准确记录出入量。

（3）每日测定电解质及肌酐。

（4）注意观察氮质血症及酸中毒的表现：如恶心、腹泻及呼吸深大等。

（5）严密监测心电图的变化，注意有无高血钾的表现。

5. 血液透析的护理

（1）透析前向病人说明透析的目的、过程和可能出现的情况，以避免病人紧张、焦虑。嘱病人排尿，并测量体重及生命体征。

（2）透析过程中应注意观察病人有无低血压、热原反应、头痛，有无凝血现象；透析装置各部件运转是否正常等。

（3）透析后2~4小时内避免各种注射、穿刺、侵入性检查，并注意观察有无出血倾向、低血压、心力衰竭及局部有无渗血等。

第四节　急性肝衰竭

肝衰竭是由多种因素引起肝细胞严重损害，导致其合成、解毒和生物转化等功能发生严重障碍，出现以黄疸、凝血功能障碍、肝性脑病和腹腔积液等为主要表现的一种临床综合征。其中以急性起病，2周以内出现肝衰竭临床表现病人，称之为急性肝衰竭。

一、概述

（一）病因

引起肝衰竭的病因有多种。在我国，肝衰竭的主要原因是病毒性肝炎（以乙型肝炎为主），其次是药物及有毒物质（包括药物、酒精及化学品等）。在欧美国家，药物是引起急性、亚急性肝衰竭的常见原因；酒精性肝损害是引起慢性肝衰竭的主要原因。在儿童病人，遗传代谢性肝损害是引起肝衰竭的主要病因。

（二）分类

根据肝衰竭病理组织学的特征和病情发展的速度，可将肝衰竭分为急性肝衰竭、亚急性肝衰竭和慢性肝衰竭。其中急性和亚急性肝衰竭是由于肝脏功能急剧减退导致以明显黄疸、凝血功能障碍和肝性脑病为主要表现的综合征；慢性肝衰竭是由于肝细胞损害慢性进行性加重所致，以腹腔积液或其他门脉高压、凝血功能障碍和肝性脑病为主要表现的肝功能失代偿状态。

在慢性肝病基础上发生的急性肝衰竭，国外将其称为慢加急性肝衰竭，国内称之为慢性重型肝炎。对于慢加急性肝衰竭的归属问题，目前国内外学者尚有不同意见，有些学者认为属于急性（亚急性）肝衰竭，也有学者认为应该归于慢性肝衰竭，还有认为应单独分为一类。

急性肝衰竭：急性起病，2周以内出现肝衰竭的临床表现。

亚急性肝衰竭：起病较急，15天～24周出现肝衰竭的临床表现。

慢性肝衰竭：在慢性肝病、肝硬化基础上，肝功能进行性减退。

二、肝衰竭的分期

根据病人临床表现的严重程度，可将肝衰竭分为早期、中期和晚期。

（一）早期

1. 极度乏力，并有明显厌食、频繁呕吐和顽固性腹胀等严重消化道症状。
2. 黄疸进行性加深（血清总胆红素>171μmol／L或每天上升≥17μmol／L）。
3. 有出血倾向，30%≤凝血酶原活动度（prothrombin time activity，PTA）<40%。
4. 未出现肝性脑病及明显腹腔积液。

（二）中期

在肝衰竭早期表现基础上，病情进一步发展，出现以下两条之一者：
1. 出现Ⅱ级或以上肝性脑病，和（或）明显腹腔积液。
2. 出血倾向明显，且20%≤PTA<30%。

（三）晚期

在肝衰竭中期表现基础上，病情进一步加重，出现以下三条之一者：

1. 有难治性并发症，例如肝肾综合征、上消化道大出血、严重感染和难以纠正的水电解质紊乱等。

2. 出现Ⅲ级或以上肝性脑病。

3. 有严重出血倾向，PTA<20％。

三、肝衰竭的诊断

（一）临床诊断

肝衰竭的临床诊断需要依据病史、临床症状和辅助检查等综合分析而确定。

1. 急性肝衰竭　急性起病，在两周内出现以下表现者。

（1）极度乏力，并有明显厌食、腹胀，频繁恶心、呕吐等严重消化道症状和（或）腹腔积液。

（2）短期内黄疸进行性加深（血清总胆红素>171μmol／L或每天上升≥17μmol／L）。

（3）出血倾向明显，PTA<40％，且排除其他原因。

（4）有不同程度的肝性脑病。

（5）肝脏进行性缩小。

2. 亚急性肝衰竭　急性起病在15天～24周出现以上急性肝衰竭的主要临床表现。

3. 慢性肝衰竭　是指在慢性肝病、肝硬化基础上，肝功能进行性减退。其主要诊断要点：

（1）有腹腔积液或其他门脉高压表现。

（2）肝性脑病（C型）。

（3）血清总胆红素增高，清蛋白<30g／L。

（4）有凝血功能障碍，PTA≤40％。

（二）辅助诊断

1. 总胆红素升高。

2. 清蛋白或前清蛋白明显下降。

3. 谷草转氨酶／谷丙转氨酶（alanine aminotransferase／Alanine aminotransferase，AST／ALT）比值>1。

4. 血清胆碱酯酶活力显著降低。

5. PTA<40％。

6. 支链氨基酸／芳香氨基酸比值显著下降。

7. 血氨水平明显升高。

8. 血内毒素水平升高。

9. 影像学检查提示肝脏体积进行性缩小。

10. 血胆固醇水平明显降低。

（三）组织病理学诊断

组织病理学检查在肝衰竭的诊断、分类及预后判定上具有重要价值，但由于肝衰竭病人的凝血功能严重降低，实施肝穿刺具有一定的风险，在临床工作中应该慎重对待。肝衰竭的病理变化随病因不同而有所差异。由肝炎病毒引起者主要表现为肝组织弥漫性炎症坏死；药物引起者主要为肝脏中央带坏死。免疫抑制状态下发生肝衰竭的病理变化主要为汇管区周围纤维化，肝内胆汁淤积和肝细胞气球样变，大块或亚大块坏死性病变少见。

1. 急性肝衰竭的主要病理特征　肝细胞呈一次性坏死，坏死面积≥肝实质的2／3；或亚大块坏死，或桥接坏死，伴存活肝细胞严重变性，窦壁网架不塌陷或少量非完全性塌陷。

2. 亚急性肝衰竭的主要病理特征　肝组织呈新旧不等的亚大块坏死或桥接坏死；较陈旧的坏死区网状纤维塌陷，或有胶原纤维沉积；残留肝细胞呈程度不等的再生，再生肝细胞团的周边部可见小胆管样增生和胆汁淤积。

3. 慢性肝衰竭的主要病理特征　主要为弥漫性肝脏纤维化以及异常结节形成，可伴有分布不均的肝细胞坏死。

四、急救治疗

目前，针对急性肝衰竭的内科治疗尚缺乏特效的药物和手段，应强调早期诊断、早期治疗，针对不同病因采取相应的综合治疗措施，并积极防治各种并发症。

（一）一般支持治疗

1. 绝对卧床休息，减少体力消耗，减轻肝脏负担。

2. 加强病情监护。

3. 高糖、低脂、适当蛋白饮食，进食不足者，每天静脉补给足够的液体和维生素，保证每天1500千卡以上总热量。

4. 适当补充清蛋白或新鲜血浆，纠正低蛋白血症，并补充凝血因子。

5. 注意纠正水电解质及酸碱平衡紊乱，特别要注意纠正低钠、低氯、低钾血症和碱中毒。

6. 注意消毒隔离，预防医院感染发生。

（二）针对病因和发病机制的治疗

1. 病因治疗　针对不同病因采取不同措施，例如药物性肝衰竭应停用致肝损害药物；对乙肝病毒的脱氧核糖核酸（hepatitis B virus DNA，HBV-DNA）阳性的肝衰竭病人，可早期酌情使用拉米夫定100mg／d。

2. 免疫调节治疗

（1）肾上腺糖皮质激素：目前对于肾上腺糖皮质激素在肝衰竭治疗中的应用尚存争议。对于急性肝衰竭早期，病情发展迅速的病人，可酌情使用肾上腺糖皮质激素治疗。

（2）胸腺素制剂：为调节肝衰竭病人机体的免疫功能，可使用胸腺素 α1等免疫调节剂。

3. 控制肝细胞坏死，促进肝细胞再生，可选用促肝细胞生长素和前列腺素E1等药物。

4. 其他治疗　应用肠道微生态调节剂，使用乳果糖或拉克替醇，酌情选用改善微循环药物，抗氧化剂如还原型谷胱甘肽和N-乙酰半胱氨酸等治疗。

（三）并发症的防治

1. 肝性脑病

（1）去除诱因，如严重感染、出血及电解质紊乱等。

（2）限制饮食中的蛋白摄入。

（3）应用乳果糖或拉克替醇，口服或高位灌肠，可酸化肠道，促进氨的排出，同时抑制肠道蛋白分解菌群，减少肠源性毒素吸收。

（4）视病人的血电解质和酸碱情况酌情选择精氨酸、鸟氨酸-门冬氨酸等降氨药物。

（5）酌情使用支链氨基酸或支链氨基酸+精氨酸混合制剂等纠正氨基酸失衡。

（6）人工肝支持治疗。

2. 脑水肿

（1）高渗性脱水剂，如20％甘露醇或甘油果糖，肝肾综合征病人慎用。

（2）襻利尿剂，一般选用呋塞米，可与渗透性脱水剂交替使用。

3. 肝肾综合征

（1）大剂量襻利尿剂冲击，可用呋塞米持续泵入。

（2）限制液体入量，控制在尿量500～700mL／24h以上。

（3）肾灌注压不足者可应用清蛋白扩容加特利加压素等药物。

（4）液体负荷试验：对于疑有肾前性少尿的病人，应行快速补液试验，即在30分钟内输入500～1000毫升晶体液或300～500毫升胶体，同时根据病人反应性（血压升高和尿量增加）和耐受性（血管内容量负荷过多）来决定是否再次给予快速补液试验。

4. 感染

（1）肝衰竭病人容易并发感染的常见原因是机体免疫功能低下和肠道微生态失衡等。

（2）肝衰竭病人常见感染包括原发性腹膜炎、肺部感染和败血症等。

（3）感染的常见病原体为大肠杆菌、其他革兰阴性杆菌、葡萄球菌、肺炎球菌、厌氧菌等细菌以及白色念珠菌等真菌。

（4）一旦出现感染，应首先根据经验用药，选用强效抗生素或联合用药，同时加服微生态调节剂，及时进行病原体检测及药敏试验，并根据药敏结果调整用药。

5. 出血

（1）门脉高压性出血：①降低门脉压力，首选生长抑素类药物，也可使用垂体后叶素，或联合应用硝酸酯类药物。②用三腔管压迫止血。③可行内镜硬化剂或套扎治疗止血。④内科保守治疗无效时采用急诊外科手术。

（2）弥漫性血管内凝血：①给予新鲜血浆、凝血酶原复合物、纤维蛋白原等补充凝血因子，血小板显著减少者可输血小板。②可选用低分子肝素或普通肝素；③可应用氨甲环酸等抗纤溶药物。

五、护理措施

（一）病情观察

1. 观察病人的神志及言行表现 因肝性脑病为肝衰竭后期的主要表现及致死原因，因此要特别注意观察病人的神志是否清楚，性格和行为有无异常，如无故大哭大笑、衣服上下倒穿、表情淡漠、突然沉默寡言或喋喋不休等，常为肝性脑病的先兆；如病人由躁动不安转入昏睡状态，对周围环境反应迟钝，强刺激才能唤醒，常提示为肝性脑病的先兆；如病人表情淡漠、面色苍白、大汗淋漓等，常为大出血或休克的先兆，应及时报告医生处理。

2. 观察病人的呼吸有无异常 呼吸异常常出现在肝性脑病、出血或继发感染时，因此，应密切注意观察病人呼吸情况，注意观察病人的呼吸频率、节律及呼吸的气味等，如闻及病人呼出的气味有肝臭味时，常为肝性脑病的先兆，应立即通知医生及时救治。

3. 观察病人体温的变化 肝衰竭病人因肝细胞的坏死常会出现持续低热，如病人的体温逐渐并持续升高，常常提示有继发感染的可能，用物理降温或药物退热者，应每半小时测体温一次并做记录，为治疗提供依据。

4. 观察血压、脉搏的变化 如病人的血压明显下降、脉搏加快、细速，常提示有大出血或休克的可能，如脉搏缓慢、洪大有力，同时伴有血压升高。呼吸深慢时，常为颅内高压的先兆，对于肝衰竭病人，做肝穿刺或腹腔穿刺放腹腔积液时和处理后，需专人观察，定时测量血压并做记录。

5. 准确记录每日出入液量 注意观察尿量的变化及尿的颜色和性质，如病人的尿量突然减少或无尿，常为合并肾功能不全的征象或大出血和休克的先兆，应及时报告医生处理。

（二）一般护理

1. 饮食护理 应以适量蛋白质、糖和丰富的维生素为基本原则。避免食用粗糙、坚硬、油炸和辛辣食物，以免损伤食管黏膜诱发出血。因肝脏功能多严重损伤，清除氨的能力下降，故蛋白质饮食要适当控制，特别是含芳香氨基酸多的鸡肉、猪肉等，以防诱发肝性脑病，出现肝性脑病时，应严禁蛋白质饮食，同时控制钠盐和水的摄入量。

2. 心理护理　由于病人多病情危重，抢救治疗难度大，常会使病人产生悲观、恐惧、绝望等不良情绪，护理人员除做到勤巡视、细观察外，还应重视并满足病人的心理需求，可选择适当的语言进行安慰，多向病人说明治疗的进展情况以及相应的护理程序，使病人明白必须主动配合才能得到最佳疗效，才能战胜疾病，尽可能消除其恐惧、悲观、绝望等消极情绪，帮助病人树立战胜疾病的信心。

3. 其他护理　保持床铺整洁干净，加强病人的皮肤护理，经常按摩受压部位，防止压疮的发生；保持病人的呼吸道通畅、勤翻身、叩背、吸痰，以防止呼吸道感染及坠积性肺炎的发生；做好口腔护理，对神志清楚者可督促其进食后漱口，早晚刷牙，对病重生活不能自理者，可按病情需要适当增加口腔护理的次数，昏迷病人禁止漱口，可用开口器协助擦洗护理。

（三）并发症护理

1. 肝性脑病　肝性脑病是严重肝病引起的、以代谢紊乱为基础、中枢神经系统功能失调为表现的临床综合征，高蛋白饮食是诱因之一，因此，发病初期数天内应禁食蛋白质，避免氨基酸在肠道内分解产生氨而加重肝性脑病。病情好转或清醒后，每隔2～3天增加10克蛋白质，逐渐增加至30～60g／d，以植物蛋白为主，因其含支链氨基酸较多，甲硫氨酸、芳香氨基酸较少，且含有非吸收性纤维而被肠菌酵解产酸，有助于氨的排除和通便。

以碳水化合物为主的食物，如蜂蜜、葡萄糖，既可以减少组织蛋白质分解产氨，又可促进氨与谷氨酸结合形成谷氨酰胺而降低血氨。昏迷者可用鼻胃管供食，鼻饲液最好用25%的蔗糖或葡萄糖液，或静脉滴注10%葡萄糖溶液，长期输液者可深静脉或锁骨下插管滴注25%葡萄糖溶液和维持营养。避免快速输注大量葡萄糖液，防止产生低钾血症、心力衰竭和脑水肿。脂肪每日供给50克左右，不宜过高，以免延缓胃的排空，增加肝脏的负担。

无腹腔积液者每天摄入钠量3～5克，显著腹腔积液者，钠量应限制在0.25g／d，入水量一般为前一天的尿量+1000毫升，防止血钠过低、血液稀释。低钾血症时，要补充氯化钾和含钾多的食物，如浓果汁、香蕉、香菇、黑木耳等；高血钾时，避免食用含钾多的食物。

饮食应选用柔软的食物纤维，以利通便，因便秘可促进细菌分解产氨，使血氨浓度增高，因此保持大便通畅可减少肠道毒素的吸收。伴有肝硬化食管胃底静脉曲张的病人，避免刺激性、坚硬、粗糙食物，不宜食用多纤维、油炸、油腻食物，应摄入丰富的维生素，但不宜用维生素B_6，因其可使多巴在周围神经处转为多巴胺，影响多巴进入脑组织，减少中枢神经系统的正常传导递质。

肝性脑病时，病人可取仰卧位，头偏向一侧，以保持呼吸道通畅；给予持续低流量吸氧，以改善机体的缺氧情况，防止脑缺氧；鼻饲饮食，以保持机体足够的营养代谢。有躁动时应专人护理，以防止坠床，仔细观察并记录病人的意识状态、瞳孔大小、对光反应、角膜反射及压眶反应等。

一般肝性脑病病人常伴有尿失禁或尿潴留，应留置尿管，定时间歇放尿，一般为4小时一次，记录尿量，观察尿的颜色、性质等，定期送尿检查；保持外阴的清洁，注意肛周及会阴皮肤的保护。

2. 上消化道大出血的护理 病人因为肝严重损伤致凝血因子合成障碍，病人常有明显的出血倾向，上消化道大出血是导致重症肝炎病人死亡的重要原因之一。对少量出血无呕吐，或仅有黑便，或无明显活动性出血者，可选用温凉、清淡无刺激性流食。

对食管、胃底静脉曲张破裂出血、急性大出血伴恶心呕吐者应禁食，不恰当的进食水有加重或引发再次出血的可能。出血停止后1~2天改为半流质饮食，渐渐改为软食。开始少量多餐，以后改为正常饮食。给营养丰富易消化的食物，限制钠和蛋白质摄入，避免诱发和加重腹腔积液与肝性脑病。不食生拌菜及粗纤维多酸蔬菜，不食酸辣、刺激性食物和饮料、硬食等，应细嚼慢咽，避免损伤食管黏膜而再次出血。

绝对卧床休息，应保持去枕平卧位，头偏向一侧，以免误吸。持续低流量吸氧，机体缺氧会严重地损伤本已衰退的肝脏功能，为抢救带来困难。

详细记录出血量及性质，密切观察病人的一般情况，如脉搏、血压、神志、甲床、四肢温度等，以判断出血情况，如病人出现面色苍白、心慌、大汗、烦躁，脉细速等，为再次大出血的先兆，应立即通知医生，并做好抢救准备。

注意观察大便的颜色、次数及量以判断有无继续出血的迹象。为了清除肠道内积血，减少病人肠内血氨吸收，可用弱酸溶液灌肠，严禁用碱性溶液灌肠。

做好病人的心理护理，突然出现的大量的呕血、便血常会极大地刺激病人，使之产生恐惧、忧郁、绝望甚至濒临死亡等消极情绪，应做好解释安慰工作，尽可能地消除病人的消极情绪，帮助其树立战胜疾病的信心。

第五节 多器官功能不全综合征

多器官功能不全综合征（multiple organ dysfunction syndrome，MODS）是急诊危重病人发病和死亡的一个主要原因，既不是一个独立疾病，又不是单一脏器演变过程，乃是涉及多个器官的病理变化。这主要是由于人体遭严重侵袭（创伤、休克、感染和炎症等）后组织系统发生串联效应，在疾病早期可存在多系统器官功能不全，晚期则相继进入衰竭状态。了解MODS的病理生理，对开展预见性护理十分重要。

一、概 述

（一）概念

MODS为同时或相继发生两个或两个以上急性器官功能不全临床综合征，在概念上强调。

1. 原发致病因素是急性的，继发受损器官可在远隔原发伤部位，不能将慢性疾病器官退化失代偿时归属于MODS。

2. 致病因素与发生MODS必须间隔一定时间（>24小时），常呈序贯性器官受累。

3. 机体原有器官功能基本健康，功能损害是可逆性的，一旦发病机制阻断，及时救治后器官功能可望恢复。

MODS病死率可高达60％，四个以上器官受损几乎100％死亡，故是当前危重病医学中一个复杂棘手难题。

（二）病因

1. 感染　为主要病因，尤其脓毒血症、腹腔脓肿、急性坏死性胰腺炎、肠道功能紊乱、肠道感染和肺部感染等较为常见。

2. 组织损伤　严重创伤、大手术、大面积深部烧伤及病理产科。

3. 休克　创伤出血性休克和感染性休克，凡导致组织灌注不良，缺血缺氧均可引起MODS。

4. 心脏呼吸骤停复苏时造成各脏器缺血、缺氧；复苏后又可引起"再灌注"损伤。

5. 诊疗失误

（1）高浓度氧持续吸入，可使肺泡表面活性物质破坏，肺血管内皮细胞损伤。

（2）在应用血液透析和床旁超滤吸附中造成不均衡综合征，引起血小板减少和出血。

（3）在抗休克过程中使用大剂量去甲肾上腺素等血管收缩药，继而造成组织灌注不良，缺血缺氧。

（4）手术后输液，输液过多引起心肺负荷过大，微循环中细小凝集块出现，凝血因子消耗，微循环不全等均可引起MODS。

二、发病机制

（一）微循环不全

炎症刺激物使补体系统激活，后者再激活中性粒细胞和巨噬细胞，造成内皮细胞损伤，血小板激活，以及细胞微血管的白细胞黏附造成广泛微血栓形成和微循环阻塞，组织缺氧能量代谢不全，溶酶体酶活性升高，造成细胞坏死，再度释放新的炎症刺激物，形成恶性循环。

（二）"缺血再灌注"损伤

当心脏骤停、复苏、休克发生时器官缺血，血流动力学改善后，但对器官产生"缺血再灌注"，细胞线粒体内呼吸链受损氧自由基泄漏，中性粒细胞激活后发生呼吸爆发，产生大量氧自由基；此外"再灌注"时次黄嘌呤经黄嘌呤氧化酶作用分解为尿酸，在此过程中生成大量氧自由基和毒性氧代谢物，造成细胞膜或细胞内膜脂质过氧化引起细胞损伤。当细胞蛋白质受自由基攻击表观膜流体性丧失，继而细胞器或整个细胞破坏，引起Ca^{2+}内流，细胞进一步损伤。

（三）炎性反应

致病微生物及其毒素直接损伤细胞外，主要通过炎性介质如肿瘤坏死因子（tumour necrosis factor，TNF）、白介素（interleukin，IL-1，4，6，8）、血小板激活因子（platelet activating factor，PAF）、花生四烯酸、白三烯、磷脂酶A_2（phospholipase A_2，PLA_2）、血栓素A_2、β内啡肽和血管通透性因子等作用下，机体发生血管内皮细胞炎性反应、通透性增加、凝血与纤溶、心肌抑制、血管张力失控，导致全身内环境紊乱，称"全身炎症反应综合征（SIRS）"，常是MODS的前期表现。

（四）胃肠道损伤

胃肠道是细菌和内毒素储存器，是全身性菌血症和毒血症发源地。

1. 机械通气相关性肺炎，其病原菌多来自胃肠道。
2. 胃肠道黏膜对低氧和缺血再灌注损伤最为敏感。
3. 小肠上皮的破坏会使细菌移居和毒素逸入到血流。
4. 重症感染病人肠道双歧杆菌、拟杆菌、乳酸杆菌和厌氧菌数量下降，当创伤、禁食、营养不良、制酸药和广谱抗生素应用更易造成黏膜屏障功能破坏。

正常小肠蠕动是防止肠革兰阴性杆菌过度繁殖的重要条件，胃肠黏膜易受炎性介质的攻击而损害。

（五）基因诱导假说

缺血再灌注和SIRS能促进应激基因的表达，通过热休克反应、氧化应激反应、紫外线反应等促进创伤、休克、感染、炎症等应激反应，细胞功能受损导致MODS发生。细胞凋亡是由细胞内固有程序所执行的细胞"自杀"过程，表现细胞肿胀、破裂、内容物溢出并造成相邻组织炎症反应。细胞凋亡相关基因如胸腺细胞ICE基因在伤后1小时开始表达，6小时最高，与细胞凋亡增强一致。在MODS发病过程中既有缺血再灌注、内毒素等攻击细胞受损形成"他杀"而死，亦有细胞内部基因调控"自杀"而亡。

（六）"两次打击"假说

认为早期创伤、休克等致伤因素视为第一次打击，此时非常突出特点是炎性细胞被激活处于一种"激发状态"，如果感染等构成第二次打击，即使强度不大，亦可激发炎性细胞释放超量炎性介质和细胞因子，形成"瀑布样反应"，出现组织细胞损伤和器官功能不全。此假说初步阐明MODS从原发打击到器官衰竭的病理过程，基本符合临床演变规律。

（七）凝血系统紊乱在多器官功能不全综合征发病中的作用

弥散性血管内凝血是一种以全身血管内凝血系统激活及血液循环中广泛纤维蛋白沉积为特征的综合征。研究显示，炎症和凝血系统激活的交叉是临床DIC的标志，可能是MODS的真正原因。事实上，用敏感的实验室检查可以检测到所有革兰阴性杆菌感染病人都有凝血系统的广泛激活，但临床上只有30%～50%出现持续性血小板减少、凝血因子消耗，检测到可溶的纤维蛋白和纤维蛋白降解产物等显示DIC存在的指标。因此，可以假说是：炎症反应中凝血级联的激活是宿主对感染反应的重要组成部分，凝血系统紊乱在引起多器官功能不全或危重病人死亡中有一定作用。

三、诊断标准

MODS的演变常为序贯性变化，多以某一器官开始，尔后其他器官发生病变，呈多米诺效应。

在1980年弗赖伊提出MOF诊断标准：

1. 肺：机械通气支持5天或5天以上，维持$FiO_2 > 40\%$。

2. 肝：血清总胆红素$>3\mu mol / L$，AST、ALT>正常值2倍。

3. 肾：血肌酐$>176.8\mu mol / L$，不论其尿量多少。

4. 胃肠道：上消化道出血100毫升以上。

此标准简单易操作但不能反映MODS时各器官变化的多样性和动态变化。后来柯林斯又提出较为全面MODS诊断标准，认为心血管系统、呼吸系统、肾脏、血液、神经和肝脏存在一项以上异常者，即考虑诊断MODS。

准确地评价MODS病人的病情严重程度，以便适时地预测结局，指导治疗，对于有效地降低和控制MODS相关的高病死率和医疗费用，具有极为重要的意义。戈里斯还曾提出评价MODS的严重程度的计分法以器官功能正常为"0"分，中等不全为"1"分，严重不全为"2"分，其总分最低为0分，最高为14分。随着病情演变，有学者又将MODS的病程分为4期，以指导治疗和预后判断。

四、治疗

以祛除病因，控制感染，消除触发因子，有效地抗休克，改善微循环，重视营养支持，维持机体内环境平衡，增强免疫力，防止并发症，实行严密监测，注意脏器间相关概念实行综合防治。

（一）改善心脏功能

1. MODS常发生心功能不全，血压下降，微循环瘀血，动静脉短路开放血流分布异常，组织氧利用不全，故应对心功能及其前、后负荷和有效血容量进行严密监测。

2. 确定输液量与输液速度，注意晶体与胶体、糖液与盐水、等渗与高渗液的比例。

3. 清蛋白、新鲜血浆应用，不仅补充血容量有利于增加心搏量，而且维持血压胶体渗透压，防止肺间质和肺泡水肿，可增加免疫功能。

4. 全血的使用宜控制血球压积在40%以下为好。

5. 使用血管扩张剂有利于减轻心脏前、后负荷，增大脉压差，促使微血管管壁黏附白细胞脱落，疏通微循环。

（二）加强呼吸支持

1. 肺是敏感器官，ALI、ARDS时肺泡表面活性物质破坏肺内分流量增大，肺血管阻力增加，肺动脉高压，肺顺应性下降，导致PaO_2降低、随着病程迁延、炎性细胞浸润和纤维化形成，治疗更棘手。

2. 呼吸机辅助呼吸应尽早使用，PEEP是较理想模式，但需注意对心脏、血管、淋巴系统的影响，压力宜渐升缓降。一般不宜超过$15cmH_2O$（1.5kPa）。潮气量宜小，防止气压伤和肺部细菌和其他病原体向血液扩散。

3. 吸氧浓度不宜超过60%，否则可发生氧中毒和肺损害。

4. 为了保证供氧维持一定PaO_2水平，而$PaCO_2$可以偏高，即所谓"允许性高碳酸血症"。

5. 加强气道湿化和肺泡灌洗，清除呼吸道分泌物，防治肺部感染，保护支气管纤毛运动。

（三）肾衰竭的防治

1. 注意扩容和血压维持，避免或减少用血管收缩药，保证和改善肾血流灌注，多巴胺和硝普钠等扩张肾血管药物，可能具有保护肾脏功能的作用。

2. 床旁血液透析和持续动静脉超滤及血浆置换进行内毒素清除，可具有一定效果。

3. 呋塞米等利尿药，对防治急性肾衰有一定疗效，但注意过大剂量反而有损于肾实质。

（四）胃肠功能的保护

1. 传统采用西咪替丁、雷尼替丁等H_2受体拮抗剂防治消化道出血，可降低胃酸，反而促使肠道细菌繁殖，黏膜屏障破坏，毒素吸收，细菌移居引起肠源性肺损伤和肠源性脓毒血症，从而加剧MODS发展，所以在使用该类药物治疗时，要注意时机和用量。

2. MODS病人肠道中双歧杆菌、拟杆菌、乳杆菌明显低于正常人，专性厌氧菌与黏膜上皮细胞紧密结合形成一层"生物膜"，有占位性保护作用。大量应用抗生素，可破坏这层生物膜，导致肠道菌群失调，故应用微生态制剂可能是有益的。

（五）凝血系统紊乱的治疗

1. 理论上，肝素诱导的ATⅢ活性增加可以抑制凝血级联的所有的丝氨酸蛋白酶凝血因子，防止凝血系统激活进展为DIC或DIC的进一步发展，但全身感染病人的ATⅢ明显下降，限制了这种治疗方法的效果。普通肝素还可能会加重与DIC有关的出血倾向，进一步降低ATⅢ的水平；几乎没有证据显示普通肝素能改善感染病人的器官的功能。

2. 尽管输注低分子量肝素对全身感染病人有一定好处，但支持其应用的客观临床资料还很少。

3. 也有学者认为有出血倾向应尽早使用肝素，因MODS各器官损害呈序贯性而DIC出现高凝期和纤溶期可叠加或混合并存，故肝素不仅用于高凝期，而且亦可在纤溶期使用，但剂量宜小，给药方法采用输液泵控制静脉持续滴注，避免血中肝素浓度波动。

（六）营养与代谢管理

1. MODS机体常处于全身炎性反应高代谢状态，热能消耗极度增加，采用营养支持目的是补充蛋白质及能量过度消耗；增加机体免疫和抗感染能力；保护器官功能和创伤组织修复需要。

2. 热卡分配 非蛋白热卡30kcal／（kg·d），葡萄糖与脂肪比为（2~3）：1。支链氨基酸比例增加，如需加大葡萄糖必须相应补充胰岛素，故救治中需增加胰岛素和氨基酸量。

3. 新近发现，此类患者体内生长激素和促甲状腺素均减少，适当补充可有较好效果。

4. 中长链脂肪乳剂可减轻肺栓塞和肝损害，且能提供热能防治代谢衰竭；还要重视各类维生素和微量元素补充。

5. 深静脉营养很重要，但不能完全代替胃肠营养，现已认识创伤早期胃肠道麻痹主要在胃及结肠，而小肠仍存在吸收功能，故进行肠内营养有利于改善小肠供血，保护肠黏膜屏障。肠黏膜营养不仅依赖血供，50%小肠营养和80%结肠黏膜营养来自肠腔内营养物质。

6. MODS肠内营养如采用持续胃内滴注，可使胃酸分泌减少，pH升高，致细菌繁殖，故有学者认为应以间断法为宜；空肠喂养可避免胃pH升高。

7. 代谢紊乱除缺乏营养支持有关，主要与休克、低氧和氧耗／氧供失衡关系密切，故要重视酸碱平衡和水电解质紊乱和低氧血症的纠正。

（七）免疫与感染控制

1. MODS病人细胞、体液免疫、补体和吞噬系统受损易产生急性免疫功能不全，增加感染概率。

2. 控制院内感染和增加营养。

3. 应选用抗革兰阴性杆菌为主广谱抗菌药，并注意真菌防治。

4. 血清蛋白和丙种球蛋白使用，可能有利于增强免疫机制。

五、护理措施

（一）评估

诊断依据有诱发因素、全身炎症反应综合征（脓毒血症或免疫功能不全的表现）、多器官功能不全。其中诱发因素可通过体检和病史询问较易获得，而早期准确的判断全身炎症反应综合征和多器官功能不全是及时诊断MODS的关键。

（二）护理

1. 了解发生病因，应了解严重多发伤、复合伤、休克、感染等是常见发病因素，掌握病程发展的规律性并有预见性地给予护理。

2. 严密观察病情

（1）生命体征监测：严密监测病人的生命体征，包括体温、脉搏、呼吸及神志。MODS早期常无特殊表现，待症状出现时病情常难以逆转，因此，早期评价各脏器功能识别MOF有重要意义。监测呼吸时要注意是吸气性还是呼气性呼吸困难，有无"三凹征"；脉搏细数或缓慢提示可能存在心力衰竭；血压过低提示可能合并休克；意识及瞳孔变化多提示中枢神经系统病变。

（2）内环境监测：注意胶体或晶体渗透压平衡，水、电解质平衡，凝血与抗凝血系统平衡，氧合、通气指标，血酸碱度，肠道菌群平衡等。观察尿量、尿的颜色及比重，有无血尿。注意观察皮肤颜色、湿度、弹性，有无出血点、瘀斑等，观察有无缺氧、脱水、过敏及DIC等现象。加强皮肤护理，防止压疮发生。准确记录出入量，及时发现应激性溃疡所致的上消化道出血。

3. 保证营养与热量的摄入 病人多处于代谢和分解亢进状态，热量需要提高，应给予病人充分的营养支持，维持正氮平衡，长期静脉营养时应注意导管的护理，防止导管败血症的发生。合理调配饮食，增加病人的抵抗力。

4. 防止感染 病人免疫功能低下，抵抗力差，极易发生感染，尤其是肺部感染。为此最好安排病人住单人房间，严格执行床边隔离和无菌操作，防止交叉感染。室内空气要经常流通，定时消毒，医护人员注意洗手，杜绝各种可能的污染机会。加强各种导管的护理，定时更换，确保引流通畅。手术及外伤病人注意伤口敷料有无渗血、渗液；做好皮肤、口腔护理。定时翻身叩背，防止压疮发生。长期卧床者注意下肢活动，避免下肢深静脉血栓形成；对糖尿病者注意监测血糖，防止高血糖或低血糖的发生。

5. 用药的观察

（1）血管活性药物：常用多巴胺，其不良反应有胸痛、呼吸困难、心律失常等，长期应用时可能会出现手足疼痛或手足发冷，外周血管长期收缩可能导致局部坏死或坏痂，应注意观察及时发现。

（2）皮质激素类：常见的不良反应有厌食、头痛、嗜睡等，长期使用或用量较大时可以导致胃溃疡、血糖升高、骨质疏松、肌肉萎缩以及诱发感染等，因此应注意观察。

（3）蛋白酶抑制剂：常用乌司他丁，主要的不良反应为恶心、呕吐、腹泻、肝功能损害，注射部位出现疼痛、皮肤发红、瘙痒及皮疹等，偶见过敏时应立即停药并给予适当处理。

6. 脏器功能支持

（1）对心功能不全者要注意输液速度，最好用输液泵，同时注意观察血压、心率、心律变化；注射洋地黄制剂或抗心律失常药应在心电监护下进行。

（2）保持呼吸道通畅，加强气道湿化和吸痰，翻身叩背有利于痰液引流。

（3）避免使用肾损害药物，注意监测尿量、尿常规和血肌酐变化，对肾衰竭少尿期病人注意防止低钾或脱水。

（4）及时纠正休克，防止血压过高；使用甘露醇、呋塞米等利尿剂时将病人置于头高脚低位，以减轻脑水肿；昏迷者使用亚低温进行脑复苏时，应将体温控制在32℃左右，并随时监测，复温时要逐渐升温。

（5）监测肝功能变化，肝性脑病病人禁用肥皂水灌肠。

（6）留置胃管者注意观察胃液量、颜色、pH变化，注意肠道排泄物性状，保证每日排便，必要时清洁灌肠。

第六节　心血管系统功能监测

心血管系统功能监测（function monitoring ofcardiovascular system）反映心血管系统的功能状况，包括心脏、血管、血液、组织氧的供应与消耗及心脏电生理等方面的功能指标，为临床危重症患者的病情观察、救治与护理工作提供重要依据。

一、无创监测

无创监测（nomnvasive monitoring）是应用非机械性损伤的方法来获得各种心血管系统的功能指标，使用安全方便，并发症少，目前已被广泛应用于各种急危重症或生命体征不平稳的患者。

（一）无创血流动力学监测

血流动力学监测（hemodynamic monitoring）是指根据物理学定律，结合病理和生理学概念，对循环系统中血液运动的规律进行定量、动态、连续的测量和分析，得到的数据不仅为危重症患者提供诊断资料，而且能及时反映患者的治疗效果，从而使患者得到及时、正确而合理的救治。常用的无创血流动力学监测有无创动脉血压监测与无创心排血量监测。

1. 无创动脉血压监测　手动测压法不能连续监测动脉血压及设定报警限，且可因听诊等因素而产生误差，在急危重症患者监测中并不适宜。目前，在急诊与ICU广泛应用的是自动测压法。自动测压法分为：

（1）自动间断测压法：又称自动无创伤性测压（automated noninvasive blood pressure，ANIBP或NIBP），是临床应用最为广泛的一种动脉血压监测方法，主要采用振荡技术，通过充气泵定时地使袖带充气和放气来测定血压，能自动定时显示出收缩压、舒张压、平均动脉压和脉率，且当血压超过预设的报警上限或低于报警下限时能自动报警，其对伪差的检出较可靠，如肢体抖动时袖带充气即暂停，继而自动重新开始进行充气测压。

（2）自动连续测压法：主要是通过红外线、微型压力换能器或光度测量传感器等实现对瞬时血压的测量，可以反映每个心动周期动脉血压的变化，但因需要与标准的NIBP法校对，因而尚未在临床得到广泛应用。

2. 无创心排血量监测　心排血量（cardiac output，CO）是指一侧心室每分钟射出的血液总量。正常人左右心室的射血量基本相等。CO是反映心脏泵血功能的重要指标，对评价心功能、补液与药物治疗均具有重要意义。依据测压原理可分为：

（1）胸腔生物阻抗法（thoraac electrical bioimpedance，TEB）：采用生物电阻抗技术测量每个心动周期胸腔电阻抗值的变化，其改变主要与心脏、大血管血流的容积密切相关。通过公式计算可以得出CO值。该方法操作简单，使用安全，可长时间连续监测，但其抗干扰能力较差，易受患者呼吸、心律失常、血流动力学不稳定等因素影响，有时测量误差较大，很难进行鉴别，因而在一定程度上限制了其在临床的广泛应用。

（2）多普勒心排血量监测：通过多普勒超声技术测量红细胞的移动速度来计算主动脉血流，进而计算出CO，实现连续性的CO监测。根据超声探头放置位置不同可分为经食管和经气管两种途径。此法测定CO的前提是升主动脉与降主动脉的血流分配比例恒定。为保证测量的准确性，探头的声波方向与血流方向的夹角不能超过20°，对探头的放置位置要求较高，躁动及不合作的患者不适宜采用此法。此外，有严重出血倾向及气管或食管疾病患者亦不适合。

（二）心电图监测

心电图（electrocardiography，ECG）监测是各种危重症患者的常规监测手段。

1. 心电图监测的意义

（1）持续观察心电活动。

（2）持续监测心率、心律变化，监测有无心律失常。

（3）观察心电波形变化，诊断心肌损害、心肌缺血及电解质紊乱。

（4）监测药物对心脏的影响，并作为指导用药的依据。

（5）判断起搏器的功能。

2. 心电图监测的分类

（1）12导联或18导联心电图：是用心电图机进行描记而获得的即时心电图，12导联心电图包括3个标准肢体导联，即Ⅰ、Ⅱ和Ⅲ导联；3个加压肢体导联，即aVR、aVL和aVF导联；6个胸导联，即V_1、V_2、V_3、V_4、V_5、V_6导联。18导联心电图是在12导联心电图基础上增加了6个胸导联，即V_{3R}、V_{4R}、V_{5R}、V_7、V_8、V_9导联。

（2）动态心电图：可进行24~48小时的动态心电图监测，常用于心律失常及心肌缺血患者，尤其是无症状性心肌缺血的诊断与评估。但由于心电异常只能通过回顾性分析，不能反映出即时的心电图变化，因此，不能用于危重症患者连续、实时的心电图监测。

（3）心电示波监测：是通过心电监护仪连续、动态反映心电图的变化，对及时发现心电图异常起非常重要的作用，是ICU最常用的心电图监测方法。由多台床旁心电监护仪、计算机、打印机及心电图分析仪等构成心电监护系统。

3. 标准心电导联电极放置位置

（1）标准肢体导联：属于双电极导联，Ⅰ导联为左上肢（＋），右上肢（－）；Ⅱ导联为左下肢（＋），右上肢（－）；Ⅲ导联为左下肢（＋），左上肢（－）。

（2）加压肢体导联：属于单极导联，aVR、aVL与aVF导联探查电极分别置于右腕部、左腕部及左足部。

（3）胸导联：属于单极导联，导联V_1电极置放于胸骨右缘第4肋间，V_2置放于胸骨左缘第4肋间，V_4置放于左侧锁骨中线与第5肋间相交处，V_3导联电极位于V_2与V_4的中点，V_5位于左侧腋前线与V_4同一水平，V_6位于左腋中线与V_4、V_5同一水平，V_7位于左腋后线与第5肋间相交处，V_8位于左肩胛线与第5肋间相交处，V_9位于第5肋间同水平脊柱左缘，V_{4R}位于右锁骨中线与第5肋间相交处，V_{3R}在V_1与V_{4R}的中点，V_{5R}位于右腋后线与第5肋间相交处。

4. 监护仪导联电极放置位置　相对于标准心电图导联而言，监护导联是一种模拟的、综合的导联形式。常用的心电监护仪有3个电极、4个电极和5个电极三种类型。每种监护仪器都标有电极放置示意图，可具体参照执行。常用的综合监护导联：

（1）综合Ⅰ导联：左锁骨中点下缘（＋），右锁骨中点下缘（－），无关电极置于剑突右侧，其心电图波形近似标准Ⅰ导联。

（2）综合Ⅱ导联：左腋前线第4肋间（＋），右锁骨中点下缘（－），无关电极置于剑突右侧，其心电图振幅较大，波形近似V_5导联。

（3）综合Ⅲ导联：左腋前线第5肋间（＋），左锁骨中点下缘（－），无关电极置于剑突右侧，其心电图波形近似于标准Ⅲ导联。

（4）改良的胸导联（CM导联）：为双电极导联，是临床监护中常选用的导联连接方法。正极置于胸导联（$V_1 \sim V_6$）位置，负极置于胸骨上缘或右锁骨附近。CM_5、CM_6因其不影响手术切口消毒，成为手术患者监护的理想导联选择，同时也是监测左心室壁心肌缺血的理想监护导联。除上述的导联外，还有食管心电图导联、气管心电图导联、心内心电图导联、希氏束心电图导联等方法。新型心电监护仪安置7个胸部电极，可获得与标准12导联心电图极为近似的心电图曲线。

二、有创监测

有创血流动力学监测（invasive hemodynamic monitoring）是指经体表插入导管或监测探头至心脏或血管腔内，以精准测定心血管系统的各项生理功能，操作相对复杂，有发生并发症的危险，临床应用时需掌握好适应证。

（一）有创动脉血压监测

有创动脉血压监测（invasive arterial blood pressure monitoring）是动脉穿刺置管后通过压力测量仪进行实时的动脉内测压，能够准确反映每个心动周期动脉收缩压、舒张压和平均动脉压的变化数值与波形，是一种常用的有创血流动力学监测方法，其抗干扰能力较无创动脉血压监测好，测量结果可靠，尤其适于严重低血压、休克、周围血管收缩或痉挛等患者的动脉血压监测。

1. 测压途径　桡动脉因其表浅、易于固定及穿刺成功率高而成为首选途径，但穿刺前需做Allen实验以判断尺动脉的循环是否良好，若Allen实验阳性则不宜选用桡动脉穿刺。除桡动脉外还可选择肱动脉、腋动脉、尺动脉、足背动脉或股动脉途径。

2. 测压方法

（1）测压器材与仪器准备：包括动脉穿刺针、换能器、测压管道系统、肝素稀释液、加压袋及压力测量仪或多功能监测仪等。

（2）动脉穿刺置管与测压：动脉穿刺成功后连接已经排气及肝素化的测压管道系统，并通过换能器与压力测量仪相连，即可显示出动脉压的波形与数值。测压前应对压力测量仪进行校零，换能器应置于第4肋间腋中线水平，位置相当于右心房水平。

3. 并发症的防治　最常见的并发症是血栓形成或栓塞，严重时可引起肢体缺血、坏死。除此之外，还可能发生出血、感染和动静脉瘘等。预防并发症的措施有：选择的动脉穿刺针不宜太粗，操作时注意严格无菌技术，尽可能减少动脉损伤；穿刺置管时间不宜过长，一般不超过7天；定时用肝素稀释液加压冲洗测压管道系统。

（二）中心静脉压监测

中心静脉压（central venous pressure，CVP）监测是指监测胸腔内上、下腔静脉的压力，严格地说是指腔静脉与右心房交界处的压力，反映右心收缩前负荷，主要适用于各种严重创伤、休克、急性循环衰竭等危重症患者的监测。

1. 正常值　$5 \sim 12 cmH_2O$（$0.49 \sim 1.18 kPa$）。

2. 临床意义　小于5cmH$_2$O表示右心房充盈不良或血容量不足；大于10cmH$_2$O表示心功能不全；15～20cmH$_2$O表示右心功能不良或血容量超负荷。CVP监测对了解循环血量和右心功能具有十分重要的意义，可作为指导临床治疗的重要参考。但当患者出现左心功能不全时，单纯监测CVP则失去意义。

3. 测压途径　常用的途径有右颈内静脉、锁骨下静脉、颈外静脉和股静脉等。

4. 测压方法

（1）测压器材与仪器准备：包括中心静脉穿刺用物、压力测量仪或多功能监测仪，也可用简易的测压装置。

（2）中心静脉穿刺置管与测压：中心静脉穿刺后静脉导管通过三通一端与测压装置连接进行测压，另一端可连接静脉输液。注意换能器或简易测压装置的零点应置于第4肋间腋中线水平。

5. 并发症的防治　熟悉解剖结构及严格遵守操作规程可避免出现气栓、血栓、气胸、血胸、神经损伤等并发症；穿刺时注意无菌操作，置管期间加强观察与护理，以减少感染；穿刺时若误入动脉应局部压迫止血，防止发生出血和血肿。

（1）Swan-Ganz导管监测：又称漂浮导管监测或肺动脉压监测（pulmonary arterial pressure monitoring），是能够提供较多生理参数的循环系统监测方法。左心室舒张末压（left ventricular end diastolic pressure，LVEDP）代表左心室收缩前负荷，但直接测量较为困难，而中心静脉穿刺置入Swan-Ganz导管，监测肺动脉楔压（pulmonary arterial wedge pressure，PAWP）可间接反映左心功能状况。利用原理是心室舒张期末，主动脉瓣和肺动脉瓣均关闭，而二尖瓣开放，在肺动脉瓣与主动脉瓣间可视为一个密闭的液体腔，如血管阻力正常，则LVEDP≈左心房压（left atrial pressure，LAP）≈肺动脉舒张压（pulmonary artery diastolic pressure，PADP）≈PAWP，除测量PAWP外，还可测得右心房压（right atrial pressure，RAP）、右心室压（right ventricular pressure，RVP）和PAP（肺动脉压）等参数指标，并可采用热稀释法进行有创心排血量（cardiac output，CO）监测。

（2）脉搏指示连续心排血量（pulse-indicated continuous cardiac output，PiCCO）监测：是一种微创血流动力学监测技术，通过动脉穿刺置管和中心静脉穿刺置管，使用PiCCO监测仪，利用经肺温度稀释法与动脉搏动曲线分析技术结合对心排血量进行连续测量，并监测胸腔内血容量、血管外肺水、脉搏连续心排血量、每搏量及动脉压力等指标。与Swan-Ganz导管监测相比，PiCCO无需置管到肺动脉及肺小动脉，可以减少Swan-Ganz导管的一系列并发症，能够更准确地反映心脏前负荷和肺水肿类型。

第七节　呼吸系统功能监测

呼吸系统功能监测的主要目的是对患者的呼吸运动、呼吸容量状态、呼吸力学、呼出气体分析及动脉血气分析等方面进行评估，了解危重症患者通气与换气功能的动态变化，便于病情观察和调整治疗方案及对呼吸治疗的有效性做出合理评价等。

一、呼吸运动监测

（一）呼吸频率

呼吸频率（respiratory rate，RR）是指每分钟的呼吸次数，反映患者通气功能及呼吸中枢的兴奋性，是呼吸功能监测中最简单、最基本的监测项目。正常成人RR为10～18次／分，小儿随年龄减小而增快，8岁儿童约为18次／分，1岁为20次／分，新生儿为40次／分左右，如成人RR<6次／分或>35次／分均提示呼吸功能障碍。

（二）呼吸幅度

一般男性及儿童以腹式呼吸为主，女性以胸式呼吸为主。正常胸式呼吸时两侧胸廓同时起伏，幅度一致。呼吸幅度可以大致反映潮气量的大小。胸式呼吸不对称时常提示一侧胸腔积液、气胸、血胸或肺不张等；胸式呼吸增强常因腹部病变或疼痛限制膈肌运动而引起；胸式呼吸减弱或消失可见于两侧胸部均有损伤或病变，亦可见于高位截瘫或肌松剂作用所致；胸式呼吸与腹式呼吸不能同步常提示有肋间肌麻痹。

（三）呼吸节律

正常呼吸节律自然而均匀。观察呼吸节律的变化可及时发现异常呼吸类型，提示病变部位，如伴有喘鸣和呼气延长的呼吸状态，多由慢性阻塞性肺疾病所致；呼吸频率快、潮气量小、无气道狭窄和阻塞却有呼吸急促表现，可见于肺、胸廓限制性通气障碍、急性呼吸窘迫综合征、心脏疾病和其他心肺以外疾病。

（四）呼吸周期的吸呼比率

吸呼比是一个呼吸周期中吸气时间与呼气时间之比。正常吸呼比为1∶（1.5～2.0），吸呼比的变化反映肺的通气与换气功能。可通过直接目测或使用人工呼吸机（非控制呼吸时）呼吸活瓣的运动情况进行评估，精确测量时需通过呼吸功能监测仪来测定。

（五）常见的异常呼吸类型

1. 哮喘性呼吸　发生在哮喘、肺气肿及其他喉部以下有阻塞者，其呼气时间较吸气时间明显延长，并有哮鸣。心源性哮喘是哮喘性呼吸困难的一种，以左心室病变引起者为多，表现为阵发性端坐呼吸，呼吸困难常在夜间及劳累后出现，可持续数分钟到数小时之久。

2. 紧促式呼吸　呼吸运动浅促而带有弹性，多见于胸膜炎、胸腔肿瘤、肋骨骨折、胸背部剧烈扭伤，颈胸椎疾病引起疼痛者。

3. 深浅不规则呼吸　常以深浅不规则的方式进行呼吸，多见于周围循环衰竭、脑膜炎或各种因素引起的意识丧失。

4. 叹息式呼吸　呼吸呈叹息状，多见于神经质、过度疲劳等患者，有时亦可见于周围循环衰竭者。

5. 蝉鸣样呼吸　因会厌部发生部分阻塞，空气吸入发生困难使患者在吸气时发生高音调啼鸣声，吸气时患者的肋间及上腹部软组织内陷。

6. 鼾音呼吸　在患者呼吸期间可闻及大水泡音，主要是上呼吸道有大量分泌物潴留，当空气进出气管时形成。多见于昏迷或咳嗽反射无力者。

7. 点头式呼吸　因胸锁乳突肌收缩所致，在吸气时下颏向上移动，而在呼气时下颏重返原位，类似点头样，多见于垂危患者。

8. 潮式呼吸　是一种交替出现的阵发性的急促深呼吸及此后出现的一段呼吸暂停。

二、呼吸容量监测

（一）潮气量（V_T）

潮气量（tidal volume，V_T）是平静呼吸时一次吸入或呼出的气体量。V_T可用肺功能监测仪或肺量仪直接测定，是呼吸容量中最常用的测定项目之一。正常值为8～12mL／kg，平均约为10mL／kg，男性略大于女性。V_T反映人体静息状态下的通气功能，在使用人工呼吸机时还可通过测定吸气与呼气V_T的差值反映出呼吸管道的漏气状况。

（二）分钟通气量（MV或V_E）

分钟通气量（minute ventilation，MV或V_E）是静息状态下每分钟呼出或吸入的气体量，是肺通气功能最常用的测定指标之一。$V_E=V_T×RR$。正常值为6～8L／min，成人$V_E>10～12L／min$常提示通气过度，$V_E<3～4L／min$则提示通气不足。

（三）生理无效腔容积（V_D）

生理无效腔容积（volume ofphysiological dead space，V_D）是解剖无效腔与肺泡无效腔的容积之和。解剖无效腔（anatomical dead space）指从口、鼻、气管到细支气管之间的呼吸道所占空间；肺泡无效腔（alveolar dead space）是指肺泡中未参与气体交换的空间。健康人平卧时解剖无效腔与生理无效腔容积近似相等，疾病时生理无效腔容积可增大。$V_D／V_T$的比值反映通气的效率，正常值为0.20～0.35，主要用于评价无效腔对患者通气功能的影响，可帮助寻找无效腔增加的原因。

（四）肺泡通气量（V_A）

肺泡通气量（alveolar ventilation，V_A）是静息状态下每分钟吸入气量中能到达肺泡进行气体交换的有效通气量。$V_A=(V_T-V_D)\times RR$。正常值为4.2L/min，它反映真正的气体交换量。

三、呼气末二氧化碳监测

呼气末二氧化碳（end-tidalcarbon dioxide，$ETCO_2$）监测包括呼气末二氧化碳分压（pressure of end-tidal CO_2，$P_{ET}CO_2$）、呼气末二氧化碳浓度（concentration of end tidal CO_2，$C_{ET}CO_2$）、呼出气体二氧化碳波形及其趋势图监测，属于无创监测，可反映肺通气功能状态和计算二氧化碳的产生量，另外，也可反映循环功能、肺血流情况等。$P_{ET}CO_2$监测现已成为临床常用的监测方法，在手术室、ICU和急诊科均有广泛的应用，可用于监测气管插管的位置是否正确、自主呼吸是否恢复、机械通气时参数设置是否合理及心肺复苏是否有效等。

（一）$P_{ET}CO_2$监测的原理

根据红外线光谱原理、质谱原理或分光原理来测定呼气末部分气体中的CO_2分压，其中红外线光谱法应用最广泛，主要利用CO_2能吸收波长为4.3μm的红外线，使红外线光束量衰减，其衰减程度与CO_2浓度成正比。

（二）$P_{ET}CO_2$监测的临床意义

1. 判断通气功能　$P_{ET}CO_2$正常值是35～45mmHg，无明显心肺疾病的患者，$P_{ET}CO_2$高低常与动脉血二氧化碳分压（partial pressure of carbon dioxide in arterial blood，$PaCO_2$）数值相近，因此，可以根据$P_{ET}CO_2$的监测结果来判断患者的通气功能状况，并可据此调节通气量，避免通气过度或通气不足。

2. 反映循环功能　低血压、低血容量、休克及心力衰竭时，随着肺血流量减少$P_{ET}CO_2$也降低，呼吸心跳停止时$P_{ET}CO_2$迅速降为零，复苏后逐步回升。

3. 判断人工气道的位置与通畅情况　通过$P_{ET}CO_2$监测可以帮助判断气管插管是否在气管内及判断气管-食管导管（esophageal tracheal combitube，ETC）的正确位置。气管插管移位误入食管时$P_{ET}CO_2$会突然降低接近于零；ETC双腔导管中随呼吸$P_{ET}CO_2$有明显变化的应为气管腔开口。另外，通过$P_{ET}CO_2$监测可了解气管与气管内导管的通畅情况，当发生阻塞时，$P_{ET}CO_2$与气道压力均升高。

四、脉搏血氧饱和度监测

脉搏血氧饱和度（pulse oxygen saturation，SpO_2）监测是通过动脉脉搏波动分析来测定血液在一定氧分压下氧合血红蛋白占全部血红蛋白的百分比，属于无创监测。

（一）SpO_2监测原理

血红蛋白具有光吸收的特性，但氧合血红蛋白与游离血红蛋白吸收不同波长的光线，利用分光光度计比色的原理，可以测得随着动脉搏动血液中氧合血红蛋白对不同波长光线的吸收光量，从而间接了解患者SpO_2的高低，判断氧供情况。

（二）SpO_2监测方法

小儿监测时多采用耳夹法，成人多用指夹法，如果患者指甲较厚或末梢循环较差时应选用耳夹法。

（三）SpO_2监测的临床意义

SpO_2的正常值为96% ~ 100%，临床上SpO_2与动脉血氧饱和度（oxygen saturation in arterial blood，arterial oxygen saturation，SaO_2）有显著的相关性，常用于监测呼吸暂停、发绀和缺氧的严重程度。SpO_2<90%时常提示有低氧血症。但一氧化碳中毒时由于碳氧血红蛋白与氧合血红蛋白的吸收光谱非常近似，可能会因正常的SpO_2监测结果而掩盖严重的低氧血症，因此，一氧化碳中毒时不能以SpO_2监测结果来判断是否存在低氧血症。

经皮CO_2分压监测是呼气末CO_2监测以外对CO_2分压进行监测的一种无创方法，主要是通过运用固态CO_2电极或结合O_2电极测定渗逸到皮肤表面的CO_2来预测$PaCO_2$，该方法不受肺部疾病的影响。存在的主要缺点：①可能导致皮肤烫伤；②当通气突然改变时，测得的CO_2分压变化较$P_{ET}CO_2$有较长的滞后；③经皮CO_2分压监测技术复杂且价格昂贵，因而，在临床的应用受到一定限制。

五、呼吸力学监测

呼吸力学监测包括与呼吸相关的压力、阻力、顺应性及呼吸做功等参数的监测，是诊断与确定呼吸治疗的重要手段。

（一）呼吸压力监测

1. 经肺压　是指气道开口压与胸膜腔压之间的差值，反映了在相应的肺容量时需要克服肺的阻力大小，也是产生相应的肺容量变化消耗于肺的驱动压力。胸膜腔压力一般通过食管气囊导管法测量食管中下三分之一交界处的压力。

2. 经胸壁压　是指胸膜腔压与体表压力的差值，反映了在相应的容量时胸廓的阻力，也是产生相应的胸廓容量变化所需消耗的驱动力。当呼吸肌肉完全放松时，由于体表压力为标准大气压（参照零点），胸膜腔压能反映出经胸壁压。

3. 经呼吸系统压　是指呼吸运动过程中所需要克服的整体压力，是经肺压与经胸壁压的总和。

4. 气道压　是指气道开口处的压力。在呼吸运动的动态变化过程中，常用峰压、平台压与平均气道压等指标来描述气道压力变化，是机械通气时最常用的监测指标。

（1）峰压：是整个呼吸周期中气道内压力的最高值，在吸气末测定，正常值为

$9 \sim 16cmH_2O$。

（2）平台压：是指吸气后屏气时的压力，正常值为$5 \sim 13cmH_2O$。

（3）平均气道压：是指连续多个呼吸周期中气道内压力的平均值，它反映了对循环功能的影响程度。平均气道压越高，对循环的抑制就越重。一般平均气道压小于$7cmH_2O$时对循环功能无明显影响。

5. 最大吸气压力　是反映呼吸肌吸气力量的指标，正常男性$< -75cmH_2O$，女性$<-50cmH_2O$。

6. 最大呼气压力　是反映呼吸肌呼气力量的指标，正常男性$>100cmH_2O$，女性$>80cmH_2O$。

7. 呼气末正压（positive end-expiratory pressure，PEEP）　正常情况下呼气末肺容量处于功能残气量时，肺和胸壁的弹性回缩力大小相等，而力的方向相反。因此，呼吸系统的弹性回缩压为零，肺泡压也为零。但病理情况下，呼气末肺容量可高于功能残气量，使呼吸系统的静态弹性回缩压与肺泡压均升高，会产生内源性PEEP，机械通气时还可以人为地设置外源性PEEP。

（二）气道阻力监测

气道阻力监测是指气流通过气道进出肺泡所消耗的压力，用单位流量所需的压力差来表示，通常分为：

1. 吸气阻力　正常值为$5 \sim 15cmH_2O /$（L·sec）。

计算公式：吸气阻力=（峰压-平台压）/吸气末流量。

2. 呼气阻力　正常值为$3 \sim 12cmH_2O /$（L·sec）。

计算公式：呼气阻力=（平台压-呼气早期压）/呼气早期流量。

（三）顺应性监测

顺应性是指单位压力改变所产生的容量变化，是反映弹性回缩力大小的指标，根据测量方法不同可分为：

1. 静态顺应性（static compliance，Cst）　是指在呼吸周期中阻断气流的条件下测得的顺应性，正常值$100mL / cmH_2O$，计算公式：Cst=潮气量/（平台压-P_{PEEP}）。

2. 动态顺应性（dynamic compliance，Cdyn）　是指在呼吸周期中不阻断气流的条件下通过寻找吸气末与呼气末的零流量点而测得的顺应性，正常值$50 \sim 800mL / cmH_2O$，其结果不仅与呼吸系统的弹性有关，还受气道阻力影响，故Cdyn<Cst，计算公式：Cdyn=潮气量/（峰压-P_{PEEP}）。

六、动脉血气分析监测

动脉血气分析反映肺泡与肺循环之间的气体交换情况，是危重症患者呼吸功能监测的常用指标之一。

（一）动脉血氧分压（arterial partial pressure of oxygen，PaO_2）

PaO_2是指溶解在血浆中的氧产生的压力。正常人PaO_2约为80～100mmHg，并随着年龄的增加而下降。血氧分压与组织供氧有直接关系，氧向组织释放主要取决于PaO_2的高低，弥散动力是二者的氧分压差。因此，在临床上主要用PaO_2衡量有无缺氧及缺氧的程度。$PaO_2$60～80mmHg提示轻度缺氧，$PaO_2$40～60mmHg提示中度缺氧，$PaO_2$20～40mmHg提示重度缺氧。此外，PaO_2还作为诊断呼吸衰竭的重要指标和诊断酸碱失衡的间接指标，具有重要的临床意义。

（二）SaO_2

SaO_2是指血红蛋白被氧饱和的程度，以百分比表示，即血红蛋白的氧含量与氧容量之比乘以100%。正常值为96%～100%。血氧饱和度与血红蛋白的多少没有关系，而与血红蛋白和氧的结合能力有关。氧与血红蛋白的结合与氧分压有关，受温度、CO_2分压、H^+浓度等影响，也与血红蛋白的功能状态有关，如碳氧血红蛋白、变性血红蛋白就不再具有携氧能力。

（三）动脉血氧含量（oxygen content in arterial blood，CTO_2）

CTO_2是指100mL动脉血中所含氧的量，除了溶解于动脉血中的氧量以外，还包括与血红蛋白结合的氧量。1g血红蛋白完全与氧结合，可结合氧1.34mL。CTO_2正常值为16～20mL／dL。CTO_2与氧分压之间存在一定的关系，但是当血氧分压超过100mmHg时，随氧分压的增高血红蛋白的携氧量将不再继续增加，而呈平行的比例关系。

（四）$PaCO_2$

$PaCO_2$是指溶解在动脉血中的CO_2所产生的压力，是反映通气状态和酸碱平衡的重要指标。正常值为35～45mmHg。$PaCO_2$降低表示肺泡通气过度；$PaCO_2$增高表示肺泡通气不足，出现高碳酸血症。$PaCO_2$增高是诊断Ⅱ型呼吸衰竭必备的条件。

（五）二氧化碳总量（total plasma carbon dioxide content，TCO_2）

TCO_2是指存在于血浆中一切形式CO_2的总和。正常值为28～35mmol／L。一般在$PaCO_2$增高时TCO_2增高；而血中HCO_3^-增高时TCO_2亦增高。

第八节　神经系统功能监测

对危重症患者，尤其是颅脑损伤或颅脑疾病患者，监测神经系统功能非常重要，一般为避免单一指标的局限性，常需结合临床表现、神经系统检查、仪器监测结果进行综合分析，做出及时有效的判断。

一、神经系统体征动态监测

神经系统体征主要包括意识状态、眼部体征、神经反射、肌张力及运动功能等。

1. 意识状态 是神经系统功能监测时最常用、最简单、最直观的观察项目，可直接反映大脑皮层及其联络系统的功能状况。正常人意识清醒，当神经系统损伤或发生病变时，将可能引发意识障碍。一般将意识障碍分为嗜睡、昏睡、浅昏迷与深昏迷四个级别。

2. 眼部体征 主要观察瞳孔变化及眼球位置的变化。正常人瞳孔等大同圆，对光反射灵敏。一侧瞳孔散大，常提示可能发生脑疝。瞳孔对光反射的灵敏程度与昏迷程度成反比。观察眼球位置时应注意有无斜视、偏视或自发性眼颤。通过观察眼球的运动情况可以进一步帮助判断脑干的功能状况。

3. 神经反射 主要包括正常的生理性反射及异常的病理性反射两部分。生理性反射的减弱或消失及病理性反射的出现均提示神经系统功能发生改变。通过检查神经反射可以帮助判断疾病的性质、严重程度及预后。

4. 体位与肌张力 去大脑强直时四肢可呈现伸展体位，有时可呈角弓反张姿势。两侧大脑皮层受累时可见去皮质强直状态。肌张力的变化在一定程度上可反映出病情的转归。

5. 运动功能 主要观察患者的自主活动能力，判断是否存在瘫痪及瘫痪的类型。

二、颅内压监测

颅内压（intracranial pressure，ICP）是指颅内容物对颅腔壁产生的压力。ICP监测是诊断颅内高压最迅速、客观与准确的方法，同时，也是观察危重症患者病情变化、指导临床治疗与预后判断等的重要手段。

（一）监测方法

1. 脑室内测压 在无菌条件下进行颅骨钻孔，将头端多孔的硅胶管插入侧脑室，经三通管连接传感器和监护仪进行ICP监测。

主要优点是：

（1）测压准确可靠。

（2）可经导管放出适量脑脊液以降低ICP。

（3）可经导管取少量脑脊液进行化验检查或注入药物。

（4）根据脑室容量压力反应了解脑室的顺应性。

缺点是：

（1）当颅内病变使中线移位或脑室塌陷时穿刺难度较大。

（2）有颅内感染的危险，一般置管不超过一周。

2. 脑膜下测压 在无菌条件下颅骨钻孔，打开硬膜，拧入特制的中空螺栓与蛛网膜紧贴，螺栓内注入液体，外接监护仪进行ICP监测。

优点：可多处选择测压点，不穿透脑组织。

缺点：硬膜开放增加了感染的机会，并且影响因素较多，不易保证测压的准确性。

3. **硬膜外测压** 是将传感器直接置于硬膜与颅骨之间进行ICP监测的方法。该法保持了硬膜的完整性，颅内感染的机会较少，可用于长期监测。通常此法测压的结果较脑室内测压略高2～3mmHg。

（二）ICP分级

ICP超过15mmHg称为颅内压增高。一般将ICP分为四级：

<15mmHg为正常ICP；

15～20mmHg时为ICP轻度升高；

21～40mmHg时为ICP中度升高；

>40mmHg为ICP重度升高。

（三）影响ICP的因素

1. $PaCO_2$ 下降时导致pH值上升，脑血流和脑血容量减少，ICP下降；增高时pH值下降，脑血流和脑血容量增加，ICP升高。

2. PaO_2 在60～300mmHg范围内波动时，脑血流量和ICP基本不变。当PaO_2低于50mmHg时，脑血流量明显增加，ICP增高。但当低氧血症持续时间较长，形成脑水肿时，即使PaO_2改善，ICP也不能很快恢复。

3. **血压** 平均动脉压在50～150mmHg波动时，由于脑血管的自动调节机制，ICP可维持不变，超过一定的限度，ICP将随血压的升高或降低而呈平行改变。

4. **CVP** 升高可使静脉回流障碍，ICP升高。反之，CVP降低，ICP降低。

5. **其他** 使脑血流增加的药物可导致ICP增高；渗透性利尿药使脑细胞脱水，可起到降低ICP的作用；体温每下降1℃，ICP可降低5.5%～6.7%。

三、脑血流监测

脑是对缺血、缺氧十分敏感的器官，脑血流供应状况对维持脑功能极为重要。脑的某些病理状态，如ICP增高，直接影响脑的血液供应。因此，脑血流的监测有重要的临床意义。常用的脑血流监测方法主要有经颅多普勒超声、激光多普勒流量计、正电子发射断层扫描及同位素清除法等。

四、脑氧供需平衡监测

ICP、脑电图、脑血流的监测可间接反映脑的供氧情况，而脑氧供需平衡监测更为直接地反映脑的供氧情况，它主要是进行脑氧饱和度测定。监测方法有两种。

1. **颈内静脉血氧饱和度监测** 主要反映整个脑组织的氧供需平衡状况。

2. **近红外线脑氧饱和度监测** 主要反映局部脑组织氧供需平衡状况。

第四章 临床常见危重症疾病

第一节 急性心肌梗死

急性心肌梗死（acute myocardial infarction，AMI）是在冠状动脉病变的基础上，发生冠状动脉血供急剧减少或中断，以致供血区域的心肌产生持久而严重的缺血性损害，心肌组织代谢和血液营养成分及氧的供需不平衡，形成不可逆坏死。临床表现为持久的胸骨后剧烈疼痛、发热、白细胞计数和血清心肌酶增高以及心电图进行性改变，可发生心律失常、休克或心力衰竭，属冠心病的严重类型，需进行特别护理。

一、概述

（一）病因

冠状动脉粥样硬化造成管腔狭窄和心肌供血不足，而侧支循环尚未建立时，由于下述原因加重心肌缺血即可发生心肌梗死。

1. 冠状动脉完全闭塞　病变血管粥样斑块内破溃或内膜下出血，管腔内血栓形成或动脉持久性痉挛，使管腔发生完全的闭塞。

2. 心排血量骤降　休克、脱水、出血、严重的心律失常或外科手术等引起心排出量骤降，冠状动脉灌流量严重不足。

3. 心肌需氧需血量猛增　重度体力劳动、情绪激动或血压剧升时，左心室负荷剧增，儿茶酚胺分泌增多，心肌需氧需血量增加。

AMI亦可发生于无冠状动脉粥样硬化的冠状动脉痉挛，也偶有由于冠状动脉栓塞、炎症、先天性畸形所致。

心肌梗死后发生的严重心律失常、休克或心力衰竭，均可使冠状动脉灌流量进一步降低，心肌坏死范围扩大。

（二）症状

1. 梗死先兆　多数患者于发病前数日可有前驱症状，心电图检查，可显示ST段一时性抬高或降低，T波高大或明显倒置，此时应警惕患者近期内有发生心肌梗死的可能。

2. 症状

（1）疼痛：为此病最突出的症状。发作多无明显诱因，且常发作于安静时，疼痛部位和性质与心绞痛相同，但疼痛程度较重，持续时间久，有长达数小时甚至数天，用硝酸甘油无效。患者常烦躁不安、出汗、恐惧或有濒死感。少数患者可无疼痛，起病即表现休克或急性肺水肿。

（2）休克：20%患者可伴有休克，多在起病后数小时至1周内发生。患者面色苍白、烦躁不安、皮肤湿冷，脉搏细弱，血压下降<10.7kpa（80mmHg），甚至昏厥。若患者只有血压降低而无其他表现者称为低血压状态。休克发生的主要原因有：由于心肌遭受严重损害，左心室排出量急剧降低（心源性休克）；其次，剧烈胸痛引起神经反射性周围血管扩张；此外，有因呕吐、大汗、摄入不足所致血容量不足的因素存在。

（3）心律失常：75%～95%的患者伴有心律失常，多见于起病1～2周内，而以24小时内为最多见，心律失常中以室性心律失常最多，如室性期前收缩，部分患者可出现室性心动过速或心室颤动而猝死。房室传导阻滞、束支传导阻滞也不少见，室上性心律失常较少发生。前壁心肌梗死易发生束支传导阻滞，下壁心肌梗死易发生房室传导阻滞，室上性心律失常多见于心房梗死。

（4）心力衰竭：梗死后心脏收缩力显著减弱且不协调，故在起病最初几天易发生急性左心衰竭，出现呼吸困难、咳嗽、烦躁、不能平卧等症状。严重者发生急性肺水肿，可有发绀及咳大量粉红色泡沫样痰，后期可有右心衰竭，右心室心肌梗死者在开始即可出现右心衰竭。

（5）全身症状：有发热、心动过速、白细胞增高和红细胞沉降增快等。主要由于坏死组织吸收所引起，一般在梗死后1～2天内出现，体温一般在38℃左右，很少超过39℃，持续一周左右。

（三）检查

1. 心电图

（1）特征性改变：①在面向心肌坏死区的导联上出现宽而深的Q波；②在面向坏死区周围心肌损伤区的导联上出现ST段抬高呈弓背向上型；③在面向损伤区周围心肌缺血区的导联上出现T波倒置。心内膜下心肌梗死一般无病理性Q波。

（2）动态性改变：

1）超急性期：发病数小时内，可出现异常高大两肢不对称的T波。

2）急性期：数小时后，ST段明显抬高，弓背向上，与直立的T波连接，形成单向曲线，1～2内出现病理性Q波，同时R波减低，病理性Q波或QS波常持久不退。

3）亚急性期：ST段抬高持续数日至两周左右，逐渐回到基线水平，T波变为平坦或倒置。

4）恢复期：数周至数月后，T波呈V形对称性倒置，此可永久存在，也可在数月至数年后恢复。

（3）判断部位和范围：可根据出现特征性改变的导联来判断心肌梗死的部位。如V1、V2、V3和V4、V5、V6反映左心室前壁和侧壁，Ⅱ、Ⅲ、aVF反映下壁，Ⅰ、avF反映左心室高侧壁病变。

2. 超声心动图　可发现坏死区域心肌运动异常，了解心脏功能。

3. 血液检查

（1）血常规：起病24～48小时后白细胞可增至$10～20×10^9/L$，中性粒细胞增多，嗜酸性粒细胞减少或消失，红细胞沉降率增快，均可持续1～3周。

（2）血清酶：血清心肌酶升高。磷酸肌酸激酶（creatine phosphokinase，CPK）及同工酶MB（CK-MB）在3～6小时开始升高，24小时达最高峰，2～3天下降至正常。

（3）血清心肌特异蛋白的测定：血清肌钙蛋白T和I增高。

（四）治疗

治疗原则：保护和维持心脏功能，改善心肌血液供应，挽救濒死心肌，缩小心肌梗死范围，及时处理并发症防止猝死。

1. 监护和一般治疗

（1）监护。

（2）休息：卧床休息2周。

（3）吸氧。

2. 对症处理

（1）解除疼痛：应尽早解除疼痛，一般可静注吗啡3～5mg。

（2）控制休克：有条件者应进行血流动力学监测，根据中心静脉压、肺毛细血管楔嵌压判定休克的原因，给予针对性治疗。

（3）消除心律失常：心律失常是引起病情加重及死亡的重要原因。

（4）治疗心力衰竭：除严格休息、镇痛或吸氧外，可先用利尿剂，有效而安全。

（5）其他疗法：抗凝疗法、硝酸酯类药物、血管紧张素转化酶抑制剂（angiotensin converting enzyme inhibitor，ACEI）、β受体阻滞剂、葡萄糖-胰岛素-钾（极化液）、抗血小板药物、他汀类药物。

3. 挽救濒死心肌和缩小梗死范围

（1）溶血栓治疗：应用纤溶酶激活剂激活血栓中纤溶酶原转变为纤溶酶而溶解血栓。目前常有的药物有链激酶、尿激酶和tPA等。

（2）冠状动脉内介入治疗。

4. 恢复期处理　可长期口服阿司匹林100mg／d，有抗血小板聚集，预防再梗死作用。广谱血小板聚集抑制剂噻氯匹定有减少血小板的黏附，抑制血小板聚集和释放凝血因子等作用，可预防心肌梗死后复发。剂量：250mg，每日1～2次，口服。病情稳定并无症状，3～4个月后，体力恢复，可酌情恢复部分轻工作，应避免过重体力劳动或情绪紧张。

（五）院前急救

流行病学调查发现，AMI死亡的患者中约50％在发病后1小时内于院外猝死，死因主要是可救治的致命性心律失常。显然，AMI患者从发病至治疗存在时间延误。其原因有：①患者就诊延迟；②院前转运、入院后诊断和治疗准备所需的时间过长，其中以患者就诊延迟所耽误时间最长。因此，AMI院前急救的基本任务是帮助AMI患者安全、迅速地转运到医院，以便尽早开始再灌注治疗；重点是缩短患者就诊延误的时间和院前检查、处理、转运所需的时间。

应帮助已患有心脏病或有AMI高危因素的患者提高识别AMI的能力，以便自己一旦发病立即采取以下急救措施：①停止任何主动活动和运动；②立即舌下含服硝酸甘油片（0.5mg），每5分钟可重复使用。若含服硝酸甘油3片仍无效则应拨打急救电话，由急救中心派出配备有专业医护人员、急救药品和除颤器等设备的救护车，将其运送到附近能提供24小时心脏急救的医院。随同救护的医护人员必须掌握除颤和心肺复苏技术，应根据患者的病史、查体和心电图结果做出初步诊断和急救处理，包括持续心电图和血压监测、舌下含服硝酸甘油、吸氧、建立静脉通道和使用急救药物，必要时给予除颤治疗和心肺复苏。尽量识别AMI的高危患者［如有低血压<100mmHg（13.33kPa）］、心动过速（>100次／分）或有休克、肺水肿体征，直接送至有条件进行冠状动脉血运重建术的医院。

AMI患者被送达医院急诊室后，医师应迅速做出诊断并尽早给予再灌注治疗。力争在10～20分钟内完成病史采集、临床检查和记录1份18导联心电图以明确诊断。对ST段抬高的AMI患者，应在30分钟内开始溶栓，或在90分钟内开始行急诊经皮冠状动脉腔内成形术（percutaneous transluminal coronary angioplasty，PTCA）治疗。在典型临床表现和心电图ST段抬高已能确诊为AMI时，绝不能因等待血清心肌标志物检查结果而延误再灌注治疗的时间。

二、护理措施

（一）一般护理

1. 迅速建立静脉通路　遵医嘱给予溶栓、扩冠、抗凝及镇静药物治疗，缓慢静脉滴注。24小时更换输液部位，防止静脉炎发生，准备好口服药物（如肠溶阿司匹林、卡托普利、硝酸异山梨酯等），并且预置一个静脉留置针，以备24小时之内抽血用，避免不必要反复穿刺。

2. 建立重症记录单　随时记录患者的体温、脉搏、呼吸、血压及用药情况，以及神志、心律、心音变化。做好多参数监护，备好抢救物品，除颤器、气管插管盘置于床旁，出现严重并发症如心律失常、心力衰竭、休克时立即抢救。

3. 供给足够量的氧气　一般先给3～4L／min，病情平稳后，可给予低流量持续吸氧1～2L／min，如有以下情况，应持续给予氧气吸入。

（1）60岁以上的老年人。

（2）有左心衰或肺水肿者。

（3）有阵发性或持续性心前区疼痛者。

（4）有血压偏低或心律失常者。

（二）病情观察

1. 急性心肌再梗死的早期发现

（1）突然严重的心绞痛发作或原有心绞痛程度加重，发作频繁，时间延长或含服硝酸甘油无效并伴有胃肠道症状者，应立即通知医师，并加以严密观察。

（2）心电图检查：S-T段一时性上升或明显下降，T波倒置或增高。

2. 并发症观察

（1）心律失常：①RonT现象：室性期前收缩即期前收缩出现在前一心搏的T波上。②频发室性期前收缩，每分钟超过5次。③多源性室性期前收缩或室性期前收缩呈二联律。以上情况有可能发展为室性心动过速或心室颤动，必须及时给予处理。

（2）心源性休克：患者早期可以出现烦躁不安，呼吸加快，脉搏细速，皮肤湿冷，继之血压下降，脉压变小。

（3）心力衰竭：心衰早期患者突然出现呼吸困难、咳嗽、心率加快、舒张早期奔马律，严重时可出现急性肺水肿，易发展为心源性休克。

（三）休息、饮食与环境

1. 环境　有条件的患者应置于单人抢救室或心血管监护室给予床边心电、呼吸、血压的监测，尤其在前24小时内必须连续监测，室内应配备必要的抢救设备和药物，如氧气装置、吸引装置、人工呼吸机、急救车，各种抢救机械包以及除颤器、起搏器等。

2. 休息　AMI患者一般应完全卧床休息3～7天，一切日常生活由护理人员帮助解决，避免不必要的翻动，并限制探视，防止情绪波动。从第二周开始，非低血压者可鼓励患者床上作四肢活动，防止下肢血栓形成。两周后可扶患者坐起，病情稳定后可逐步离床，在室内缓步走动，对有并发症者应适当延长卧床休息时间。

3. 饮食　不宜过饱，坚持少量多餐。第一日只进流质饮食。食物以易消化、低脂肪、低盐、低胆固醇、少产气者为宜。禁食刺激性食品，禁止吸烟和饮茶。

4. 其他　保持大便通畅，大便时避免过度用力，便秘时可给予通便药物。加强患者的口腔及皮肤护理，防止口腔感染及压疮发生。

（四）健康指导

1. 积极治疗高血压、高脂血症、糖尿病等疾病。

2. 合理调整饮食，适当控制进食量，禁忌刺激性食物及烟、酒，少吃动物脂肪及胆固醇较高的食物。

3. 避免各种诱发因素，如紧张、劳累、情绪激动、便秘、感染等。

4. 注意劳逸结合，当病程进入康复期后可适当进行康复锻炼，锻炼过程中应注意观察有否胸痛、呼吸困难、脉搏增快，甚至心律、血压及心电图的改变，一旦出现应停止活动，并及时就诊。

5. 按医嘱服药，随身常备硝酸甘油等扩张冠状动脉的药物，并定期门诊随访。

6. 指导患者及家属当病情突然变化时应采取简易应急措施。

（五）并发症护理

1. 疼痛患者绝对卧床休息，注意保暖，并遵医嘱给予解除疼痛的药物，如硝酸异山梨酯，严重者可选用吗啡等。

2. 心源性休克应将患者头部及下肢分别抬高30°～40°，高流量吸氧，密切观察生命体征、神志、尿量，必要时留置导尿管观察每小时尿量，保证静脉输液通畅，有条件者可通过中心静脉或肺微血管楔压进行监测。应做好患者的皮肤护理、口腔护理、按时翻身预防肺炎等并发症，做好24小时监测记录。

3. 加强心律失常与心力衰竭的护理。

4. 密切观察生命体征的变化，预防并发症，如乳头肌功能失调或断裂、心脏破裂、室壁瘤、栓塞等。

三、心律失常的护理

（一）发生机制

AMI心律失常的发生机制主要由于心肌供血中断，缺血坏死的心肌组织引起心房心室肌内受体的激活，增加了交感神经的兴奋性，使血液循环及心脏内神经末梢局部儿茶酚胺浓度升高，缺血心肌发生过度反应，同时心脏的交感神经刺激增加了浦肯野纤维的自律性，儿茶酚胺加快了由钙介导的慢离子流的反应传导，从而导致心律失常的发生。AMI并发心律失常可引起血流动力学改变，使心排血量明显下降，重者常危及生命。

（二）意义

心律失常是AMI严重并发症之一，发生率75%～95%，恶性心律失常即室性心动过速、心室颤动或心脏停搏在4～6分钟内就会出现不可逆性脑损害，如能早期发现早期救治，对降低死亡率至关重要。

这就要求护士应具有恶性心律失常的紧急判断能力，精湛的护理技术和熟练掌握各种异常心电图的识别，熟悉各种心律失常的抢救程序及用药特点，掌握各种抢救仪器的使用与保养，确保仪器处于完好状态，同时一旦确诊为急性心梗患者即入住监护室，并严密监测心电变化，准备充足的抢救药品与设备，以便及时发现，及时救治，降低患者死亡率，提高其生存质量。

（三）护理措施

1. 监护准备　患者入院后即行心电示波监测，并置于监护室专人看护，备好各种抢救仪器及设备，药品准备充分、齐全，除颤仪待机备用状态。

2. 掌握监护要领　护士要熟练掌握各异常心电图的特点，如出现窦性心动过缓，可用阿托品1mg静脉点滴。维持心率60~80次／分为宜，以免增加心肌耗氧量。

3. 危险指征及救护　频发室早（每分钟超过5个）、多源性室早、成对室性期前收缩或连发室性期前收缩常预示着心室颤动。医生、护士要密切观察，发现异常迅速报告，并积极配合医生进行抢救。

出现Ⅱ度Ⅱ型及Ⅲ度房室传导阻滞伴有血流动力学障碍者，应迅速做好各项术前准备，及时安装人工心脏起搏器起搏治疗，以挽救患者生命。

四、早期活动的护理

AMI患者早期起床活动和早出院是近年的新趋势。早在1956年美国学者就提出，AMI后14日内进行早期活动，并对早期分级活动程度的有效性和安全性进行了评价。

近年来AMI的早期康复活动也越来越受到人们的注意，改变以往分段式的活动观念，主张在无严重并发症的情况下早期活动并逐渐发展成为有计划的康复活动疗法。

（一）意义

1. 缩短住院期　美国康复学会建议将冠心病康复的不同发展阶段分4期，住院天数1~2周。据国内对26所医院的调查结果表明：AMI患者在没有并发症的情况下最短住院21天，最长为74天，平均36天。由于美国在20世纪60年代就开始重视AMI患者的早期康复活动，到20世纪70年代中期，住院从14天降至10天，目前主张无并发症AMI患者的住院期可缩短至6~7天。平均住院天数比中国少2周。显然这对节省患者的医疗费用，提高医院的病床周转率都将是有益的。

2. 提高生活质量　AMI后患者将长期处在悲观的情绪中，部分患者恢复工作，造成职业残疾，严重影响了其生活质量。有报道对27例AMI恢复早期（2周左右）的患者进行运动负荷试验（exercise stress test，EEF），患者生活质量得以明显改善。在精神上，患者因早期能够完成EEF而增加了自信心和安全感，减轻了心理负担。

3. 改善远期预后　早期康复训练可增加患者的运动耐量，改善心肌功能，提高心脏贮备和应激能力。AMI后1~2周参加体力活动和康复程序的患者，罕有发生严重并发症如心脏破裂、室壁瘤的形成及严重心律失常，3年内病死率和再发致命性心梗的危险性降低了25％。

（二）活动计划

任何康复活动计划都是根据患者具体情况制定，因人而异。首先制订一个普通康复计划，无并发症患者可执行这个计划，有并发症的患者应视具体情况先做被动活动或轻微活动，待并发症控制、消除后再执行普通康复活动计划。

1. 一般AMI患者早期活动的时间，各国、各医院制定的康复活动计划有所不同。国内大多掌握的标准为：AMI患者绝对卧床休息1周，保持静态，避免搬动；第2周可坐起和离床站立，逐步室内行走。有的医院在心脏康复计划中，要求患者入院1～2天卧床，第4～5天采取坐位，第12～14天以沐浴。在美国心梗患者的活动时间比中国要早，一般当心电图稳定、没有胸痛的第2天便可坐起，第3～4天就可以在室内散步。

2. AMI患者溶栓治疗后的活动时间，有学者提出AMI患者在溶栓后24小时开始活动为最佳康复时间。

3. 关于老年AMI患者的活动时间，多数学者认为过早下床活动是非常危险的，应绝对卧床1～2周或至少2周。

（三）影响因素

1. 心脏破裂常发生在AMI后1周内。心脏破裂常发生在冠状动脉引起阻塞尚没有充分时间形成侧支循环的情况。

2. 无痛性AMI的心衰和休克的发生率80%以上出现在发病36h内。

3. 关于猝死的诱因，有学者分析了21例猝死AMI患者，发现17例有明显诱因；猝死发生在1周之内8例，其中5例发生在排便后数分钟，3例于病后2～3天自行下床活动，引起心律失常而致死。

（四）注意事项

AMI发病1周之内为并发症多发期，有随时发生意外的可能。在此时进行康复活动有一定危险性，因此活动量要在心电监护下逐步增加，活动前做好充分准备，活动中密切观察病情变化，活动后保证体力和精神上的休息是早期活动的关键。原则是从被动活动到自行活动，从半卧位到静坐位，并逐步增加每日活动量或延长每次活动的时间，循序渐进。

五、便秘的护理

AMI患者可因各种原因引起便秘，用力排便时可使腹内压猛增，增加心脏负荷，加重了心肌缺血和氧耗，导致严重的心律失常、室颤甚至猝死。因此，对AMI患者，尤其是急性期2～3周内的排便情况应引起高度重视，加强防止便秘和不可用力排便的宣传教育，指导正确排便，针对不同患者采取相应的措施，实施个体化护理。

（一）原因分析

1. AMI患者在急性期，由于绝对卧床休息，肠蠕动减慢，容易引起便秘。

2. 强烈疼痛和心肌梗死发生后的恐惧感，精神过度紧张，抑制了规律性的排便活动。

3. 排便方式的改变，大多数患者不习惯床上排便，有便意给予抑制，导致粪便在大肠内停留时间过长，水分被吸收过多，使大便干硬而引起便秘。

4. 进食过少，尤其是纤维素和水分摄入过少，肠腔内容物不足，不能有效刺激直肠黏膜引起排便反射。

5. 药物的应用，尤其吗啡、罂粟碱等药物的使用，抑制或减弱胃肠蠕动，促使排便困难。

（二）护理措施

1. 心理护理　AMI患者由于突然发病与剧烈疼痛，往往产生恐惧、紧张心理，又因进入监护病室，接触陌生的环境，高科技的仪器、设备，听见监护仪的报警声，而且没有家属陪护，会出现不可名状的焦虑。对此，应仔细观察患者的心理活动，主动介绍病室周围布局和疾病常识，耐心解答问题，使患者尽快适应环境，打消顾虑，树立信心和认识自我价值，以稳定的情绪、积极乐观的态度面对疾病，配合治疗，达到解除大脑皮层抑制排便动作的影响。

2. 加强宣传教育　向患者讲解AMI的相关知识，发生便秘的可能性，保持大便通畅的重要性和用力排便的危害性，帮助其建立正常的排便条件反射和排便功能。一般最适宜的排便应安排在早餐后15～30分钟，此时训练排便易建立条件反射，日久便可养成定时排便的好习惯。

3. 饮食指导　急性期饮食应以低脂、清淡、易消化食物为主，少食多餐为原则，避免过饱，选食纤维丰富的水果、蔬菜如芹菜、韭菜、香蕉等，食用鲜奶、豆浆、核桃、芝麻、蜂蜜等润肠食物，并保证每日饮水1000mL左右，禁忌烟、酒、茶、辣椒、可乐等刺激性的食品饮料。

4. 排便方法指导　由于环境及排便习惯方式的改变，多数患者开始时不习惯卧床排便或有人在旁。此时，护理人员要耐心向患者反复说明在床上排便的重要性，以取得患者配合，一旦有便意及时告知护士，以便护士及时给予帮助和护理。床上排便时用屏风遮挡，患者应取较舒适的体位，如患者不能适应卧床排便，可将床头抬高20°～30°，以增加患者舒适感。排便时叮嘱患者放松情绪，张口哈气以减轻腹压，勿屏气和用力排便，必要时可预防性含服抗心肌缺血药物，并做好床边监护，以免发生意外。

5. 按摩通便　每日3次按摩患者腹部，将两手搓热放在以脐部为中心的腹壁上，由升结肠向横结肠、降结肠、乙状结肠做环行按摩，每次10分钟，以促进肠蠕动，促使粪便排出。

6. 缓泻剂的应用　根据患者便秘的程度给予相应的处理。可给予果导片、蓖麻油、麻仁润肠丸等药物，每晚服用。也可给予开塞露通便，每次1～2个。患者取侧卧位，把药物挤入直肠后嘱患者做深呼吸，放松腹肌，使药液在直肠中保留5～10分钟后再慢慢排便。用泻药后，密切观察患者的排便情况，防止因排便次数增多而致腹泻，引起脱水和电解质紊乱，同时对肛周皮肤变红时给予皮肤处理，避免压疮发生。

7. 顽固性便秘患者　可选用1∶2∶3灌肠液，行小剂量低位灌肠，可起到良好的润滑作用，促进顺利排便。一般不给老年人大剂量灌肠，以免因结肠突然排空引起意外。

第二节　急性冠状动脉综合征

急性冠状动脉综合征（acute coronary syndromes，ACS）是冠状动脉在原有病变的基础上，由于血栓形成或痉挛而极度狭窄甚至完全闭塞，冠脉血流急剧减少，心肌严重缺血，而导致的一组症候群。在临床上主要包括不稳定心绞痛（unstable angina pectoris，UAP）、急性ST段升高性心肌梗死（ST segment elevation myocardial infarction，STEMI）、急性非ST段升高性心肌梗死（non-ST segment elevation myocardial infarction，NSTEMI）这三类疾病。急性冠脉综合征具有发病急、病情变化快、病死率高的特点，所以患者来诊后均需进行监护，以达到最大限度降低患者住院病死率，这对急诊护理抢救工作提出了新的挑战。

一、概　述

（一）概念

急性冠状动脉综合征（acute coronary syndromes，ACS）是指急性心肌缺血引起的一组临床症状。ACS根据心电图表现可以分为无ST段抬高和ST段抬高型两类。无ST段抬高的ACS包括不稳定性心绞痛（unstable angina pectoris，UA）和无ST段抬高的心肌梗死（NSTEMI）。冠状动脉造影和血管镜研究的结果揭示，UA、NSTEMI常常是由于粥样硬化块破裂，进而引发一系列导致冠状动脉血流减少的病理过程所致。许多试验表明溶栓治疗有益于ST段抬高型ACS，而无ST段抬高者溶栓治疗则未见益处。因此区别两者并不像以前那样重要了，而将两者一并讨论。

UA主要有三种表现形式，即静息时发生的心绞痛、新发生的心绞痛和近期加重的心绞痛。新发生的心绞痛疼痛程度必须达到加拿大心脏学会（Council of Communication Societie，CCS）心绞痛分级至少Ⅲ级方能定义为UA，新发生的慢性心绞痛疼痛程度仅达CCS心绞痛分级Ⅰ～Ⅱ者并不属于UA的范畴。

（二）病理生理

ACS的病理生理基础是由于心肌需氧和供氧的失衡而导致的心肌相对供血不足，主要由5个方面的原因所导致：

1. 不稳定粥样硬化斑块破溃后继发的血栓形成造成相应冠脉的不完全性阻塞，是ACS最常见的原因，由血小板聚集和斑块破裂碎片产生的微栓塞是导致ACS中心肌标志物释放的主要原因。

2. 冠脉存在动力性的梗阻，如变异性心绞痛，这种冠脉局部的痉挛是由于血管平滑肌和／或内皮细胞的功能障碍引起，动力性的血管梗阻还可以由室壁内的阻力小血管收缩导致；另外一种少见的情况是心肌桥的存在，即冠脉有一段行走心肌内，当心肌收缩时，会产生"挤奶效应"导致心脏收缩期冠脉受挤压而产生管腔狭窄。

3. 由内膜增生而非冠脉痉挛或血栓形成而导致的严重冠脉狭窄，这种情况多见于进展期的动脉粥样硬化或经皮穿刺冠脉介入治疗（percutaneous coronary intervention，PCI）后的再狭窄。

4. 冠脉的炎症反应（某些可能与感染有关，如肺炎衣原体和幽门螺旋杆菌），与冠脉的狭窄、斑块的不稳定以及血栓形成密切相关，特别是位于粥样硬化斑块肩部被激活的巨噬细胞和T-淋巴细胞可分泌基质金属蛋白酶，可导致斑块变薄和易于破裂。

5. 继发性UAP，这类患者有着冠脉粥样硬化导致的潜在狭窄，日常多表现为慢性稳定型心绞痛，但一些外来的因素可导致心肌耗氧量的增加而发生UAP，如发热、心动过速、甲亢、低血压、贫血等情况。

冠状动脉粥样斑块破裂、崩溃是ACS的主要原因。斑块破裂后，血管内皮下基质暴露，血小板聚集、激活，继而激活凝血系统形成血栓，阻塞冠状动脉；此外，粥样斑块在致炎因子作用下，可发生炎细胞的聚集和激活，被激活的炎细胞释放细胞因子，激活凝血系统，并刺激血管痉挛，其结果是使冠状血流减少，心肌因缺血、缺氧而损伤，甚至坏死。心肌损伤坏死后，一方面心脏的收缩、舒张功能受损，心脏的射血能力降低，易发生心力衰竭；另一方面，缺血部位心肌细胞静息电位和动作电位均发生改变，与正常心肌细胞之间出现电位差，同时因心梗时患者交感神经兴奋性增高，心肌组织应激性增强，极易出现各种期前收缩、传导阻滞甚至室颤等心律失常。

二、临床表现

（一）症状

UAP引起的胸痛的性质与典型的稳定型心绞痛相似，但程度更为剧烈，持续时间长达20分钟以上，严重者可伴有血流动力学障碍，出现晕厥或晕厥前状态。原有稳定型心绞痛出现疼痛诱发阈值的突然降低；心绞痛发作频率的增加；疼痛放射部位的改变；出现静息痛或夜间痛；疼痛发作时出现新的伴随症状如恶心、呕吐、呼吸困难等；原来可以使疼痛缓解的方法（如舌下含化硝酸甘油）失效，以上皆提示不稳定心绞痛的发生。

老年患者以及伴有糖尿病的患者可不表现为典型的心绞痛症状而表现为恶心、出汗和呼吸困难，还有一部分患者无胸部的不适而仅表现为下颌、耳部、颈部、上臂或上腹部的不适，孤立新出现的或恶化的呼吸困难是UAP中心绞痛等同发作最常见的症状，特别是在老年患者。

（二）体征

UAP发作或发作后片刻，可以发现一过性的第三心音或第四心音以及乳头肌功能不全所导致的收缩期杂音，还可能出现左室功能异常的体征，如双侧肺底的湿啰音、室性奔马律，严重左室功能异常的患者可以出现低血压和外周低灌注的表现，此外，体格检查还有助于发现一些导致继发性心绞痛的因素，如肺炎、甲亢等。

（三）心电图

在怀疑UA发作的患者，心电图（electrocardiogram，ECG）是首先要做的检查，ECG正常并不排除UA的可能，但UA发作时ECG无异常改变的患者预后相对较好。如果胸痛伴有两个以上的相邻导联出现ST的抬高≥1mm，则为STEMI，宜尽早行心肌再灌注治疗。胸痛时ECG出现ST段压低≥1mm、症状消失时ST的改变恢复是一过性心肌缺血的客观表现，持续性的ST段压低伴或不伴胸痛相对特异性差。

相应导联上的T波持续倒置是UA的一种常见ECG表现，这多反映受累的冠脉病变严重，胸前导联上广泛的T波深倒（≥2mm）多提示LAD的近端严重病变。因陈旧心梗ECG上遗有Q波的患者，Q波面向区域的心肌缺血较少引起ST的变化，如果有变化常表现为ST段的升高。

胸痛发作时ECG上ST的偏移（抬高或压低）和／或T波倒置通常随着症状的缓解而消失，如果以上ECG变化持续12小时以上，常提示发生非Q波心梗。心绞痛发作时非特异性的。ECG表现有ST段的偏移≤0.5mm或T波倒置≤2mm。孤立的Ⅲ导联Q波可能是一正常发现，特别是在下壁导联复极正常的情况下。

在怀疑缺血性胸痛的患者，要特别注意排除其他一些引起ST段和T波变化的情况，在ST段抬高的患者，应注意是否存在左室室壁瘤、心包炎、变异性心绞痛、早期复极、预激综合征等情况。中枢神经系统事件以及三环类抗抑郁药或吩噻嗪可引起T波的深倒。

在怀疑心肌缺血的患者，动态的心电图检查或连续的心电监护至为重要，因为Holter显示85%～90%的心肌缺血不伴有心绞痛症状，此外，还有助于检出AMI，特别是在联合连续测定血液中的心脏标志物的情况下。

（四）生化标志物

既往心脏酶学检查特别是CK和CK-MB是区分UA和AMI的手段，对于CK和CK-MB轻度升高不够AMI诊断标准的仍属于UA的范畴。新的心脏标志物TnI和TnT对于判断心肌的损伤，较CK和CK-MB更为敏感和特异，时间窗口更长，既往确诊为UA的患者，有1／5～1／4 TnI或TnT的升高，这部分患者目前属于NSTEMI的范畴，预后较真正的UA患者（TnI／TnT不升高者）要差。肌红蛋白检查也有助于发现早期的心梗，敏感性高而特异性低，阴性结果有助于排除AMI的诊断。

（五）核素心肌灌注显像

在怀疑UA的患者，在症状持续期MIBI注射行心肌核素静息显像发现心肌缺血的敏感性及特异性均高，表现为受累心肌区域的核素充盈缺损，发作期过后核素检查发现心肌缺血的敏感性降低。症状发作期间行核素心肌显像的阴性预测值很高，但是急性静息显像容易遗漏一部分ACS患者（大约占5%），因此不能仅凭一次核素检查即做出处理决定。

三、诊　断

（一）危险分层

1. 高危患者

（1）心绞痛的类型和发作方式：静息性胸痛，尤其既往48小时内有发作者。

（2）胸痛持续时间：持续胸痛20分钟以上。

（3）发作时硝酸甘油缓解情况：含硝酸甘油后胸痛不缓解。

（4）发作时的心电图：发作时动态性的ST段压低≥1毫米。

（5）心脏功能：心脏射血分数<40%。

（6）既往患心肌梗死，但心绞痛是由非梗死相关血管所致。

（7）心绞痛发作时并发心功能不全（新出现的S3音、肺底啰音）、二尖瓣反流（新出现的收缩期杂音）或血压下降。

（8）心脏TnT（TnI）升高。

（9）其他影响危险因素：分层的因素还有高龄（>75岁）、糖尿病、C反应蛋白（C-reaction protein，CRP）等炎性标志物或冠状动脉造影发现是三支病变或者左主干病变。

2. 低危患者特征

（1）没有静息性胸痛或夜间胸痛。

（2）症状发作时心电图正常或者没有变化。

（3）肌钙蛋白不增高。

（二）UAP诊断

UAP诊断依据：

1. 有不稳定性缺血性胸痛，程度在CCSⅢ级或以上。

2. 明确的冠心病证据：心肌梗死、PTCA、冠脉搭桥、运动试验或冠脉造影阳性的病史；陈旧心肌梗死心电图表现；与胸痛相关的ST-T改变。

3. 除外急性心肌梗死。

四、治 疗

（一）基本原则

首先对UAP／NSTFEMI患者进行危险度分层。低危患者通常不需要做冠状动脉造影，合适的药物治疗以及危险因素的控制效果良好。治疗药物主要包括：阿司匹林、肝素（或低分子肝素）、硝酸甘油和β-受体阻滞剂，所有的患者都应使用阿司匹林。血小板糖蛋白Ⅱb／Ⅲa受体拮抗剂（GBⅡb／Ⅲa受体拮抗剂）不适用于低危患者。低危患者的预后一般良好，出院后继续服用阿司匹林和抗心绞痛药物。

高危患者通常最终都要进入导管室，虽然冠脉造影的最佳时机还未统一。目前针对UAP／NSTEMI，存在两种不同的治疗策略，一种为早期侵入策略，即对冠脉血管重建术无禁忌证的患者在可能的情况下尽早行冠脉造影和据此指导的冠脉血管重建治疗；另一种为早期保守治疗策略，在充分的药物治疗的基础上，仅对有再发心肌缺血者或心脏负荷试验显示为高危的患者（不管其对药物治疗的反应如何）进行冠脉造影和相应的冠脉血管重建治疗。

近来多数学者倾向于早期侵入策略，其理由是该策略可以迅速确立诊断，低危者可以早期出院，高危则可以得到有效的冠脉血管重建治疗。没有条件进行介入治疗的社区医院，早期临床症状稳定的患者保守治疗可以作为UAP／NSTEMI的首选治疗，但对于最初保守治疗效果不佳的患者应该考虑适时地进行急诊冠状动脉造影，必要时需介入治疗。在有条件的医院，高危UAP／NSTEMI患者可早期进行冠状动脉造影，必要时行PCI／CABG。在早期冠状动脉造影和PCI／CABG之后，静脉应用血小板GPⅡb／Ⅲa受体拮抗剂可能会使患者进一步获益，并且不增加颅内出血的并发症。

（二）一般处理

所有患者都应卧床休息，开放静脉通道并进行心电、血压、呼吸的连续监测，床旁应配备除颤器。对于有发绀、呼吸困难或其他高危表现的患者应该给予吸氧。并通过直接或间接监测血氧水平确保有足够的血氧饱和度。若动脉血氧饱和度降低至<90%时，应予间歇高流量吸氧。手指脉搏血氧测定是持续监测血氧饱和度的有效手段，但对于无低氧危险的患者可不进行监测。应定期记录18导联心电图以判断心肌缺血程度、范围的动态变化。酌情使用镇静剂。

（三）抗血栓治疗

抗血小板和抗凝治疗是UAP／NSTEMI治疗中的重要一环，它有助于改变病情的进展和减少心肌梗死、心肌梗死复发和死亡。联合应用阿司匹林、肝素和一种血小板Ⅱb／Ⅲa受体拮抗剂代表着最高强度的治疗，适用于有持续性心肌缺血表现和其他一些具有高危特征的患者以及采用早期侵入措施治疗的患者。

抗血小板治疗应尽早，目前首选药物仍为阿司匹林。在不稳定性心绞痛患者症状出现后尽快给予服用，并且应长期坚持。对因过敏或严重的胃肠反应而不能使用阿司匹林的患者，可以使用噻吩吡啶类药物（氯比格雷或噻氯吡啶）作为替代。在阿司匹林或噻吩吡啶药物抗血小板治疗的基础上应该加用普通肝素或皮下注射低分子肝素。有持续性缺血或其他高危的患者，以及计划行经皮冠状动脉介入（percutaneous coronary intervention，PCI）的患者，除阿司匹林和普通肝素外还应加用一种血小板GPⅡb／Ⅲa受体拮抗剂。对于在其后24小时内计划做PCI的不稳定心绞痛患者，也可使用阿昔单抗治疗12～24小时。

（四）抗缺血治疗

1. 硝酸酯类药物　本类药物可扩张静脉血管、降低心脏前负荷和减少左心室舒张末容积，从而降低心肌氧耗。另外，硝酸酯类扩张正常的和硬化的冠状动脉血管，且抑制血小板的聚集。对于UAP患者，在无禁忌证的情况下均应给予静脉途径的硝酸酯类药物。根据反应逐步调整剂量。应使用避光的装置以10μg／min的速率开始持续静脉点滴，每3～5分钟递增10μg／min，出现头痛症状或低血压反应时应减量或停药。

硝酸酯类血流动力学效应的耐受性呈剂量和时间依赖性，无论何种制剂在持续24小时治疗后都会出现耐药性。对于需要持续使用静脉硝酸甘油24小时以上者，可能需要定期增加滴注速率以维持疗效。或使用不产生耐受的硝酸酯类给药方法（较小剂量和间歇给药）。当症状已经控制后，可改用口服剂型治疗。静滴硝酸甘油的耐药问题与使用剂量和时间有关，使用小剂量间歇给药的方案可最大限度地减少耐药的发生。对需要24小时静滴硝酸甘油的患者应周期性的增加滴速维持最大的疗效。一旦患者症状缓解且在12～24小时内无胸痛以及其他缺血的表现，应减少静滴的速度而转向口服硝酸酯类药物或使用皮肤贴剂。在症状完全控制达数小时的患者，应试图给予患者一个无硝酸甘油期避免耐药的产生，对于症状稳定的患者，不宜持续24小时静滴硝酸甘油，可换用口服或经皮吸收型硝酸酯类制剂。另一种减少耐药发生的方法是联用一种巯基提供剂如卡托普利或N-乙酰半胱氨酸。

2. β受体阻滞剂　β受体阻滞剂的作用可因交感神经张力、左室壁应力、心脏的变力性和变时性的不同而不同。β受体阻滞剂通过抑制交感神经张力、减少斑块张力达到减少斑块破裂的目的。因此β受体阻滞剂不仅可在AMI后减少梗死范围，而且可有效地降低UAP演变成为AMI的危险性。

3. 钙通道阻断剂　钙通道阻断剂并不是UAP治疗中的一线药物，随机临床试验显示，钙通道阻断剂在UAP治疗中的主要作用是控制症状，钙通道阻断剂对复发的心肌缺血和远期死亡率的影响，目前认为短效的二氢吡啶类药物如硝苯地平，单独用于急性心肌缺血反而会增加死亡率。

4. 血管紧张素转换酶抑制剂（angiotensin converting enzyme inhibitor，ACEI）ACEI可以减少急性冠状动脉综合征患者、近期心肌梗死者或左心室收缩功能失调患者、有左心室功能障碍的糖尿病患者，以及高危慢性冠心病患者的死亡率。因此ACS患者以及用β受体阻滞剂与硝酸酯类不能控制的高血压患者如无低血压均应联合使用ACEI。

（五）介入性治疗

UAP／NSTEMI中的高危患者早期（24小时以内）干预与保守治疗基础上加必要时紧急干预比较，前者明显减少心肌梗死和死亡的发生，但早期干预一般应该建立在使用血小板糖蛋白Ⅱb／Ⅲa受体拮抗剂和／或口服氯吡格雷的基础之上。

冠状动脉造影和介入治疗（PCI）的适应证：

1．顽固性心绞痛，尽管充分的药物治疗，仍反复发作胸痛。

2．尽管充分的药物治疗，心电图仍有反复的缺血发作。

3．休息时心电图ST段压低，心脏标志物（肌钙蛋白）升高。

4．临床已趋稳定的患者出院前负荷试验有严重缺血征象，如最大运动耐量降低，不能以其他原因解释者；低做功负荷下几个导联出现较大幅度的ST段压低；运动中血压下降；运动中出现严重心律失常或运动负荷同位素心肌显像示广泛或者多个可逆的灌注缺损。

5．超声心动图示左心室功能低下。

6．既往患过心肌梗死，现有较长时间的心绞痛发作者。

五、护理措施

患者到达急诊科，护士是第一个接待者，护士必须在获得检查数据和医生做出诊断之前，选择必要的紧急处置措施。急诊护士尤其应在ACS综合征患者给予适时、有效的治疗方面发挥作用。护士需要在医疗资源有限的环境下，在患者床边判定紧急情况，减少延误。作为急诊护士还要具备心脏病护理技术，能处置AMI，用电子微量注射泵进行输液，识别心律失常和准确处理严重心脏危象。

（一）病情观察

1．ACS患者病情危重、变化迅速、随时都可能出现严重的并发症。

2．要认真细致地观察患者的精神状况、面色、意识、呼吸、注意有无出冷汗、四肢末梢发凉等。

3．经常询问患者有无胸痛、胸闷，并注意伴随的症状和程度，尤其是夜间。

4．常规持续心电、血压监护，严密观察心率（律）、心电图示波形态变化，对各种心律失常及时识别，并报告医生及时处理。

5．有低血压者给予血压监护直到血压波动在正常范围。

6．有心力衰竭者给予血氧饱和度监测，以保证血氧饱和度在95%～99%。

7．急性心肌梗死患者还要定时进行心电图检查和心肌酶的检测，了解急性心肌梗死的演变情况。

8. 在监护期间，应注意患者有无出血倾向。观察患者的皮肤、黏膜、牙龈有无出血。观察尿的颜色。询问有无腹痛、腰痛、头痛现象。对行尿激酶溶栓治疗的急性心肌梗死患者，更应严密观察。

（二）病情评估

ACS的患者常需急诊入院，将患者送入监护室后，急诊科护士迅速地评估患者是否有高度危险性或低度危险性非常重要。根据评估情况严格按照急诊护理路径，迅速采取相应措施。

1. 危险评估　迅速地评估患者是否有高度或低度危险的ACS，这是当今对护士的最大挑战。

（1）有研究表明约33％的AMI的患者在发病初期无胸痛的表现，然而这些被延迟送入医院的患者有更高的危险性，因为无典型胸痛的患者很少能及时得到溶栓、血管成形术或阿司匹林、β阻滞剂、肝素等药物治疗。

（2）每年大约460万具有急性冠脉局部缺血症状的患者来到急诊科，其中只有大约25％的患者确诊后被允许入院。

（3）在急诊科疑为ACS的患者中，只有约1／3有"真的病变"。

急诊护理决定性的作用在于快速完成对患者的评估，并且在早期对ACS高危人群提供及时的紧急看护照顾，使病情缓解。据统计，每年有100万人发生AMI，约25％的患者在到达急诊科前死亡。那些到达医院的患者仍有死亡可能。

2. 早期危险评估的7分危险评分量表

（1）年龄>65岁。

（2）存在3个以上冠心病危险因素。

（3）既往血管造影证实有冠状动脉阻塞。

（4）胸痛发作时心电图有ST段改变。

（5）24小时内有2次以上心绞痛发作。

（6）7天内应用了阿司匹林。

（7）心肌坏死标记物升高。

具有上述危险因素的患者出现死亡、心肌梗死或需血管重建的负性心脏事件的可能性增高。评分越高危险性越大，且这些患者从低分子肝素、血小板GP Ⅱb／Ⅲa受体拮抗剂和心脏介入等治疗中获益也越大。这一评分系统简单易行，使早期对患者进行客观的危险分层成为可能，有利于指导临床对患者进行及时正确的治疗。

（三）急救护理

1. 早期干预原则　在急诊情况下，一旦胸痛患者明确了ACS的诊断，快速和有效的干预即迅速开始。在美国心脏病学会和美国心脏联合会制定的ACS治疗指南中曾推荐：

患者应在发病10分钟内到达急诊科，对所有不稳定心绞痛患者给予吸氧、静脉输液、连续的心电图（electrocardiogram，ECG）监护。并依据临床表现将患者分为高度危险、中度危险和低度危险。高度危险患者严格管理，低度危险患者必须按监护程序治疗，并定期随访，急诊护士和医师必须精确地估定患者的危险层次。

2. 干预时间分期 早期干预分为4个节段，称为4Ds。时间（症状，Symptom），症状开始时间点，它代表着冠状动脉闭塞的时间，虽然它是个比较好的指标，但不是完美的时间点。

时间1（门口，Door）：患者入急诊科的时间点。

时间2（资料，Data）：患者进行初步检查及心电图等材料的时间点。

时间3（决定，Decision）：决定是否进行溶栓治疗或进一步检查。

时间4（药物，Drug）：开始用药物或治疗的时间点。

其中时间1～2：6～11分钟；2～3：20～22分钟；3～4：20～37分钟。

GISSI-2研究中，不足30%的患者在症状发生后3小时才得到治疗。耽搁时间在3～5小时，其主要原因是：

（1）患者本身的耽搁：患者在就医问题上耽搁时间是延误时间的一个主要因素，其原因多在患者发病的初期症状较轻、未意识到病情的严重性，或地处偏僻，交通不便。

（2）运送患者的过程：患者发病后运送至医院途中，也要耽搁一些时间，据估计一般约为30分钟到数小时。

（3）医院内耽搁：患者到达医院以后耽搁时间是相当普遍的。在多数研究中，从患者到达医院至实施溶栓治疗，耽搁45～90分钟。

在症状发作不到1小时内接受治疗的患者6周病死率为3.2%；在症状发作4小时接受治疗的患者6周病死率为6.2%。事实上非常早期的综合治疗（包括市区及郊区）可减少50%心肌梗死的发病率。"4Ds"在减少从发病到处理的时间延误方面发挥了积极作用。

3. 急诊过程耽搁 ACS患者急诊就诊耽搁主要在：

（1）患者到医院接受医师检查时；

（2）对患者胸痛评估时，因为这需要仔细观察；

（3）做ECG时；

（4）在当诊断技师不能及时识别ST变化，ECG报告延迟传递到内科医师时。

为避免这些急诊耽搁，有些医院尝试由急诊科护士做ECG，并直接由医师快速阅读ECG。还可自行设计护理观察记录文书，既节省了护士书写的时间，又提高了护理质量标准。

4. 一般急救措施

（1）立即让患者采取舒适体位，并发心力衰竭者给半卧位。

（2）常规给予吸氧，3～5L/min。

（3）连接好心电监护电极和测血压的袖带（注意电极位置应避开除颤区域和心电

图胸前导联位置）。开启心电监护和无创血压监护。必要时给予血氧饱和度监护。

（4）协助给患者做全导联心电图作为基础心电图，以便对照。

（5）在左上肢和左下肢建立静脉通路，均留置Y形静脉套管针（以备抢救和急诊介入手术中方便用药）。

（6）备好急救药品和除颤器。

（7）抗凝疗法：给予嚼服肠溶阿司匹林100～300mg，或加用氯吡格雷片75mg，1次／d，皮下注射低分子肝素等。

（8）介入疗法：对于ACS患者的治疗尤其是急性心肌梗死，尽快重建血运极为重要，对行急诊PCI的患者应迅速做好术前各项准备。

5. 急诊经皮冠状动脉介入治疗（percutaneous coronary intervention，PCI）的术前准备

（1）首先向患者及家属介绍介入诊断和治疗的目的、方法、优点。

（2）急查血常规，血凝全套，心肌酶谱，甲、乙、丙肝抗体，抗HIV等，术区备皮，做碘过敏皮试。

（3）让患者排空膀胱，必要时留置导尿管。

（4）嚼服肠溶阿司匹林0.3克，口服氯吡格雷片300mg，备好沙袋，氧气袋，全程监护，护送患者到导管室。

6. 急诊PCI术后监护

（1）患者返回病房后，护士立即进行心电、血压的监护，注意心率（律）变化。

（2）急诊PCI患者术后常规留置动脉鞘管6～12小时。嘱患者术侧肢体伸直制动，防止鞘管脱出、折断和术侧肢体的血栓形成。观察术区有无渗血，触摸双侧足背动脉搏动情况，皮肤颜色和肢体温度的变化。协助按摩术侧肢体。

（3）动脉鞘管拔管前向患者说明拔管的简要过程，消除紧张心理。医生拔管时，护士应准备好急救药品，如阿托品、多巴胺等，观察患者心电监护和血压。拔管后，穿刺部位进行加压包扎，观察有无渗血，保持局部清洁无菌，严格交接班并做好记录。

（四）心肌耗氧量与护理

在ACS发病的极早期患者心肌脆弱，电活动极不稳定，心脏供血和耗氧量之间的矛盾非常突出，因此在发病早期，尤其是24小时以内，限制患者活动，降低心肌耗氧量，缓解心肌供血和需求之间的矛盾，对保证患者平稳度过危险期，促进心肌恢复，具有非常重要的意义。

1. 心肌耗氧量　影响心肌耗氧量的主要因素有心脏收缩功、室壁张力、心肌体积。Katz提出以二项乘积（D-P）作为心肌耗氧量的指标，其公式为最大血压乘以心率。由于该指标计算方法简单，可重复性好，临床研究证实其与心肌耗氧量的真实情况相关性好，已被广泛应用于临床。

2. 排便动作　各种干预因素都可以引起D-P的增加，排便时患者需要屏住呼吸，

使膈肌下沉，收缩腹肌，增加腹压，这一使力的动作，加上卧位排便造成的紧张、不习惯等因素，会导致血压升高和心率加快，从而加重心脏负担，使心脏的氧供和氧耗之间失衡，增加心律失常的发生危险。因此在护理中：

（1）必须确实保证ACS患者大便通畅，如给予缓泻剂、开塞露等。

（2）另有研究表明坐位排便的运动强度低于卧位排便，故对无法适应卧位排便的患者在监护的情况下试行坐位排便，以缓解其焦虑情绪。

（3）在患者排便期间还必须加强监护，要有护士在场，以应付可能出现的意外情况。

3. 接受探视　患者接受探视时D-P增加明显。亲友的来访使患者情绪激动，交感神经兴奋，心脏兴奋性增强，心肌耗氧量增加，尤其是来访者表现的过度紧张和不安时更是如此。因此在护理中：①应尽可能地减少探视的次数。②对来访者应事先进行教育，说明避免患者情绪波动对患者康复的意义。③对经济有困难的患者，应劝其家属暂不谈及经费问题。

4. 音乐疗法　曾有研究表明对心肌梗死及不稳定心绞痛患者进行音乐疗法，可使其情绪稳定，交感神经活动减少，副交感神经活动增强，从而使心肌耗氧量减少。但有些研究没有得出类似的结果，其原因可能是对象和乐曲的选择有问题，很难想象一个乐盲和一个音乐家对同一首曲子会有同样的反应，也很难想象一个人在听到音乐和听到哀乐时会有一样的心情。因此在进行音乐疗法时应加强针对性。

第三节　心律失常

正常心律起源于窦房结，频率60~100次/分钟（成人），比较规则。窦房结冲动经正常房室传导系统顺序激动心房和心室，传导时间恒定（成人0.12~1.21秒）；冲动经束支及其分支以及浦肯野纤维到达心室肌的传导时间也恒定（≤0.10s）。心律失常指心律起源部位、心搏频率与节律以及冲动传导等任一项异常。"心律失常"或"心律不齐"等词的含义偏重于表示节律的失常，心律失常既包括节律又包括频率的异常。常见的有窦性心律不齐、心动过速、心动过缓、期前收缩、心房颤动、心脏传导阻滞等。

一、分类

心律失常分类方法繁多，较简明的有以下两类。

（一）按病理生理分类

1. 激动起源失常

（1）窦性心律失常：①窦性心动过速；②窦性心动过缓；③窦性心律不齐；④窦

性停搏；⑤窦房传导阻滞。

（2）异位心律失常：

1）被动性：①逸搏：房性、结性、室性；②异位心律：房性、结性、室性。

2）主动性：①期前收缩：房性、结性、室性；②异位心律：阵发性心动过速：房性、结性、室性；扑动与颤动：房性、室性；"非阵发性"心动过速：结性、室性；③并行心律：房性、结性、室性。

2. 激动传导失常

（1）生理性传导阻滞–干扰与脱节：房性、结性、室性。

（2）病理性传导阻滞：①窦房传导阻滞；②房内传导阻滞；③房室传导阻滞：第一度房室传导阻滞、第二度房室传导阻滞、第三度（完全性）房室传导阻滞；④室内传导阻滞：分为完全性室内传导阻滞和不完全性束支传导阻滞，前者又分为完全性左束支和完全性右束支传导阻滞。

3. 传导途径异常　预激综合征。

（二）临床分类

心律失常可按其发作时心率的快慢分为快速性和缓慢性两大类。

1. 快速性心律失常

（1）期前收缩：房性、房室交界性、室性。

（2）心动过速：①窦性心动过速。②室上性：阵发性室上性心动过速、非折返性房性心动过速、非阵发性交界性心动过速。③室性：室性心动过速（阵发性、持续性）、尖端扭转型、加速性心室自主心律。

（3）扑动和颤动：心房扑动、心房颤动、心室扑动、心室颤动。

（4）可引起快速性心律失常的预激综合征。

2. 缓慢性心律失常

（1）窦性心动过缓、窦性停搏、窦房传导阻滞、病态窦房结综合征。

（2）房室交界性心律。

（3）心室自主心律。

（4）引起缓慢性心律失常的传导阻滞：①房室传导阻滞：一度、二度（I型、Ⅱ型）、三度。②心室内传导阻滞：完全性右束支传导阻滞、完全性左束支传导阻滞、左前分支阻滞、左后分支阻滞、双侧束支阻滞、右束支传导阻滞并发分支传导阻滞、三分支传导阻滞。

二、发病机制

（一）快速性心律失常

1. 冲动传导异常——折返　折返是发生快速心律失常的最常见的机制。形成折返激动的条件是：

（1）心脏的两个或多个部位的电生理的不均一性（即传导性或不应性的差异），这些部位互相连接，形成一个潜在的闭合环；

（2）在环形通路的基础上一条通道内发生单向阻滞；

（3）可传导通道的传导减慢，使最初阻滞的通道有时间恢复其兴奋性；

（4）最初阻滞的通道的再兴奋，从而可完成一次折返的激动。

冲动经过这个环反复循环，引起持续性加速心律失常。折返心律失常能由期前收缩发动和终止，也能由快速刺激终止（称为超速抑制）。这些特点有助于区别折返性心律失常和触发活动引起的心律失常。

2. 自律性增高　窦房结和异位起搏点的自律性增强。窦房结或其某些传导纤维的自发性除极明显升高，该处所形成的激动更可控制整个心脏导致心动过速，或提前发出冲动形成期前收缩。多发生于以下病理生理状态：

（1）内源性或外源性儿茶酚胺增多。

（2）电解质紊乱（如高血钙、低血钾）。

（3）缺血缺氧。

（4）机械性效应（如心脏扩大）。

（5）药物：如洋地黄等。

3. 触发活动　在某些情况下，如局部儿茶酚胺浓度增高、低血钾、高血钙、洋地黄中毒等，在心房、心室或希氏-浦肯野组织能看到触发活动。这些因素导致细胞内钙的积累，引起动作电位后的除极化，称为后除极化。当后除极化的振幅继续增高时，能达到阈水平和引起重复的激动。连续触发激动即可形成阵发性心动过速。

（二）缓慢性心律失常

1. 窦房结自律性受损　如因炎症、缺血、坏死或纤维化可致窦房结功能衰竭，起搏功能障碍，引起窦性心动过缓，窦性停搏。

2. 传导阻滞

（1）窦房结及心房病变，可引起窦房传导阻滞，房内传导阻滞；

（2）房室传导阻滞是由于房室结或房室束的传导功能降低，窦房结的兴奋激动不能如期向下传导而引起。可分为生理性和病理性两种，病理性常见于风湿性心肌炎、白喉及其他感染、冠心病、洋地黄中毒等，生理性多系迷走神经兴奋性过高。

三、临床表现与诊断

（一）临床表现

心律失常常见于各种原因的心脏病患者，少数类型也可见于无器质性心脏病的正常人。其临床表现是一种突然发生的规律或不规律的心悸、胸痛、眩晕、心前区不适感、憋闷、气急和手足发凉等。严重时可产生晕厥、心源性休克，甚至心搏骤停而危及生命。有少部分心律失常患者可无症状，仅有心电图改变。

各种类型的心律失常对脑部血液循环的影响并不相同。在房性及室性期前收缩时，脑血流量降低8%~12%，其中室性期前收缩使脑血流量降低的程度较房性期前收缩更大；偶发的期前收缩对脑循环血量影响较小，而频发的期前收缩对脑血液循环影响更大。室上性阵发性心动过速使脑血流量下降约14%；快速心房颤动时，脑血流量降低约23%；室性阵发性心动过速时影响还要加大，脑血流量下降40%~75%。如果患者平时健康，心律失常所引起的脑血流量减少可使患者出现一过性脑缺血，有的不发生症状。

但在老年患者，如果原有脑动脉硬化，本来脑血流量已经减少，当心律失常发生后，脑血流量进一步减少，更加重了脑缺血的症状，患者往往出现晕厥、抽搐、昏迷，甚至出现一过性或永久性脑损害征象，如失语、失明、瘫痪等。

当心律失常发生时，肾血流量发生不同程度的减少。多发性房性或室性期前收缩，肾血流量减少8%~10%；房性阵发性心动过速时肾血流量减少约18%；室性阵发性心动过速时肾血流量减少约60%；快速房颤时，肾血流量减少约20%；如果发生严重的心律失常，肾血流量进一步减少，可能有利于保护其他重要器官。由于肾血流量的减少，患者可出现少尿、蛋白尿、氮质血症，甚至导致肾功能衰竭。

各种心律失常均可引起心脏冠状动脉血流量的减少。经测定房性期前收缩使冠状动脉血流量减少约5%；室性期前收缩使冠状动脉血流量减少约12%；频发室性期前收缩使冠状动脉血流量减少约25%；房性阵发性心动过速使冠状动脉血流量减少约35%；室性阵发性心动过速使冠状动脉血流量减少达60%；冠状动脉正常的人，可以耐受快速的心律失常所引起的冠状动脉血流量的降低，而不发生心肌缺血。如果冠状动脉原来有硬化、狭窄时，即使轻度的心律失常也会发生心肌缺血，甚至心力衰竭。因此，这类患者常出现心绞痛、气短、肺水肿、心力衰竭的症状。

（二）诊断

1. 病史　详细的病史可对诊断提供有用的线索，尤其对病因诊断意义更大。

2. 体检　听心音、测心率，对心脏的体征做细致检查，有助于诊断。

3. 心电图　是最重要的诊查技术。判断心电图的要点：

（1）节律是否规则，速率正常、过快或过慢。

（2）P波的形态和时限是否正常。

（3）QRS波的形态和时限。

（4）PR间期的速率和节律性。

（5）ST段正常、下降或抬高。

（6）T波向上或向下。

4. 其他辅助检查　动态心电图、运动试验、食管心电图描记、临床电生理检查等。

四、治疗

心律失常的治疗应包括发作时治疗与预防发作。除病因治疗外，尚可分为药物治疗和非药物治疗两方面。

（一）病因治疗

病因治疗包括纠正心脏病理改变、调整异常病理生理功能（如冠脉动态狭窄、泵功能不全、自主神经张力改变等），以及去除导致心律失常发作的其他诱因（如电解质失调、药物不良反应等）。

（二）药物治疗

药物治疗缓慢心律失常一般选用增强心肌自律性和／或加速传导的药物，如拟交感神经药（异丙-肾上腺素等）、迷走神经抑制药物（阿托品）或碱化剂（乳酸钠或碳酸氢钠）。治疗快速心律失常则选用减慢传导和延长不应期的药物，如迷走神经兴奋剂（新的明、洋地黄制剂）、拟交感神经药间接兴奋迷走神经（甲氧明、去氧肾上腺素）或抗心律失常药物。

目前临床应用的抗心律失常药物已有数10种，常按药物对心肌细胞动作电位的作用来分类。Ⅰ类药抑制0相除极，曾被称为膜抑制剂，按抑制程度强弱及对不应期和传导速度的不同影响，再分为Ⅰa、Ⅰb和Ⅰc亚类，分别以奎尼丁、利多卡因和恩卡尼作为代表性药物。Ⅱ类为肾上腺素能β受体阻滞剂；Ⅲ类延长动作电位时限和不应期，以胺碘酮为代表性药物；Ⅳ类为钙内流阻滞剂，以维拉帕米为代表性药物。

抗心律失常药物治疗不破坏致心律失常的病理组织，仅使病变区内心肌细胞电生理性能如传导速度和／或不应期长短有所改变，长期服用均有不同程度的不良反应，严重的可引起室性心律失常或心脏传导阻滞而致命。因而临床应用时宜严格掌握适应证，并熟悉几种常用抗心律失常药物的作用，包括半衰期、吸收、分解、排泄、活性代谢产物、剂量和不良反应。

（三）非药物治疗

非药物治疗包括机械方法兴奋迷走神经、心脏起搏器、电复律、电除颤、体内自动电除颤器、射频消融和冷冻或激光消融以及手术治疗等。反射性兴奋迷走神经的方法有压迫眼球、按摩颈动脉窦、捏鼻用力呼气和屏住气等。心脏起搏器多用于治疗缓慢心律失常，以低能量电流按预定频率有规律地刺激心房或心室，维持心脏活动；亦用于治疗折返性快速心律失常和心室颤动，通过程序控制的单个或连续快速电刺激中止折返形成。直流电复律和电除颤分别用于终止异位性快速心律失常发作和心室颤动，用高压直流电短暂经胸壁作用或直接作用于心脏，使正常和异常起搏点同时除极，恢复窦房结的最高起搏点。为了保证安全，利用患者心电图上的R波触发放电，避开易损期除极发生心室颤动的可能，称为同步直流电复律，适用于心房扑动、心房颤动、室性和室上性心动过速的转复。治疗心室扑动和心室颤动时则用非同步直流电除颤。电除颤和电复律疗效迅速、可靠而安全，是快速终止上述快速心律失常的主要治疗方法，但并无预防发作的作用。

五、护理措施

（一）病情观察

1. 心律　当心电图或心电示波监护中发现以下任何一种心律失常，应及时与医师联系，并准备急救处理。

（1）频发室性期前收缩（每分钟5次以上）或室性期前收缩呈二联律。

（2）连续出现两个以上多源性室性期前收缩或反复发作的短阵室上性心动过速。

（3）室性期前收缩落在前一搏动的T波之上（RonT现象）。

（4）心室颤动或不同程度房室传导阻滞。

2. 心率　当听心率、测脉搏1分钟以上发现心音、脉搏消失，心率低于40次／分钟或心率大于160次／分钟的情况时应及时报告医师并做出及时处理。

3. 血压　如患者血压低于80mmHg（10.6kPa），脉压小于20mmHg（2.7kPa），面色苍白，脉搏细速，出冷汗，神志不清，四肢厥冷，尿量减少，应立即进行抗休克处理。

4. 阿-斯综合征　患者意识丧失，昏迷或抽搐，此时大动脉搏动消失，心音消失，血压测不到，呼吸停止或发绀，瞳孔放大。

5. 心脏骤停　突然意识丧失，昏迷或抽搐，此时大动脉搏动消失，心音消失，血压为0，呼吸停止或发绀，瞳孔放大。

6. 听诊的应用　利用听诊器可以对下列心律失常做出诊断：

（1）窦性心律不齐、窦性心动过速、窦性心动过缓。

（2）期前收缩：根据患者期前收缩的心音强弱及其后的间歇时间的长短，来判定期前收缩是房性或是室性。

（3）心房颤动和心房扑动：根据心音强弱不一，节律不齐可以诊断房颤。

但是，利用听诊器判断心律失常仍有它的局限性，在临床上有些心律失常是无法用听诊器发现的，如预激综合征、Ⅰ度房室传导阻滞、室内传导阻滞等。对于期前收缩，用听诊器也很难诊断其起源和性质。

（二）对症处理

1. 阿-斯综合征抢救配合

（1）可叩击心前区或进行胸外心脏按压，通知医师，并备齐各种抢救药物及用品。

（2）静脉推注肾上腺素或阿托品等药物。

（3）心室颤动时积极配合医师做电击除颤，或安装人工心脏起搏器。

2. 心脏骤停抢救配合。

（三）一般护理

1. 休息　对于偶发、无器质性心脏病的心律失常，不需卧床休息，注意劳逸结合，对有血流动力学改变的轻度心律失常患者应适当休息，避免劳累。严重心律失常者应卧床休息，直至病情好转后再逐渐起床活动。

2. 生活方式　压力过大常可引起患者心率增快，并触发某种心律失常。放松疗法有助于预防或控制压力引起的心律失常。运动、沉思及瑜伽功等有助于调节自主神经张力。由于香烟中的尼古丁也可以导致心律失常，故应积极戒烟。限制摄入咖啡等其他刺激性饮料，它们可使心率加快。

3. 营养及饮食　无机钙、镁和钾在调节心脏活动中起了关键性作用。当机体缺乏这些物质时，就会出现心律失常（但是过量也会引发一些问题，特别是钙）。静脉内使用镁剂可以纠正心动过速及其他一些心律失常。可以从坚果、蚕豆、大豆、麸糠、深绿叶蔬菜和鱼中获得镁。许多水果和蔬菜中含有钾。注意摄取太多的盐类和饱和脂肪酸会耗尽肌体的镁、钾储备；同样使用大量的利尿剂或泻药，也可造成低钾、低镁。

4. 药疗护理　根据不同抗心律失常药物的作用及不良反应，给予相应的护理，如利多卡因可致头晕、嗜睡、视力模糊、抽搐和呼吸抑制，因此静脉注射累积不宜超过300 mg／2h；普罗帕酮易致恶心、口干、头痛等，故宜饭后服用；奎尼丁可出现神经系统方面改变，同时可致血压下降、QRS波增宽，QT间期延长，故给药时须定期测心电图、血压、心率，若血压下降、心率慢或不规则应暂时停药。

（四）简便疗法

1. 面部寒冷刺激　海狮潜入冰冷的水下是通过自主神经反射使心率快速减慢，保护自己。人类也有自主神经反射，它对终止偶发的心动过速十分重要。发生心律失常时，将面部浸入冷水中，有可能使心动过速停止。

2. 深呼吸后屏气，可使迷走神经兴奋，也可终止心动过速。

3. 轻压颈部右侧突出的颈动脉（颈动脉窦），有助于中止心动过速。但老年人慎用，颈动脉窦过敏者禁用，有时可致心脏停搏。

4. 对于室上性心律失常，可试用"迷走神经兴奋法"治疗。坐下向前弯腰，然后屏住呼吸做吹气动作，像吹气球一样。

总之，作为护士应该知道患者所患的是什么病，容易发生的是哪一种心律失常，有什么预防和治疗方法。这样才能在患者出现病情变化时，做出准确的抢救护理，从而提高抢救的成功率。

第四节 高血压危象

在急诊工作中，常常会遇到一些血压突然或显著升高的患者，伴有症状或有心、脑、肾等靶器官的急性损害，如不立即进行降压治疗，将产生严重并发症或危及患者生命，称为高血压危象。其发病率占高血压患者的1%~5%。

一、概述

以往的文献和教科书中有关高血压患者血压急速升高的术语有：高血压急症、高血压危象、高血压脑病、恶性高血压、急进型高血压等。不同的作者所给的定义以及包含的内容有所不同，有些甚至比较混乱。美国高血压预防、检测、评价和治疗的全国联合委员会第七次报告（JNC7）对高血压急症和次急症给出了明确的定义。高血压急症指血压急性快速和显著持续升高同时伴有急性靶器官损害。如果仅有血压显著升高，但不伴靶器官新近或急性功能损害，则定义为高血压次急症。广义的高血压危象包括高血压急症和次急症；狭义的高血压危象等同于高血压急症。

值得注意的是，高血压急症与高血压次急症均可并发慢性器官损害，但区别两者的唯一标准是有无新近发生的或急性进行性的严重靶器官损害。高血压水平的绝对值不构成区别两者的标准，因为血压水平的高低与是否伴有急性靶器官损害或损害的程度并非成正比。例如，孕妇的血压在210／120mmHg（28.0／16.0kPa）可能会并发子痫，而慢性高血压患者血压高达220／140mmHg（29.3／18.7kPa）可能无明显症状，前者隶属于高血压急症，而后者则被视为高血压次急症。临床上，有些高血压急症患者可能过去已经有高血压（原发性或继发性），而有些患者可能首次就诊才发现高血压。

二、病因与发病机制

（一）病因

高血压急症的病因临床上主要包括：①急性脑血管病：脑出血、脑动脉血栓形成、脑栓塞、蛛网膜下腔出血等；②主动脉夹层动脉瘤；③急性左心衰竭伴肺水肿；④急性冠状动脉综合征（不稳定心绞痛、急性心肌梗死）；⑤先兆子痫、子痫；⑥急性肾衰竭；⑦微血管病性溶血性贫血。

高血压次急症的病因临床上主要包括：①高血压病3级（极高危）；②嗜铬细胞瘤；③降压药物骤停综合征；④严重烧伤性高血压；⑤神经源性高血压；⑥药物性高血压；⑦围术期高血压。

（二）促发因素

高血压危象的促发因素很多，最常见的是在长期原发性高血压患者中血压突然升高，占40%~70%。另外，25%~55%的高血压危象患者有可查明原因的继发性高血压，肾实质病变占其中的80%。高血压危象的继发性原因主要包括：

1. 肾实质病变　原发性肾小球肾炎、慢性肾盂肾炎、间质性肾炎。

2. 涉及肾脏的全身系统疾病　系统性红斑狼疮、系统性硬皮病、血管炎。

3. 肾血管病　结节性多动脉炎、肾动脉粥样硬化。

4. 内分泌疾病　嗜铬细胞瘤、库兴综合征、原发性醛固酮增多症。

5. 药品　可卡因、苯异丙胺、环孢素、可乐定、苯环利定。

6. 主动脉狭窄。

7. 子痫和先兆子痫。

（三）发病机制

各种高血压危象的发病机制不尽相同，某些机制尚未完全阐明，但与下列因素有关。

1. 交感神经张力亢进和缩血管活性物质增加　在各种应激因素（如严重精神创伤、情绪过于激动等）作用下，交感神经张力、血液中血管收缩活性物质（如肾素、血管紧张素Ⅱ等）大量增加，诱发短期内血压急剧升高。

2. 局部或全身小动脉痉挛

（1）脑及脑细小动脉持久性或强烈痉挛导致脑血管继之发生"强迫性"扩张，结果脑血管过度灌注，毛细血管通透性增加，引起脑水肿和颅内高压，诱发高血压脑病。

（2）冠状动脉持久性或强烈痉挛导致心肌明显缺血、损伤甚至坏死等，诱发急性冠脉综合征。

（3）肾动脉持久性或强烈收缩导致肾脏缺血性改变、肾小球内高压力等，诱发肾衰竭。

（4）视网膜动脉持久性或强烈痉挛导致视网膜内层组织变性坏死和血-视网膜屏障破裂，诱发视网膜出血、渗出和视神经盘水肿。

（5）全身小动脉痉挛导致压力性多尿和循环血容量减少，反射性引起缩血管活性物质进一步增加，形成病理性恶性循环，加剧血管内膜损伤和血小板聚集，最终诱发心、脑、肾等重要脏器缺血和高血压危象。

3. 脑动脉粥样硬化　高血压促成脑动脉粥样硬化后，斑块或血栓破碎脱落易形成栓子，微血管瘤形成后易于破裂，斑块和／或表面血栓形成增大，最终致动脉闭塞。在血压增高、血流改变、颈椎压迫、心律不齐等因素作用下易发生急性脑血管病。

4. 其他引起高血压危象的相关因素　尚有神经反射异常（如神经源性高血压危象等）、内分泌激素水平异常（如嗜铬细胞瘤高血压危象等）、心血管受体功能异常（如降压药物骤停综合征等）、细胞膜离子转移功能异常（如烧伤后高血压危象等）、肾素–血管紧张素–醛固酮系统的过度激活（如高血压伴急性肺水肿等）。此外，内源性生物活性肽、血浆敏感因子（如甲状旁腺高血压因子、红细胞高血压因子等）、胰岛素抵抗、一氧化氮合成和释放不足、原癌基因表达增加以及遗传性升压因子等均在引起高血压急症中起一定作用。

三、诊断

接诊严重的高血压患者后，病史询问和体格检查应简单而有重点，目的是尽快鉴别高血压急症和次急症。应询问高血压病史、用药情况、有无其他心脑血管疾病或肾脏疾病史等。除测量血压外，应仔细检查心血管系统、眼底和神经系统，了解靶器官损害程度，评估有无继发性高血压。如果怀疑继发性高血压，应在治疗开始前留取血液和尿液标本。实验室检查至少应包括心电图和尿常规。

高血压急症患者通常血压很高，收缩压>210mmHg（28.0kPa）或舒张压>140mmHg（18.7kPa）。但是，鉴别诊断的关键因素通常是靶器官损害，而不是血压水平。妊娠妇女或既往血压正常者血压突然增高、伴有急性靶器官损害时，即使血压测量值没有达到上述水平，仍应视为高血压急症。

单纯血压很高，没有症状和靶器官急性或进行性损害证据的慢性高血压患者（其中可能有一部分为假性高血压患者），以及因为疼痛、紧张、焦虑等因素导致血压进一步增高的慢性高血压患者，通常不需要按高血压急症处理。

四、治疗

治疗的选择应根据对患者的综合评价诊断而定，靶器官的损害程度决定血压下降到何种安全水平以限制靶器官的损害。

（一）一般处理

高血压急症应住院治疗，重症应收入CCU（ICU）病房。酌情使用有效的镇静药以消除患者恐惧心理。在严密监测血压、尿量和生命体征的情况下，视临床情况的不同，应用短效静脉降压药物。定期采血监测内环境情况，注意水、电解质、酸碱平衡情况、肝、肾功能，有无糖尿病，心肌酶是否增高等，计算单位时间的出入量。降压过程中应严密观察靶器官功能状况，如神经系统的症状和体征，胸痛是否加重等。勤测血压（每隔15～30分钟），如仍然高于180／120mmHg（24.0～16.0kPa），应同时口服降压药物。

（二）降压目标

近年来，随着对自动调节阈的理解，临床上得以能够正确的把握高血压急症的降压幅度。尽管血压有显著的可变性，但血压的自动调节功能可维持流向生命器官（脑、心、肾）的血流在很小的范围内波动。例如，当平均动脉压低到60mmHg（8.0kPa）或高达120mmHg（16.0kPa），脑血流量可被调节在正常压力范围内。然而，在慢性高血压患者，其自动调节的下限可以上升到平均动脉压的100~120mmHg（13.3~16.0kPa），高限可达150~160mmHg（20.0~21.3kPa），这个范围称为自动调节阈。达到自动调节阈低限时发生低灌注，达到高限则发生高灌注。与慢性高血压类似，老年患者和伴有脑血管疾病的患者自动调节功能也受到损害，其自动调节阈的平均低限大约比休息时平均动脉血压低20%~25%。对高血压急症患者最初的治疗可以将平均动脉血压谨慎地下降20%的建议就是由此而来。

降压目标不是使血压正常，而是渐进地将血压调控至不太高的水平，最大限度地防止或减轻心、脑、肾等靶器官损害。在正常情况下，尽管血压经常波动〔平均动脉压60~150mmHg（8.0~20.0kPa）〕，但心、脑、肾的动脉血流能够保持相对恒定。慢性血压升高时，这种自动调节作用仍然存在。但调节范围上移，血压对血流的曲线右移，以便耐受较高水平的血压，维持各脏器的血流。当血压上升超过自动调节阈值之上时，便发生器官损伤。阈值的调节对治疗非常有用。突然的血压下降，会导致器官灌注不足。在高血压危象中，这种突然的血压下降，在病理上会导致脑水肿以及中小动脉的急慢性炎症甚至坏死。患者会出现急性肾衰、心肌缺血及脑血管事件，对患者有害无益。对正常血压者和无并发症的高血压患者的脑血流的研究显示，脑血流自动调节的下限大约比休息时平均动脉压低20%~25%。因此，初始阶段（几分钟到2小时内）平均动脉压的降低幅度不应超过治疗前水平的20%~25%。平均动脉压在最初30~60分钟内下降到110~115mmHg（14.7~15.3kPa），假如患者能很好耐受，且病情稳定，超过24小时后再把血压降至正常。无明显靶器官损害患者应在24~48小时内将血压降至目标值。

上述原则不适用于急性缺血性脑卒中的患者。因为这些患者的颅内压增高、小动脉收缩、脑血流量减少，此时机体需要依靠平均动脉压的增高来维持脑的血液灌注。此时若进行降压治疗、特别是降压过度时，可导致脑灌注不足，甚至引起脑梗死。因此一般不主张对急性脑卒中患者采用积极的降压治疗。关于急性出血性脑卒中并发严重高血压的治疗方案目前仍有争论，但一般认为平均动脉压>130mmHg（17.3kPa）时应该使用经静脉降压药物。

（三）处理原则

高血压次急症不伴有严重的靶器官损害，不需要特别的处理，可以口服抗高血压药物而不需要住院治疗。

高血压急症在临床上表现形式不同，治疗的药物和处理方法也有差异。高血压急症伴有心肌缺血、心肌梗死、肺水肿时，如果血压持续升高，可导致左室壁张力增加，左室舒张末容积增加，射血分数降低，同时心肌耗氧量增加。此时宜选用硝普钠或硝酸甘油以迅速降低血压，心力衰竭亦常在血压被控制的同时得到控制。此时若加用利尿剂或阿片类药物，可增强其降压效果，也可以两种药物联合应用。此外，开通病变血管也是非常重要的。此类患者，血压的目标值是使其收缩压下降10%~15%。

高血压急症伴有神经系统急症是最难处理的。高血压脑病是排除性诊断。需排除出血性和缺血性脑卒中及蛛网膜下腔出血。以上各种情况的处理是不同的。

1. 脑出血　在脑出血急性期，如果收缩压大于210mmHg（28.0kPa），舒张压大于110mmHg（14.7kPa）时方可考虑应用降压药物，可选拉贝洛尔、尼卡地平，但要避免血压下降幅度过大，一般降低幅度为用药前血压20%～30%为宜，同时应脱水治疗降低颅内压。

2. 缺血性脑卒中　一般当舒张压大于130mmHg（17.3kPa）时，方可小心将血压降至110mmHg（14.7kPa），一般选用硝普钠、尼卡地平、酚妥拉明。

3. 蛛网膜下腔出血　首选降压药物以不影响患者意识和脑血流灌注为原则，可选尼卡地平，因为尼卡地平具有抗缺血的作用。蛛网膜下腔出血首期降压目标值在25%以内，对于平时血压正常的患者维持收缩压在130～160mmHg（17.3～21.3kPa）之间。

4. 高血压脑病　目前主张选用尼卡地平、酚妥拉明、卡托普利或拉贝洛尔。高血压脑病的血压值要比急性缺血性脑卒中要低。高血压脑病平均压在2～3小时内降低20%～30%。

高血压急症伴肾脏损害是非常常见的。有的患者尽管血压很低，但伴随着血压的升高，肾脏的损害也存在。尿中出现蛋白、红细胞、血尿素氮和肌酐升高，都具有诊断意义。非诺多泮是首选。它没有毒性代谢产物并可改善肾脏功能。高血压急症伴肾脏损害要在1～12小时内使平均动脉压下降20%～25%，平均动脉压在第1小时下降10%，紧接2小时下降10%～15%。

高血压急症伴主动脉夹层需特殊处理。高血压是急性主动脉夹层形成的重要易患因素，此症死亡率极高（90%），因而降压治疗必须迅速实施，以防止主动脉夹层的进一步扩展。治疗时，在保证脏器足够灌注的前提下，应使血压维持在尽可能低的水平。首先静脉给药的β阻滞剂如艾司洛尔或美托洛尔，它可以减少夹层的发展，同时给予尼卡地平或硝普钠，其目标血压比其他急症低许多。高血压伴主动脉夹层首期降压目标值将血压降至理想水平，在30分钟内使收缩压低于120mmHg（16.0kPa）。药物治疗只是暂时的，最终需要外科手术。但也有部分主动脉夹层的患者需长期用药物维持。

儿茶酚胺诱发的高血压危象，此症的特点是β肾上腺素张力突然升高。这类患者通常由于突然撤掉抗高血压药物造成。如撤除可乐定后反弹性血压升高；摄入拟交感类药物并发的高血压及嗜铬细胞瘤等。由于儿茶酚胺升高导致的高血压急症，最好用α受体阻滞剂，如酚妥拉明，其次要加用β受体阻滞剂。

怀孕期间的高血压急症，处理起来要非常谨慎和小心。硫酸镁、尼卡地平及肼屈嗪是比较好的选择。在美国，口服硝苯地平和β受体阻滞剂是次要的选择。妊娠高血压综合征伴先兆子痫使收缩压低于90mmHg（12.0kPa）。

围术期高血压处理的关键是要判断产生血压高的原因并去除诱因，去除诱因后血压仍高者，要降压处理。围术期的高血压的原因，是由于原发性高血压、焦虑和紧张、手术刺激、气管导管拔管、创口的疼痛等造成。手术前，降压药物应维持到手术前1d或手术日晨，长效制剂降压药宜改成短效制剂，以便麻醉管理。对于术前血压高的患者，麻醉前含服硝酸甘油、硝苯地平，也可用艾司洛尔300~500ug/kg静注，随后25~100μg/（kg·min）静点，或者用乌拉地尔首剂12.5~25.0mg，3~5分钟，随后5~40mg/h静点。拔管前可用尼卡地平或艾司洛尔，剂量同前。

侧颈动脉高度狭窄的患者可能不宜降压治疗。近来的研究表明，对双侧颈动脉至少狭窄70%的患者，脑卒中危险随血压下降而增加。阻塞到这种程度的患者通常已损害了脑灌注，此时血液要通过狭窄的颈动脉口可能依赖相对较高的血压。国外有学者通过对8000多名近期脑卒中或暂时性局部缺血发作（transient ischemic attack，TIA）患者的研究，证实颈动脉狭窄的脑卒中或TIA患者，脑卒中危险与血压直接相关；对颈动脉疾病发病率低的脑卒中或TIA患者，这一线性关系更加明显。单侧颈动脉狭窄没有改变血压和脑卒中危险之间的直接关系，而双侧颈动脉高度狭窄却逆转了这一关系。在颈动脉内膜切除术后这种反向关系消失。这些结果表明对双侧颈动脉高度狭窄的患者，降血压治疗可能不太合适。

因此，尽管逐渐降低血压是脑卒中二级预防的关键，但更应通盘考虑这个问题，如还有脑循环的异常和其他危险因素，而不只是血压。

五、护理措施

（一）病情观察

1. 如发现患者血压急剧升高，同时出现头痛、呕吐等症状时，应考虑发生高血压危象的可能，立即通知医师并让患者卧床、吸氧，同时准备快速降压药物、脱水剂等，如患者抽搐、躁动，则应注意安全。

2. 对有心、脑、肾并发症患者应严密观察血压波动情况，详细记录出入液量，对高血压危象患者监测其心率、呼吸、血压、神志等。

（二）急救护理

1. 此类患者往往有精神紧张，烦躁不安，应将患者安置在安静的病室中，减少探视，耐心做好患者的解释工作，消除紧张及恐惧心理，必要时给予镇静止痛药物。

2. 给予低钠饮食，适当补充钾盐，不宜过饱，积极消除诱发危象发生的各种诱因，防止危象反复发作。

3. 迅速降低血压，选用药物为作用快、维持时间短，将血压降至160/100mmHg（21.3/13.3kPa）为宜，降压过快过多会影响脑及肾脏的血供。

4. 同时要控制抽搐，降低颅内压、减轻脑水肿，预防肾功能不全。

5. 根据不同类型高血压急症，予以相应的护理。

第五节 心脏骤停与心肺脑复苏

心跳、呼吸骤停的原因大致可分三类：意外伤害、致命疾病和不明原因。如果心跳停止在先称为心脏骤停；因为心脏骤停发生的即刻心电表现绝大多数为心室纤颤，故称为室颤性心脏停搏；继发于呼吸停止的心脏停搏称为窒息性心脏停搏。

心脏停搏即刻有四种心电表现：室颤（ventricular fibrillation，VF），无脉搏室速（ventricular tachycardia，VT），无脉搏电活动（pulseless electrical activity，PEA）和心电静止。及时、有效的基础生命支持（basic life support，BLS）和高级心血管生命支持（advanced life support，ACLS）使得心脏停搏的患者有希望再度存活。ACLS的基础是高质量的BLS，从现场目击者高质量的心肺复苏术（cardiopulmonary resuscitation，CPR）开始，对于室颤和无脉搏室速，应在几分钟内给予电除颤。对于有目击的室颤，目击者CPR和早期除颤能明显增加患者的出院生存率。

心肺脑复苏（cardiopulmonary cerebral resuscitation，CPCR）是对心脏停搏所致的全身血循环中断、呼吸停止、意识丧失等所采取的旨在恢复生命活动的一系列及时、规范、有效急救措施的总称。早年所谓的复苏主要指CPR，即以人工呼吸、心脏按压等针对呼吸、心搏停止所采取的抢救措施。20世纪70年代始强调CPR时要考虑到脑，现代观点认为脑是复苏的关键器官，因为即使CPR成功，但如果脑发生不可逆损伤亦不能称之为完全复苏。现代心肺复苏技术起始于1958年

Safar发明了口对口人工呼吸法，经实验证实此法简便易行，可产生较大的潮气量，被确定为呼吸复苏的首选方法。1960年Kouwenhoven等发表了第一篇有关心外按压的文章，被称为心肺复苏的里程碑。二者与1956年Zoll提出的体外电除颤法构成了现代复苏的三大要素。熟练掌握这些复苏基本技术是急诊医护人员的必备技能。

近十几年来，人们先后制定了许多心肺复苏方面的文件，在这方面，了解其内涵，对指导临床非常重要。其中心肺复苏指南强调的是方向，给临床应用有很大的灵活性，与"标准"的内涵明显不同。其次，心肺复苏指南突出的特征是以循证医学为准则，强调引用文献来源的合法权威性。心肺复苏指南的更改和确定原则，也兼顾了对将来可能的影响作用，如安全性、价格、有效性和可操作性等。

一、现场识别与救治

心脏停搏后，体循环几乎立即停止，数秒钟内意识丧失，意识丧失前后多有抽搐、青紫、口吐白沫等表现，称为心源性脑缺血综合征；十余秒钟后出现叹息样呼吸，30~60秒内呼吸停止。如果呼吸突然停止，一般在数分钟后意识丧失，心跳停止。无意

识、无脉搏、无自主呼吸是心跳呼吸骤停的主要识别标志。

现场心肺复苏中的主要救治手段被浓缩为ＡＢＣＤ四个步骤，即开通气道（airway）、人工呼吸（breathing）、人工循环（circulation）、除颤（defibralation），其中穿插着生命体征的评估，主要包括：神志是否清楚？气道是否通畅？有无自主呼吸？有无自主循环？

1. 评估意识　现场目击者发现有人倒地，首先确认现场是否安全（应设法将其转移到安全环境中），接着检查患者有无反应，拍其双侧肩膀并大声问："你怎么样?你听得见吗"，最好呼其姓名。如果患者无反应或者受伤需医疗救助，立即呼救，拨打急救电话，如120，可以叫附近的人帮助，然后尽快返回继续查看患者的病情。

2. 呼叫并启动急诊医疗服务体系（emergency medical service system，EMS）　目击者参与援助患者就成为现场救援者。如果一名救援者发现一个无反应的成人，首先通知EMS，如果现场附近有自动体外除颤仪（automated external defibrillator，AED）应立即取来，开始CPR或除颤；有2名或更多救援者在场，其中一人开始CPR，另一人通知EMS，并取AED。

应根据可能的原因选择最合适的救助行动。如果判断原因可能为心源性，立即拨打急救电话，然后开始CPR和除颤。如果判断为溺水者或其他原因的窒息（原发性呼吸系统疾病），应当在打电话通知EMS系统前先给予5个周期（约2分钟）的CPR。

3. 开通气道，检查呼吸　专业指南推荐目击者用仰头举颏法开通气道，不推荐抬颏或推举下颌的方法，因可能引起脊柱移位。对于医务人员也推荐仰头举颏法开通气道。

医务人员怀疑患者有颈椎损伤时，可使用推举下颌的方法开通气道。为了保证CPR过程中气道的开放，如果推举下颌不能有效开通气道，则仍然使用仰头举颏法。

在检查通气环节中，当气道开通后，可以通过看、听、感觉呼吸，如果为业余救援者不能确定是否有正常呼吸或虽为专业人员但10秒内不能确定是否有呼吸，则立即给2次人工呼吸。如果为业余救援者不愿也不会人工呼吸，可以立即开始胸部按压。实际操作过程中经常无法判断患者是否存在正常呼吸。

对逐渐减慢的叹息样呼吸应判断为无效呼吸，立即给予人工呼吸。CPR的培训应强调如何识别叹息样呼吸，指导救援者立即实施人工呼吸和CPR。

4. 进行人工呼吸　现场的CPR操作中，口对口人工呼吸是主要的人工通气方式。推荐每次吹气1秒以上，为的是均匀、缓和通气。施救者应采用正常吸气后吹气而非深吸气后吹气；如有条件，可以用口对屏障过滤器呼吸、口对鼻和口对造瘘口通气。更好的方法是使用气囊面罩通气，每次通气历时1秒以上，提供足够的潮气量使胸廓起伏。没有气管插管的患者，每当给予30次胸部按压后给2次呼吸，每次吸气持续1秒。

气道开放（气管插管）后的通气方法：建议在2名急救者实施CPR的过程中，对已开放气道的患者，不再进行周期性CPR（即中断胸部按压进行通气）。相反，按压者不间断地行胸部按压100次／分，通气者每分钟8～10次呼吸。特别强调限制潮气量及呼吸频率，防止过度通气。建议2名急救者大约每2分钟交换1次以防按压者过度疲劳，影响按压质量。

目前认为胸部按压的重要性超过了人工呼吸，为此，新指南给出了以下建议：

（1）在室颤性心脏猝死的最初几分钟内，人工呼吸可能不如胸部按压重要，因为此时血液中的氧浓度还是很高。在心脏性猝死的早期，心肌及脑的氧供减少主要是由于血流减少（心排血量）而不是血液中氧下降。在CPR过程中，胸部按压提供血流，急救者应保证提供有效的胸部按压，尽量减少中断。

（2）当CPR开始几分钟后血氧不断被利用时，通气和胸部按压对延长室颤性猝死患者的生命同样很重要。对窒息性死亡的患者，如儿童或溺水者，人工呼吸更为重要，因为其心脏骤停时血氧已经很低。

（3）在CPR过程中，肺血流量锐减，所以在较低潮气量和呼吸频率的情况下，仍能维持足够的通气血流比值。急救者不应给予过度通气（呼吸次数太多或呼吸量太大），过度通气既无必要甚至有害，因为它增加胸腔内压，减少静脉血回流入心脏，减少心排血量和生存率。

（4）应尽量避免幅度过大和过于用力地人工呼吸，因其可引起胃部膨胀，产生并发症。以下要点用于指导人工呼吸：每次呼吸持续1秒以上；保证足够潮气量使胸廓产生起伏；避免快速、用力吹气；建立人工气道后，2人CPR，每分钟8～10次通气，不要尝试通气和胸部按压同步，不要为了通气而中断胸部按压。

（5）在成人CPR过程中，推荐潮气量500～600mL（6～7mL／kg）。

5. 检查脉搏（仅对医务人员）　救援者如果是医务人员，应该检查脉搏（目前的专业指南不推荐非医务人员目击者检查脉搏）。如果在10秒内未触到脉搏，立即给予胸外按压。可以根据其他循环体征如叹息样呼吸、无咳嗽反应、无活动反应判断循环停止。为了简化心肺复苏训练，应指导救援者掌握一旦患者无呼吸、无反应就表明心脏骤停。

如果无呼吸但有脉搏，应给予单纯人工呼吸（仅对医务人员）。专业指南建议人工呼吸10～12次／分，或每5～6秒一次呼吸。给予人工呼吸时，约每2分钟重新评价脉搏，但每次花费的时间不要超过10秒。

6. 胸部按压　胸部按压技术是现代心肺复苏技术的核心。胸部按压通过改变胸腔压力和直接按压心脏产生一定的动脉血压，从而产生一定量的脑和冠状动脉血流。

胸部按压的操作要点如下：

（1）患者平卧于硬的平面上。

（2）操作者以垂直向下的力量按压。

（3）按压部位：胸骨下半段。

（4）按压频率：100次／分。

（5）按压深度：4～5cm。

（6）按压-通气比例：成人CPR 30∶2，婴儿和儿童在2名熟练急救者操作时可采用15∶2的比例。

（7）完成气管插管后的按压与通气：如有2名急救者，不再进行周期性CPR（即中断胸部按压进行通气），按压者持续100次／分的胸按压，不需停顿进行通气，通气者提供8~10次／分的呼吸。

（8）按压者的替换：如果有2名或以上急救者，每2分钟替换一次，并努力在5秒内完成替换。

（9）尽可能不间断按压：每5个30∶2CPR后确认生命体征和心律的时间一次不应超过10秒；特殊情况如气管插管或除颤等操作，一次中断时间亦不应超过10秒。

指南强烈推荐在CPR过程中不要搬动患者，除非患者在危险的环境或受伤患者需要手术干预。在患者被发现的地方复苏并尽量减少中断，这种CPR更好。

二、口对口人工呼吸

口对口人工呼吸是一种快速有效的向肺部供氧措施。但需明确口对口人工呼吸只是一个临时措施，因为吸入氧的浓度只有17%，对于长时间的心肺复苏，这远达不到足够动脉血氧合的标准。因此，当初始处理未能获得自主呼吸时，应给予面罩给氧或气管插管以获足够的氧气供应。另外气管内插管还可提供一条给药途径，尤其是在静脉通路未建立时更有价值。

（一）注意事项

1. 如果吹气过多或过快，吹入的压力高于食管；且由于气流在气管内的文氏效应，故产生一种使气管壁向内的作用力，这种力促使毗邻的食管张开；二者综合作用，使气流冲开食管，引起腹部胀气。

2. 通气良好的指标是有胸部的扩张和听到呼气的声音。

3. 若感到吹气不畅，应重新调整头部及下颌的位置；若仍不畅通，应考虑有无其他原因的气道阻塞。

4. 规定有效吹气2次即可。还应注意逐渐增强吹气压力，防止发生腹胀。

5. 吹气后，施术者头应转向患者胸部方向，观察患者的呼吸情况，并防止施术者吸入患者呼出的含高二氧化碳的气体。

6. 口对口呼吸时不能太用力，以免造成牙龈出血。

（二）通气生理

在没有气管插管的情况下，口对口呼吸或面罩通气使气流在胃和肺内的分布，取决于食管开放压和肺胸顺应性。由于肺胸顺应性下降，为避免胃膨胀，必须保持低的吸气气道压，气道压增加主要是由于舌和会厌组织所致的部分气道梗阻。较长的吸气时间可保证较大潮气量和低的吸气气道压。为保证成人潮气量达0.8~1.2升，吸气常需持续1.5～2.0秒。为此，目前强调在基础生命支持时，须在胸外按压的间隙进行缓慢的吹气。压迫环状软骨（Sellick手法）防止胃胀气极为有用。

人工呼吸的效果监测主要是根据动脉血气分析，对于心搏停止的患者过度通气在某种程度上说是必需的，这主要是心搏停止后代谢酸中毒的一种代偿反应。一般来说动脉血pH应当维持在7.30～7.45，由于肺动脉内分流低氧血症是不可避免的，因此复苏患者应吸入100%氧气，短期用高浓度的氧气对人体无明显害处。

动脉血气分析并不能完全反映复苏时组织酸碱平衡和氧供应情况，但对于了解通气情况和肺内气体交换仍是必需的，而混合静脉血气分析和潮气末二氧化碳水平更能反映组织灌注情况，造成这种差别的原因主要是由于复苏时心排出量很低。由于心排出量低，肺的灌注也低，二氧化碳运输至肺也就少，最终导致组织及静脉血中二氧化碳蓄积和酸中毒。此时，动脉血氧分析不能完全反映组织灌注情况，甚至提供错误的信息，并常常掩盖组织缺血的严重程度。

（三）争议

自20世纪60年代以来，主要依据Safar的实用经验，口对口人工呼吸取代了体位复苏、翻转躯体、提放上肢和马背颠簸等古老的通气技术，被推崇为心肺脑标准复苏术的ABC步骤之一。但近来发现其不仅对普及心肺复苏术有负面影响，而且实际作用也受到怀疑。

1. 即使经过良好的复苏训练，也很难达到美国心脏协会标准。一项研究表明：青年医学生129人按美国心脏协会标准进行心脏按压，只有15人达到80次／分的频率，达到100次／分的则更少，平均为56次／分。如果要兼顾口对口人工呼吸，更会影响有效按压的时间。

2. 口对口人工呼吸对血气的优良作用，均来自麻醉时不中断循环的研究结果，而在心脏骤停循环中断或低循环状态的实际情况可能两样。研究发现急救者吹出的气体含氧量为16.6%～17.8%稍低于空气氧含量（21%），但CO_2含量为3.5%～4.1%，大大高于空气CO_2含量（0.03%）。吸入高浓度CO_2（5%），即使同时吸入高浓度氧气（95%），也明显抑制心脏功能。其次心脏骤停早期的自发性叹气样呼吸对血氧和CO_2的影响远优于口对口人工呼吸。单纯胸外按压无需用任何辅助呼吸，亦可引导通气，产生5～7L／min的通气量，在心脏骤停4分钟内仍可维持有效血氧浓度。另外，Berg等对心脏骤停6分钟以上的动物进行比较了单纯胸外按压、胸外按压加辅助呼吸与未做心肺复苏的效果。发现前两者的24小时生存率明显高于后者，但前两者的24小时生存率无显著差异。还有学者对3053例院前心脏骤停者，比较旁观者进行单纯胸外按压、胸外按压加辅助呼吸与未做心肺复苏的效果。发现前两者入院后的复苏成功率分别为15%和16%，无显著统计学差异，但明显优于未做心肺复苏者（6%）。

3. 心脏骤停后消化道括约肌张力下降，气道分泌使阻力迅速增高，加之平卧位肺顺应性降低，口对口人工呼吸很容易使气体进入消化道。有报道人工呼吸时反胃、吸入性肺炎的发生率高达10%～35%。

因此，目前认为除抢救儿童、有过气道病变和气道梗阻的心脏骤停、溺水和呼吸停止等特殊情况外，口对口人工呼吸至少不是早期抢救心脏骤停的关键措施，在单人实施心肺复苏时应不再强求。

三、胸外按压

在心肺复苏过程中，有效的人工通气必须与有效的人工循环同时进行，二者缺一不可。胸外心脏按压所产生的心排血量一般只有正常情况下的25%或更少，且这部分搏出的血液大多流向头部，常常能满足脑的需要，至少是在短期内能满足。心肌的灌注则相当差，复苏时的冠状动脉血流低于正常情况下的10%，且心肌灌注不良常常是心律失常的主要原因。心肌灌注不足主要是由于复苏时舒张压过低所致。

胸部按压技术即对胸骨下部分连续的、有节奏的按压。这种按压使胸内压力广泛增大和/或心脏直接受压，导致血液循环。当胸外按压同时进行适当的人工呼吸时，通过按压循环到肺的血液将可能接受足够的氧气来维持生命。

胸部按压时患者必须置于水平仰卧位。这是因为即便按压恰当，到达的脑血流也是减少的。当头抬高于心脏时，脑血流将进一步减少或受限。如患者躺在床上，应最好放一与床同宽的木板于患者身下以避免胸外按压效果的减少。

通过确定胸骨下半部决定手放的位置。可以采用以下方法，抢救者也可以选择确认下部胸骨的其他替换办法。

1. 抢救者的手置于靠近自己一侧的患者肋骨下缘。

2. 手指沿肋下缘向上移动至下胸部中央肋骨与下胸骨相接的切迹处。

3. 一只手的手掌根部置于胸骨的下半部，另一只手叠放于其上以使双手平行。抢救者手掌根部的长轴应放在胸骨的长轴上，这样可维持按压的主要力量作用于胸骨并减少肋骨骨折的概率。

4. 手指可以伸展或者交叉放置，但应保持不挤压胸部。

（一）正确的按压技术

遵照以下指南完成有效的按压。

1. 肘固定，臂伸直，两肩的位置正对手以使每次胸部按压正直向下作用于胸骨。如果按压不是垂直向下，躯干有旋转的倾向，部分力量可能无效，胸部按压的效果就会减小。

2. 在正常体形的成人，胸骨应该下压近4～5cm。偶遇非常单薄者，较小程度的按压足以产生可摸到的颈动脉或股动脉搏动。对有些人下压胸骨4～5cm可能不够，需稍增加胸骨下压才能产生颈动脉或股动脉的搏动。能产生颈动脉或股动脉可触到的搏动的按压力量能判别最佳胸骨按压。但这只能由2名抢救者完成。单个抢救者应该遵循

4～5cm的胸骨按压方法。

3. 胸部按压压力消除后使血液流入胸部和心脏。在每次按压后必须使压力完全消除，使胸恢复到正常位置。当按压时间为压-放周期的50％时动脉压最大。因此，应鼓励抢救者保持长的按压时间。这在快速率胸部按压（每分钟100次）时比每分钟60次的按压更容易实现。

4. 双手不应离开胸壁，也不应以任何方式改变位置，否则会失去正确的手位。当然，为了对心肺停止患者的有效复苏，人工呼吸和胸部按压必须联合应用。

（二）胸外按压的影响因素

1. 按压位置　胸外按压是获得最大心排血量的决定因素。有人提出正确的方法是术者跪或站在患者的一侧，双手上下交叉，放在患者胸骨的下半部分。压迫的位置不必太精确，只要把双手放在剑突上方即可。如果压在剑突上有可能造成肝撕裂，并且胸腔挤压的效果不明显。对于不准许将手放在胸骨上的一些患者，放在胸壁的其他部位效果也不错，如左右半胸各放一只手。每次挤压一般应使胸骨下降4～6cm，如方法正确，做起来并不困难。正确的挤压方法是将肘关节伸直，上身向前倾，将身体的重量直接传递到手掌，30～50kg的力量已足够。另外将患者置于比较硬的支持物上（如木板）进行胸外按压比较容易和有效，当然最好还是把患者放在床上进行复苏。

2. 按压频率和压力及速率　胸外按压最合适的速率、压力和频率目前还存在争议。早期的研究结果表明按压频率每分钟在40～120次，血流量无显著变化，但近来的研究却表明在此范围内随着胸外按压频率的增加输出量也增加，但如超过120次／分，冠脉血流量下降，因此目前推荐频率多为80～120次／分。其次，压迫持续的时间也很重要，在较慢的压迫频率时，向下压持续的时间占总时间的50％～60％，较短时间的压迫更能提高心排出量，但是当压迫频率比较快时，这种差别则不明显。

快速冲击性的心外按压，即提高起始阶段的压迫速率，可获得较高的收缩压和舒张压，心脑灌注也增加。另外胸外按压的压力也是很重要的，压力越大心排血量越高。

根据能量守恒定律，胸外按压作用于胸部的能量等于推动血液循环的总能量。前者等于作用力与按压距离的乘积；而作用力又等于加速度和质量的乘积。所以胸外按压时推动血液循环的总能量与按压的加速度、胸部的质量和按压的距离成正比。据此产生了一些新的复苏方法，如主动提拉胸部和背部的吸盘式按压法，加大按压的幅度和距离，强有力的冲击式按压法（提高加速度）等。这些都是依据上述原理发明的复苏手段。

3. 按压／通气比率　胸部按压中断可影响复苏效果，因此，胸部不间断地按压被认为可增加生存率，这在动物实验和临床CPR回顾性研究中均得到证实。在CPR最初几分钟仅胸外按压有效，胸外按压中断常与通气（吹气）有关。有研究证实，15：2即胸部按压15次、吹气2次可导致过度通气，而过度通气会引起神经系统损伤，胸部也不能完全松弛，对复苏不利。为减少过度通气，也不至于中断胸外按压。故目前在实施CPR

时，将胸外按压与通气比由过去15∶2改为30∶2，而对婴幼儿则可为15∶2。

（三）胸外心脏按压的并发症

1. 骨折　以胸、肋骨骨折最多见，高龄患者几乎不可免。肋骨骨折可发生在任何部位，多见于近侧端，以肋骨与肋软骨交界处最多。一旦一处发生骨折，很快出现第二处、第三处……，最多达15处以上，见于长时间复苏操作或动作粗暴。肋骨骨折本身可能对复苏效果影响不大，可按规定继续做胸外心脏按压。但其骨折端因不断按压刺激胸膜、肺脏甚至心脏，导致气胸、血气胸、心包积液、心包填塞、心房或心室穿破等。肋骨骨折的部位，一般多在第三、四、五肋，以第三肋最多。常见于着力点太高、用力不均匀、老年人。胸骨骨折较少，有人做复苏后尸检19例，胸骨骨折有5例，占24%。

2. 心、肺、大血管损伤　除上述因肋骨骨折外，尸检还见到心包广泛瘀血、心内膜下出血、心肌血肿、食管破裂、气管撕裂、纵隔气肿以及升主动脉或胸腔内大静脉破裂等。复苏后肺水肿也比较多见，与CPR持续时间及心脏复跳时间长短无关。

3. 腹腔脏器损伤。虽然腹腔脏器损伤较少，也不容忽视。肝脏损伤占3%，脾脏占1%，胃肠损伤更少，但引起的大出血却常是很严重的，多因按压位置过低所致。

4. 栓塞　形成栓塞的栓子往往是骨髓栓子或脂肪栓子；在肺的发生率分别为7%和13%；还可能发生在其他部位。然而，发生栓塞者不一定有明显的骨折，却常由肋、胸骨裂缝骨折后，骨髓内容物进入血管引起。

5. 其他损伤　如胸壁创伤、皮下气肿、肾上腺出血、后腹膜出血等。

（四）胸部按压指南

1. 有效胸部按压　是CPR产生血流的基础。

2. 有效胸外按压的频率　为100次／分，按压深度4~5cm，允许按压后胸骨完全回缩，按压和放松时间一致。

3. 尽可能减少胸外按压的停止时间和停止次数。

4. 推荐按压通气比例　为30∶2，这是专家们的一致意见，而没有明确的证据。需进一步研究决定最佳按压通气比例，以获得最理想的生存率和神经功能恢复。每分钟实际按压次数决定于按压的频率、次数、开放气道的时间、吹气的时间以及允许自动体外除颤器（automated external defibrillator，AED）分析的时间。

5. 单纯胸外按压CPR　在CPR过程中，维持正常的通气血流比值必须有一定的分钟通气量。虽然最好的CPR方式是按压和通气协同进行，但是对于非专业急救人员，如果他们不能或不愿意进行紧急吹气，还是应该鼓励他们只进行单纯按压的CPR。

四、电除颤及起搏

直流电除颤是目前复苏成功的重要手段，如果应用适当，终止心律失常的成功率是很高的。除颤器可在短短的10毫秒内进行数千伏的单相除极，放出的能量一般都能达到360J。除颤的操作方法是比较简单的，将除颤器能量设置到需要水平，然后充电到电极板。电极板所放的位置并不是重要因素，而保证有足够的导电糊（或盐水纱垫）和施加一定的压力则是非常重要的，因为这些简单的措施可增加传递到患者体内的能量。一般是将一个电极板置在右锁骨下，另一个是在心尖外侧（如果用扁平的电极板则置左肩胛骨下方）。

在心脏停搏即刻四种心电表现中，VF和VT可通过电击转化为正常窦性节律，称为电击心律；而PEA和心电静止电击治疗无效，称为非电击心律。经皮起搏对心动过缓者有效，对无收缩状态的心脏无效。因此，在心脏骤停时不推荐使用经皮起搏治疗。

（一）早期电除颤

早期电除颤对于挽救心搏骤停患者生命至关重要，因为：①心搏骤停最初发生的心律失常绝大部分是心室颤动（ventricle fibrillation，VF）；②除颤是终止VF最有效的方法；③如果没有及时的救治，除颤成功的概率迅速下降，几分钟内VF即转化成心电静止（直线）。

在美国实施的公众除颤计划使心脏停搏患者生存率增加，但也有一些社区装备AED后，心搏骤停患者生存率反而下降，研究者认为这是由于忽视了及时CPR的重要性。室颤发生后每过一分钟，VF致心搏骤停患者的生存机会下降7%～10%。如果及时实施CPR，则每分钟只下降3%～4%，使患者生存率增加2～3倍。CPR可以为脑和心脏输送一定的血液和氧分，延长可以进行除颤的时间窗。因此，目前认为心脏骤停4～5分钟以上开始抢救者应先做CPR 2分钟（5个30∶2 CPR）；心脏骤停即刻开始抢救者应该优先除颤，如果除颤仪器未到现场或未准备好应先做CPR，一旦准备完毕立即除颤。

仅有基本CPR不可能终止VF和恢复有效灌注心律。因此，急救人员必须能够迅速地联合运用CPR和自动体外除颤器（automated external defibrillator，AED）。心脏骤停一旦发生，急救人员必须采取以下步骤为患者争取最大的生存机会：①呼叫EMS；②立即进行CPR；③尽早使用AED。缺少其中任何一项都会减少心搏骤停患者的生存机会。

（二）除颤的操作步骤

1. 确认除颤时机　除颤时机的掌握至关重要。专业指南对除颤时机的说明是：VF或VT，心脏停搏即刻或3～4分钟以内，应立即或尽早除颤；VF或VT，心脏停搏4～5分钟以上或时间不能确定，应先做2分钟CPR（5个30∶2CPR），然后除颤；非电击心律（PEA和心电静止）除颤无效，因此仅做胸部按压和人工通气。

2. 确定除颤能量　除颤器按波形不同分为单相波和双相波两种类型。单相波除颤器较早应用于临床，现已逐步被双相波除颤器所替代。两种波形除颤器除颤能量水平不同，能量相当或更低的双相波除颤器较单相波除颤器能更安全有效地终止VF，但没有证据表明哪种波形除颤器具有更高的自主循环恢复率和存活出院率。单相波除颤仪首次除颤能量为360J，如果需要继续除颤，能量仍然为360J。双相切角指数波除颤仪首次除颤能量为150～200J，双相方波除颤仪首次除颤能量为120J，如果不熟悉双相波除颤仪的具体种类，可以一律使用200J除颤。

3. 充电和放电　明确了除颤时机和除颤能量后，充电和放电只是按照仪器说明进行的操作。有关的注意事项是操作者应熟悉所用的设备，熟练掌握充电和放电的动作及按钮的部位；除颤电极置放的部位为心尖和心底两处（详细阅读除颤器或AED说明），单相波除颤两个电极位置不可更换，而双相波则是可以更换的；应保证电极板与皮肤的充分接触，以免放电时产生火花和灼伤，主要方法是在电极板上涂抹导电糊，要涂抹均匀，厚度适中。以往也有人用生理盐水纱布垫在皮肤与电极之间除颤，但如果盐水过多容易造成两个电极间的短路。放电前操作者身体不要接触患者身体，并向在场人员明示"现在除颤，大家请闪开!"，确认没有人身体接触患者身体或病床后双手同时按下两侧的放电钮，听到放电的声音后本次除颤便完成。

（三）自动体外除颤器（automated external defibrillator，AED）

AED是计算机控制的智能化除颤器，它能够通过声音和图像提示来指导非专业急救人员和医务人员对VF、VT进行安全的除颤。非专业急救人员需要经过有效的培训来掌握其正确的使用方法。AED的具体使用：

1. 自动节律分析　AED的有效性和安全性已经被证实，在许多领域的临床试验中被广泛检验。其节律分析功能是极其精准的。当接通电源并将电极与人体接通时，AED会自动检测心电节律并分辨可电击心律，语音提示将会告知急救者是否需要实施电击除颤。

2. 电极放置　正规除颤AED右侧电极板放在患者右锁骨下方，左电极板放在与左乳头齐平的左胸下外侧部。其他可以放置电极的位置还有胸壁的左右外侧旁线处的下胸壁，或者左电极放在标准位置，其他电极放在左右背部上方。

3. 除颤波形的分析　VF的分析在预测治疗效果和进一步改良治疗方案方面是否有用仍存在争议。有人认为高幅度的VF除颤复律成功概率较高，而低幅度的VF除颤成功概率可能较低，应先做高质量的CPR或辅以复苏药物应用。

五、心肺复苏药理学

（一）给药途径的选择

1. 静脉通路　在复苏时建立静脉通道非常重要，虽然许多静脉都可用做输液通道，但还是应当选择膈肌以上的静脉，如肘上静脉、贵要静脉、颈内静脉及锁骨下静脉。因为在胸外按压时，血流优先向头部流动，所以采用大隐静脉或股静脉进行输液可使药物进入中央循环的时间延迟（约为4秒）。如能摸得到上肢静脉，还是应尽可能选择上肢静脉，以便缩短药物进入中央循环的时间。

但是在复苏时往往伴有显著的静脉痉挛，所以常常看不到上肢静脉，此时还可进行颈内和颈外静脉插管，锁骨下静脉也可选用，但这条途径并发症的发生率很高，且在胸外按压时很难进行锁骨下静脉插管。

另外在静脉给药时，对于较小容积的药物，应在推注后，再给予约20mL的液体，以保证药物能达到中央循环，防止药物滞留于外周血管中。

2. 气管内给药　如果由于技术上的原因不能迅速建立静脉通道，一些药物可经气管内给药，如肾上腺素、阿托品、利多卡因等，经气管内给药吸收比较快且安全，药物剂量与静脉相同。但碳酸氢钠不能经气管给药。给药方法为将药物稀释成10mL左右，气管内滴入，然后进行两次较深的通气，以促进药物在肺内的均匀分布。

近来也有研究表明气管内给药起作用的时间迟于静脉给药，所以提示在临床上静脉给药仍为首选。

3. 心内注射　关于心内注射问题，目前认为只适用于开胸进行心脏按压和胸外按压不能经气管和静脉给药的患者。其主要的并发症是冠状动脉撕裂、心肌内注射和心包填塞。有学者研究表明采用胸骨旁途径进行心内注射，有11％注入心室肌内，有25％伤及大血管。

心内直接注射肾上腺素的效果与静脉途径给药效果一样，疗效无明显增加。当心内注射时，应首选剑突下途径，其次为胸骨旁途径。

4. 其他途径　骨髓腔内给药，也是一种途径，一般选择胫骨和髂骨。还有采用鼻腔内给药，如在用肾上腺素前，先用酚妥拉明，以扩张鼻黏膜血管。

（二）肾上腺素

1. 机制　由于复苏剂量的肾上腺素能同时激动 α 和 β 肾上腺素能受体，从而使外周血管收缩（ α 受体作用）和心率加快及心肌收缩力增强（ β 受体作用）。周围血管收缩不但有助于提高复苏的成功率，而且舒张压升高还可增加心肌灌注。近来的研究还显示，肾上腺素可使脑和心脏以外的血管床收缩，在不改变右房压和脑压的同时，使主动脉收缩压和舒张压增加，从而使脑和心脏的灌注压增加。

2. 用法　心肺复苏时应尽快给予肾上腺素静脉注射，首次应用标准剂量为1mg。由于肾上腺素代谢很快，可每3～5分钟重复注射，或者是持续静滴。如果未建立静脉通道，可经气管内给药，即将适当剂量的肾上腺素溶于10mL的液体中滴入气管内。

对于心脏骤停后自主循环恢复的患者，要注意肾上腺素的高敏性，应及时减少剂量，以免诱发心室颤动。因为自主循环存在与否，机体对肾上腺素的反应明显不同。心跳停止时，较大剂量的肾上腺素也可能无反应；心跳恢复后，很小剂量的肾上腺素也可能导致心室颤动。这也许与心跳恢复前后心肌的肾上腺素能受体的调整有关。

（三）碳酸氢钠

复苏中经常使用碳酸氢钠，但它在复苏中的作用还存在着很大的争议。近来主张复苏早期不用碳酸氢钠，而应以首先建立有效的人工通气，消除体内CO_2蓄积为主要手段。

1. 在复苏中的作用　尽管予以碳酸氢钠可暂时纠正代谢性酸中毒，但过早或过量应用可导致高钠血症、高渗状态、重度的动脉系统碱血症，还可能出现中心型或周围型的CO_2产生增加，从而有可能加重细胞内和脑内酸中毒，这些情况是很危险的，可降低复苏的成功率。

2. 应用原则　由于循环不良使动静脉血气分离，动脉血CO_2分压正常或不高而静脉血常为高CO_2分压和酸中毒，所以动脉血气分析不能反映组织酸碱失衡的真实情况。因此心脏骤停后使用碳酸氢钠的原则是宜晚不宜早，在正确剂量的范围内宜小不宜大，速度宜慢不宜快。碳酸氢钠还可使肾上腺素失活，并与氯化钙沉淀，所以不能与这些药在同一静脉通道中应用。

（四）抗心律失常药

抗心律失常药物在室速或室颤电复律后心律的维持方面有重要价值，这些药物的作用不是直接作用于窦房结，使之保持窦性心律，而是提高室颤的阈值，同时也可增加转复后心脏停搏的发生率。因此。在室颤患者复苏的初期一般不主张给予抗心律失常药。

（五）液体的应用

心肺复苏时液体的选择应用生理盐水，一般不用葡萄糖，后者可在缺氧条件下代谢成乳酸，加重组织的酸中毒。晶体液还有助于使浓缩的血液稀释而有利于循环。对于血容量不足的患者，在复苏过程中给予1～2升生理盐水或其他扩容剂可有助于升高血压，但在血容量正常的患者，补液无益。

（六）推荐方法

1. 肾上腺素　1mg静脉推注、每3分钟一次仍是首选。

2. 血管升压素　对于难治性室颤，与肾上腺素相比，血管升压素作为CPR一线药物效果可能不错。2个剂量的血管升压素+1mg肾上腺素优于1mg肾上腺素，2种药物合用效果可能会更好。对于无脉电活动，肾上腺素、血管升压素均未被证明有效。

3. 碱性药物　在CPR时，没有足够的证据支持可使用碱性药缓冲剂。在高级生命支持时，使用碳酸氢钠是安全的。对高钾血症所致的心脏停搏或威胁生命的高血钾，应用碳酸氢钠是有效的。对三环类抗抑郁药导致的心脏毒性（低血压、心律失常），使用碳酸氢钠可预防心脏停搏。

4. 镁　心脏停搏时的镁治疗未能改善自主循环重建或出院生存率。镁可能对缺镁致室性心律失常或扭转性室速有效。

5. 阿托品　对恢复自主循环方面没有显示出有益。在将要停搏的心脏缓慢心率时，每隔3～5分钟静注1mg可能有效。

6. 氨茶碱　目前研究表明，使用氨茶碱没有显示对重建自主循环有效，也未被证明能提高出院生存率。但在心脏停搏时使用氨茶碱是安全的，可以考虑在心率非常慢的心脏停搏时用氨茶碱，或在肾上腺素无效的心脏停搏患者使用大剂量氨茶碱，有时会有效。

六、心肺复苏其他问题

（一）其他一些复苏方法

1. 胸前捶击　胸前捶击可用于治疗室速。在19项研究中，有14项显示胸前捶击使室速转为窦性占49%，5项显示无效者占41%，引起室速恶化者占10%。对于室速，如除颤器快速到位，可选择除颤；如无除颤器，可选择胸前捶击。

以往主张测定脉搏后应拳击患者胸骨中段一次，认为此法适用于心脏骤停1分钟以内的患者，有重建循环的作用。一次叩击约可产生5焦耳的能量，可使停搏的心脏重新起搏。但是在动物实验中发现，拳击可使快速室性心动过速转为室颤或心脏停搏。急性心肌梗死ST段抬高明显时，若拳击正好落在ST段末期亦可使室速转为室颤。在尚有微弱心搏时，拳击也有引起心室停搏或室颤的危险，且对缺氧性停搏拳击无效。其次，胸前部叩击的成功率很低。其用法主要为：

（1）对猝死原因不明的患者，不推荐应用。即使应用，在无心电监护的条件下，也只能用一次。因为拳击并不是同步的，如拳击刺激落在心脏易损期，则第2拳有可能将转复的心律再度变为室颤。

（2）对于已被证实为室性心动过速的患者，单次叩击有可能转为窦性心律。

（3）对于严重心动过缓的患者，重复叩击有可能引起自主性心脏收缩。

（4）如有心电监护，可根据心电情况反复进行，同时迅速准备电除颤。

正确方法为在患者胸部20～30cm上方，用握紧拳头的鱼际平面快速叩击胸骨中部。对于清醒患者，一般不用这种方法。

2. 咳嗽复苏　1976年Griley等就提出了咳嗽复苏的概念，发现剧烈咳嗽能够产生接近正常的主动脉搏动压。以后研究又证实咳嗽可维持意识清楚达93秒之久。咳嗽时主动脉压增加，而在咳嗽间期下降，增加了冠状动脉的灌注梯度。咳嗽时所产生的生理效应导致了胸泵学说的产生。胸泵学说的建立，又为咳嗽在临床上的应用奠定了理论基础。

咳嗽复苏法就是在患者发生严重心律失常（室速、极度心动过缓、三度房室传导阻滞），只要意识尚清楚，嘱咐患者剧烈咳嗽，能为抢救赢得时间。

3. 腹部按压法　采用绷带束缚腹部或连续腹部按压或在同步胸外按压及通气复苏术的同时增加腹部压均可增加主动脉压和颈动脉压以及颈动脉血流。可能有以下几种机制。

（1）压迫腹部可减少心外按压时右心房血液向下腔静脉反流。

（2）因腹部受压限制了膈肌下移，防止胸内压力分散，可增高胸内主动脉和胸外主动脉的压力阶差，增加主动脉的血流量。

（3）压迫腹部可压迫腹主动脉，减少下半部的供血，增加上半部的供血。

压迫腹部可增加右房压，且可导致心肌灌注压下降。此外，压迫腹部也有一些并发症，如肝撕裂伤及内出血等。临床实验还没有证实腹部加压可增加患者的生存率。

（二）无脉搏的电活动与心脏停止

1. 无脉搏的电活动　无脉搏的电活动是指电机械分离和其他异源性心率，包括假性心肌电机械分离、室性自发心率、室性逸搏、除颤后室性自发心率、过缓或停搏心律。与这些心律失常相关的临床状态，如果早期识别常可纠正。而这些心律失常则定义为无可触的脉搏但又有心电活动存在，同时这些心电活动不是心室颤动或室速。当有一定规律的电活动存在无脉时，临床传统上称为电机械分离。此时有一定规律的心肌动作电位除极化，但同时无肌纤维收缩出现，无机械收缩存在。最近超声心动图及内置导管的研究发现，使人们对心电机械分离有了重新认识，并提出了假性心肌电分离的概念。这证明电活动与机械分离收缩相伴随，但这些收缩太弱以致不能产生血流压力，所以常规检查脉搏和测血压难以察觉。

其他无脉搏有电活动情况，在心跳停止后观察到的是一些超过了狭义的心电机械分离的心律失常。这种心律失常出现后，大多数临床研究都发现存活率极低，特别是一旦发生，就像大面积心肌梗死时发生的那样，这些节律代表了趋于坏死的心肌最后电活动或可预示着特别严重的心律失常。例如严重高钾血症、低温、缺氧、先前存在酸中毒及多种药物过量，也可表现为一个多样、复杂的有电活动而无脉搏的临床现象。过量应用三环类抗抑郁药、肾上腺素能受体阻滞剂、钙拮抗剂、洋地黄及其他药物，都可导致无脉电活动。这些药物过量需行特殊的治疗。

在无脉电活动时必须采取的主要措施是探寻可能的原因。这种电活动可能由于几个原因造成，特别是当出现心搏骤停时，有一些原因必须考虑到。低血容量是引起无血压电活动的最常见原因，通过快速诊断和适当治疗，引起低血容量的原因常能正确被认识，这包括出血和其他原因液体丢失引起的低容量。其他引起无脉心电活动的原因有心包填塞、张力性气胸及大面积肺梗死。

无脉电活动的非特殊治疗包括肾上腺素和阿托品等。其他的治疗还包括正确的气道管理和进一步增加通气，这是由于低通气量和低氧常常也是引起无脉电活动的原因，由于无脉电活动常由低血容量造成，医师可给予补液试验治疗。并立即用多普勒超声进行检查，是否存在有血流。这些检出有血流的患者应更积极治疗，可按严重低血压进行处理。这些患者需要扩容时，应用去甲肾上腺素、多巴胺或联合上三项治疗。早期体外起搏可能是有益的。尽管大多数无脉电活动的预后很差，在此时复苏仍不应放弃。

2. 心脏停止　在出现心脏停止时，复苏组长必须快速并积极思考各种诊断和治疗方案。心脏停止时要持续CPR、气管插管、肾上腺素和阿托品治疗。临床医师对全中心脏停止跳动患者都常规用阿托品，偶尔因此引起的过高水平副交感作用导致通气和体外起搏难以起效。电击可以导致副交感能释放，所以心脏静止时常规电击，"反正也不会再造成更坏的心律了"的说法是非常不可取的。因此，电击将减少患者恢复为自主心律的仅有机会。有研究还显示对停跳心脏电击对提高存活率无效。另外当心电监护为一条直线时，复苏者就应调整导联，选择其他导联或转动除颤电极90°，以确定节律是否确实是电静止。由操作者失误导致的"假性心脏停搏"，远多于类似停止的室颤造成的"假性心脏停搏"。

自1986年有研究证实在院前心脏停搏病例中，很少对起搏有反应。为获得有效的机会，有学者认为体外起搏还应尽早实施。然而院前急救者很少能及时达到这一目的，心脏停搏时只在一个很短的时间内对起搏有反应，因此要求起搏要快，这些患者包括突发心动过速–心脏停搏的患者及除颤动后迷走神经释放引起的心脏停搏等。

没有证据显示对心脏停止患者常规体外起搏或在院前ACLS工具箱中放置便携式除颤器具是正确的。而非心源性心脏停止的患者，体外起搏结合除颤监护可能是有价值的。在这种特殊情况下医师对心脏停止的患者起搏要早做，并同时给予药物治疗。

心脏停止常表示死亡的到来，不仅仅是需治疗心律失常。当持久的心脏停止患者，经气管插管，静脉通道建立，合适CPR和抗心律失常相关药物应用后仍未恢复，进一步的抢救似无必要。

（三）复苏的终止

临床上进行心肺复苏时，通常是患者心搏骤停后立即行CPR 20~30分钟，未见自主循环恢复，评估脑功能有不可回逆的丧失，即宣告终止CPR。也有的学者将开始心肺复苏前循环及呼吸已停止15~20分钟来界定终止心肺复苏的时间。

1. 死亡的概念　目前死亡有很多相关概念，如①社会学死亡（植物人）；②法律死亡；③临床死亡；④生物学死亡；⑤大脑皮质死亡，为大脑半球新皮质的不可逆性损害，有自主呼吸和脑电图活动；⑥脑死亡，无自主呼吸，脑干反射消失，意识丧失，瞳孔散大固定大于30分钟，脑电图直线；⑦心脏死亡，无脉搏和心跳，连续复苏1小时，ECG无电活动。

猝死和心脏停搏有何区别？一般来讲，猝死是回顾性诊断，强调的是结果；心脏停搏是时限性诊断，强调的是原因。如一个短期出现心脏停搏的患者，进行心肺复苏，如果患者抢救成功，该患者的诊断应为心脏停搏；如果抢救没有成功，则可诊断猝死。

2. 假死　假死是指机体仍保存有生命力但是其细胞活动速度极其缓慢，甚至细胞内所有显微镜下可见的活动完全停止的一种状态，这种状态是可逆的，在适当的条件下，机体仍可以恢复其生命活力。我们所熟悉的静止状态、迟钝、冬眠都是假死的表现形式。生物机体在假死状态下能量的产生和能量的消耗都会发生戏剧性的减少，甚至会具有一些特殊的抵抗环境压力的能力，例如极端的温度、缺氧以及一些物理损伤。

假死时由于呼吸、心跳等生命指征十分衰微，从表面看几乎完全和死人一样，如果不仔细检查，很容易误认为已经死亡，甚至将"尸体"处理或埋葬。只是其呼吸、心跳、脉搏、血压十分微弱，用一般方法查不出，这种状态称作假死。假死常见于各种机械损伤，如缢死、扼死、溺死等；各种中毒，如煤气（CO）中毒、安眠药、麻醉剂、鸦片、吗啡中毒等；触电、脑震荡、过度寒冷、糖尿病等。在上述情况所做死亡的判断，要小心谨慎。

如果人体也能被诱导进入这样的假死状态，对于医学而言有十分巨大的意义，如急救医疗人员可以用这种技术让严重创伤甚至失血性心脏停搏的患者进入假死状态，从而争取时间进行外科手术而避免患者组织恶化；外科医生进行复杂的心脏和大脑手术可以用这种技术保护重要脏器功能，减少损伤。如果可将人类生命保存在一个可逆的假死状态，并且在唤醒后不会受到已经逝去时间的影响，在航空航天医学中也是一件非常有意义的研究。

3. 超长CPR　有学者认为超长CPR的时间需>30分钟，它包括开始复苏前心搏骤停的时间和复苏抢救的时间。如果临床复苏中有一度或反复出现自主循环，此时超长CPR应从自主循环恢复时最后一次算起>30分钟为宜。至于上限超长到多少，从严格意义上讲没有确切的时限，要依患者的具体情况而定，如曾报道CPR长达5～6小时，乃至有的学者主张24小时者亦有之。

从目前的资料分析，超长CPR的应用主要在下列4个方面：

（1）特殊病因导致的心搏骤停：如溺水、低温（冻伤）、强光损伤、药物中毒等，实施超长CPR成功率较高；及一些尚未深入研究的特殊疾病，如肺栓塞、哮喘、变态反应、脓毒症、内分泌代谢疾病等。

（2）特殊群体的心搏骤停：尤其是5岁以下儿童终止心肺复苏时需特别谨慎。因小儿对损伤的耐受力较成人强，即使神经系统检查已经出现无反应状态，某些重要的脑功能仍可恢复。

（3）特殊医疗环境下的心搏骤停：主要是指在手术麻醉的状态下实施CPR。可能是有麻醉低代谢的前提，加之监护与治疗设施齐备，及训练有素的复苏人员参与，国外学者谓之为超长CPR理想场所。

（4）特殊器械介入抢救的心搏骤停：其中无创的方法有：背心式CPR，主动加压-减压CPR，分阶段胸腹加压-减压CPR，阻抗阀门。有创方法有：主动脉内球囊反搏、体外循环、开胸心脏按压等。

总之，在复苏过程中，各种基本征象都必须持续一定时间，对判断才有意义，已成为人们的共识。美国心脏协会曾提出，只有基础生命支持及进一步心脏生命支持失败，才是医学干预无效而终止复苏的标准。

七、脑复苏

（一）脑损伤发生的分期

心脏骤停导致脑血流停止，产生全脑缺血和损伤。在临床上可分为四期。

1. 心脏骤停前缺氧　实际上大部分患者在心脏骤停前就存在严重的缺氧，已经存在脑损伤。

2. 心脏骤停　即临床死亡至复苏前的损伤这与来诊时间有关。

3. 心肺复苏期的损伤　指有效心肺复苏至心跳恢复之间的损伤，这与医护人员的素质有关。

4. 复苏后综合征　是指复苏后所出现的代谢紊乱和血流动力学改变所造成的进一步损伤，这是目前研究的热点之一。

（二）脑血流灌注和"无血流恢复"现象

有时虽然心肺复苏成功，但是患者已存在严重的不可逆转的缺血性脑病，这主要是由于长期的脑缺血，或者自主循环建立后脑循环未能及时恢复。

临床经验表明，有时颈动脉虽有良好搏动，脑组织仍因缺氧而死亡，关键在于脑血流的灌注是否满意，这取决于动脉平均压与颅内血流平均压之差。从理论上应认为增加颈动脉血流量时必定也相应增加脑流量，但事实证明效果恰好相反。在临床研究中发现尽管一期复苏满意，并证实颈动脉有良好的搏动，但脑组织却未获得满意的血流灌注。颈动脉的主干在其远端分为颈外动脉及颈内动脉，前者对颅外组织如舌及面颊部供血，脑组织的血液灌注依靠颈内动脉。所以增加颈内动脉的血流才能改善脑组织的血液灌注。

近来有学者提出，心脏骤停后脑血管可瞬间出现扩张，但随即在很短时间内出现收缩，这种后期血管收缩现象称为"无血流恢复"现象。

（三）"窃血"现象

全脑缺血时由于不同部位对缺血的耐受性不同，或恢复再灌注后得到氧供较好的缘故，一部分脑细胞功能保持良好，一部分脑细胞死亡，而在这两极中间的部分，存在一些细胞功能丧失，但并未死亡的脑细胞，形成脑缺血性半月影区。

当发生再灌注时，缺血性半月影区得不到血流的充分供给，而血液灌注较好的区域由于缺血半月影区内血管痉挛而得到了更多的血液供应，即"窃血"现象。

（四）过度通气

呼吸支持多由人工机械通气完成。临床上早已发现二氧化碳分压从正常降至20mmHg（2.7kPa），脑血流量将减少40%～50%，颅内压同时降低。有资料认为它可改善氧供应，减轻组织酸中毒，恢复脑血管主动调节功能，减轻脑水肿。尤其在心肺复苏前4小时，过度通气在纠正呼吸性酸中毒和降低颅内压方面可能效果显著。但可引起脑血管收缩，所以现在多数学者仍认为应保持二氧化碳在25～35mmHg（3.3～4.7kPa）内的范围内较合适。

（五）短暂高血压和血液稀释

临床上促进再灌注来解决复苏后综合征的方法有诱发短暂高血压和血液稀释。注意诱发高血压只是短暂的，通常时间只有5～15分钟，以血管活性药物控制，时间过长可加重脑水肿。通常并发血液稀释，利用低分子右旋糖酐调节红细胞比积。肝素化或链激酶也有应用临床的报道，一些实验研究表明可以减轻复苏后脑损伤。

（六）低温疗法

轻度低温疗法改善心脏停搏患者转归。对发生于医院外心脏停搏的成年患者，如诱因为室颤，其意识丧失，有自主循环，应进行低温治疗，体核温度应降至32～34℃，持续时间应为12～24小时。这种低温治疗可能对于因其他心律失常而致的心脏停搏或发生于医院内的心脏停搏患者也有益处。

1. 作用机制　有几种可能的机制使轻度低温在心脏停搏再灌注后能改善神经系统转归。在正常脑组织中，脑温度>28℃时，每降低1℃，脑氧代谢率能减少6%，这在一定程度上是由于减少了正常的电活动。轻度低温被认为能抑制许多与再灌注损伤相关的化学反应。这些反应包括产生自由基，释放兴奋性的氨基酸，能导致线粒体损害和细胞凋亡（程序化的细胞死亡）的钙离子转移、脂质过氧化、DNA损坏和炎症等，这些反应可导致脑内敏感部位（例如海马回和小脑）一些神经元的死亡。尽管具有潜在的益处，但低温治疗也可能产生不良作用，例如心律失常、高血糖、感染和凝血障碍。

2. 常规低温疗法　在以往脑复苏的方法中最常提到的是降低脑部温度，以降低脑部代谢率，抑制脑水肿。低温脑复苏作用机制很可能是多个机制的复合。但这种方法可遗留一些问题，如心律失常，血液黏稠度增加，脑血流减慢等，这对促进脑再灌注不利。对此争论的实质是应用时机的问题，一般认为在稳定再灌注前提下的低温疗法是可取的。还有学者认为单纯进行头部降温，很难降低脑部的温度，因为全身的血液温度还较高，且血流速度很快，故提出应进行全身低温。

3. 亚低温疗法　新近发现亚低温（33.0～34.5℃）可达到与中度低温相同的效果，且全身副作用更少，更易实施和控制。用介入性血液变温器或体外环流换温器，可稳步和稳定降温，不至于体温过低或波动较大。

（七）其他脑复苏方法

1. 纳洛酮　纳洛酮是特异性阿片受体拮抗剂，在心肺脑复苏中应用受到重视。它通过血脑屏障和边缘体的阿片受体结合，抑制β内啡肽与阿片受体的结合，从而抑制内源性内啡肽所产生的生物学效应，有助于脑复苏。常用剂量为10μg/kg，必要时可重复给药。

2. 高压氧治疗　高压氧可提高血氧张力，增加血氧含氧的氧储备，提高血氧弥散，减轻脑水肿，降低颅内压，改善脑电活动。通常在3个大气压下吸纯氧。此时血中物理溶解氧比常压下呼吸空气时增加21倍，且颅内压可能降低40%～50%。并有资料表明高压氧疗法有可能加速复苏患者的苏醒。

3. 脑辅助循环灌注　近来有学者提出采用体外循环机或血液泵对脑进行辅助循环灌注，将有广阔的应用前景。

第六节　急性呼吸窘迫综合征

急性呼吸窘迫综合征（acute respiratory distress syndrome，ARDS）是指严重感染、创伤、休克等肺内外疾病后出现的以肺泡-毛细血管损伤为主要表现的临床综合征，是急性肺损伤（acute lung injury，ALI）的严重阶段或类型。其临床特征为呼吸频速和窘迫，难以纠正的进行性低氧血症。

一、发病机制

ARDS发病的共同基础是肺泡-毛细血管的急性损伤。肺损伤可以是直接的，如胃酸或毒气的吸入，胸部创伤等导致内皮或上皮细胞物理化学性损伤，更多见的则是间接性肺损伤。虽然肺损伤的机制迄今未完全阐明，但已经确认它是全身炎症反应综合征（systemic inflammatory response syndrome，SIRS）的一部分。

（一）全身炎症反应

临床上严重感染、多发创伤是导致急性肺损伤和ARDS最主要的病因，其中主要的病理生理过程是SIRS。在ARDS的复杂的病理生理机制中包含着对损伤的炎性反应和抗炎性反应两者之间微妙的平衡与失衡关系。事实上，机体对损伤产生的炎性反应物质会被内源性抗炎性物质所对抗，这种在SIRS和代偿性抗炎症反应综合征（compensatory anti-inflammatory syndrome，CARS）之间的平衡是机体对损害因素适当反应的关键。如果出现过度SIRS反应，则可能发展为多脏器功能障碍综合征（multiple organ dysfunction syndrome，MODS），如果发生过度CARS，则可能导致免疫抑制或感染并发症，因此，在ARDS危重患者中，这两种拮抗的反应综合征可能决定了患者的最终命运。

（二）炎症细胞

几乎所有肺内细胞都不同程度地参与ARDS的发病，最重要的效应细胞是多形核白细胞（polymorphonuclear leukocyte，PMN）、单核巨噬细胞等。ARDS时，PMN在肺毛细血管内大量聚集，然后移至肺泡腔。PMN呼吸暴发和释放其产物是肺损伤的重要环节。

近年发现肺毛细血管内皮细胞和肺泡上皮细胞等结构细胞不单是靶细胞，也能参与炎症免疫反应，在ARDS次级炎症反应中具有特殊意义。

（三）炎症介质

炎症细胞激活和释放介质是同炎症反应伴随存在的，密不可分。众多介质参与ARDS的发病，包括：①脂类介质如花生四烯酸代谢产物、血小板活化因子（platelet activating factor，PAF）；②活性氧如超氧阴离子（O^{2-}）、过氧化氢（H_2O_2）等；③肽类物质如PMNs／AMs蛋白酶、补体底物、参与凝血与纤溶过程的各种成分等。近年对肽类介质尤其是前炎症细胞因子和黏附分子更为关注，它们可能是启动和推动ARDS"炎症瀑布"、细胞趋化、跨膜迁移和聚集、炎症反应和次级介质释放的重要介导物质。

（四）肺泡表面活性物质（pulmonary surfactant，PS）

研究表明肺泡表面活性物质具有降低肺泡表面张力、防止肺水肿、参与肺的防御机制等功能。ARDS过程中，PS的主要改变为功能低下、成分改变和代谢改变等。

另外，细胞凋亡与一些细胞信号转导通路与ARDS的发病密切相关，如口膜受体、G蛋白、肾上腺素能受体、糖皮质激素受体等。同时还发现核转录因子、蛋白激酶（MAPK等）的活化参与ARDS发病机制。

二、临床表现

ARDS临床表现可以有很大差别，取决于潜在疾病和受累器官的数目与类型，而不取决于正在发生的肺损伤。

1. ARDS多发病迅速，通常在受到发病因素攻击（如严重创伤、休克、败血症、误吸有毒气体或胃内容物）后12～48小时发病，偶有长达5天者。一旦发病后，很难在短时间内缓解，因为修复肺损伤的病理改变通常需要1周以上的时间。

2. 呼吸窘迫是ARDS最常见的症状，主要表现为气急和呼吸次数增快。呼吸次数大多在25～50次／分，其严重程度与基础呼吸频率和肺损伤的严重程度有关。

3. 难以纠正的低氧血症、严重氧合功能障碍。其变化幅度与肺泡渗出和肺不张形成的低通气或无通气肺区与全部肺区的比值有关，比值越大，低氧血症越明显。

4. 无效腔／潮气比值增加，≥0.6时可能与更严重的肺损伤相关（健康人为0.33～0.45）。

5. 重力依赖性影像学改变，在ARDS早期，由于肺毛细血管膜通透性一致增高，可呈非重力依赖性影像学变化。随着病程进展，当渗出突破肺泡上皮防线进入肺泡内后，肺部斑片状阴影主要位于下垂肺区。

三、诊断标准

ARDS诊断标准如下。

1. 有原发病的高危因素。

2. 急性起病，呼吸频数和／或呼吸窘迫。

3. 低氧血症，ALI时PaO_2／$FiO_2 \leqslant 300mmHg$（4.0kPa），ARDS时PaO_2／$FiO_2 \leqslant 200mmHg$（26.7kPa）。

4. 胸部X线检查两肺浸润阴影。

5. 肺动脉楔压$\leqslant 18mmHg$（2.4kPa）或临床上能除外心源性肺水肿。

凡符合以上五项可诊断ALI或ARDS。由于ARDS病程进展快，一旦发生多数病情已相当严重，故早期诊断十分重要，但迄今尚未发现有助于早期诊断的特异指标。

四、治疗

ARDS应积极治疗原发病，防止病情继续发展。更紧迫的是要及时纠正患者严重缺氧。在治疗过程中不应把ARDS孤立对待，而应将其视为MODS的一个组成部分。在呼吸支持治疗中，要防止呼吸机所致肺损伤（ventilation-associated lung injury，VILI）、呼吸道继发感染和氧中毒等并发症的发生。

（一）呼吸支持治疗

1. 机械通气　机械通气是ARDS治疗的主要方法，是近年发展较为迅速的领域，机械通气以维持生理功能为目标，选用模式应视具体条件及医师经验，参数设置高度个体化。目前多主张呼气末正压通气（positive end expiratory pressure，PEEP）水平稍高于压力-容积曲线的下拐点作为最佳PEEP选择。近年来基于对ARDS的病理生理和VILI的新认识，一些新的通气策略开始应用于ARDS的临床治疗。主要有：

（1）允许性高碳酸血症策略：为避免气压-容积伤，防止肺泡过度充气，而故意限制气道压或潮气量，允许$PaCO_2$逐渐升高达50mmHg（6.7kPa）以上。

（2）肺开放策略：肺开放策略指的是ARDS患者机械通气时需要"打开肺，并让肺保持开放"，实施方法有多种，包括应用压力控制通气、反比通气（inverse ratio ventilation，IRV）及加用高的PEEP等，近年来也有学者主张用高频振荡法来实施肺开放策略。

（3）体位：若一侧肺浸润较明显，则取另一侧卧位，俯卧位更加有效，有效率达64%～78%，其主要作用是改善通气血流比值和减少动-静脉分流和改善膈肌运动。

其他新的通气方式包括：部分液体通气、气管内吹气和比例辅助通气等也在ARDS的治疗中得到应用。

2. 膜式氧合器　ARDS经人工气道机械通气、氧疗效果差，呼吸功能在短期内又无法纠正的场合下，有人应用体外膜肺模式，经双侧大隐静脉用扩张管扩张，分别插入导管深达下腔静脉。配合机械通气可以降低机械通气治疗的一些参数，减少机械通气并发症。

（二）改善肺微循环、维持适宜的血容量

1. 最近研究表明短期大剂量皮质激素治疗对早期ARDS或严重脓毒症并没有取得明确的疗效。目前认为对刺激性气体吸入、外伤骨折所致的脂肪栓塞等非感染性引起的ARDS，以及ARDS后期，可以适当应用激素，尤其当ARDS由肺外炎症所致时，可尝试早期大剂量应用皮质激素冲击治疗。ARDS伴有脓毒症或严重呼吸道感染早期不主张应用。

2. 抗凝治疗如肝素的应用，可改善肺微循环，其他如组织因子、可溶性血栓调节素等。

在保证血容量、稳定血压前提下，要求出入液量轻度负平衡（-1000～-500mL／d）。在内皮细胞通透性增加时，胶体可渗至间质内，加重肺水肿，故在ARDS的早期不宜给胶体液。若有血清蛋白浓度低则另当别论。

（三）营养支持

ARDS患者处于高代谢状态，应及时补充热量和高蛋白、高脂肪营养物质。应尽早给予强有力的营养支持，鼻饲或静脉补给。

（四）其他治疗探索

1. 肺表面活性物质替代疗法　目前国内外有自然提取和人工制剂的表面活性物质，治疗婴儿呼吸窘迫综合征有较好效果，但在成人的四个随机对照研究结果表明，对严重ARDS并未取得理想效果。这可能与PS的制备、给药途径和剂量以及时机有关。由于近年来的研究表明PS在肺部防御机制中起重要作用，将来PS的临床应用可能会出现令人兴奋的前景。

2. 吸入一氧化氮（NO）　NO在ARDS中的生理学作用和可能的临床应用前景已有广泛研究。近来有报道将吸入NO与静脉应用阿米脱林甲酰酸联合应用，对改善气体交换和降低平均肺动脉压升高有协同作用。NO应用于临床尚待深入研究，并有许多具体操作问题需要解决。

3. 氧自由基清除剂、抗氧化剂　过氧化物歧化酶、过氧化氢酶，可防止O_2和H_2O_2氧化作用所引起的急性肺损伤；维生素E具有一定抗氧化剂效能。脂氧化酶和环氧化酶途径抑制剂，如布洛芬等可使血栓素A2和前列腺素减少，抑制补体与PMN结合，防止PMN在肺内聚集。

4. 免疫治疗　免疫治疗是通过中和致病因子，对抗炎性介质和抑制效应细胞来治疗ARDS。目前研究较多的有抗内毒素抗体，抗TNF、IL-1、IL-6、IL-8，以及抗细胞黏附分子的抗体或药物。由于参与ALI的介质十分众多，互相之间的关系和影响因素十分复杂，所以仅针对其中某一介质和因素进行干预，其效应十分有限。

五、护理措施

ARDS是急性呼吸衰竭的一种类型。患者原来心肺功能正常，但由于肺外或肺内的原因引起急性渗透性肺水肿和进行性缺氧性呼吸衰竭。临床表现为突发性、进行性呼吸窘迫，气促、发绀，常伴有烦躁、焦虑、出汗等。ARDS的治疗包括改善换气功能及氧疗、纠正缺氧、及时去除病因、控制原发病等。

1. 常见护理问题

（1）低效型呼吸形态。

（2）气体交换受损。

（3）心输血量减少。

（4）潜在并发症：气压伤。

（5）有皮肤完整性受损的危险。

（6）有口腔黏膜改变的危险。

（7）潜在并发症：水、电解质平衡紊乱。

（8）焦虑。

2. ARDS的护理要点

（1）加强监护。

（2）强化呼吸道护理，保持呼吸道通畅和洁净、防止呼吸道感染等并发症。

（3）对应用呼吸机的患者，做好气管插管、气管切开的护理。

（4）监测血气分析和肺功能，准确计算和记录出入液量，肺水肿期应严格限制入水量。

（5）心理护理，采用多种方式加强与患者的交流和沟通，解除患者的焦虑和恐惧感。

3. 基础护理

（1）口腔护理：每日进行两次口腔护理，减少细菌繁殖。

（2）皮肤护理：定时翻身，每日温水擦浴一次，预防发生压疮。

（3）排泄护理：尿管留置者，保持引流通畅，防受压、逆流，每日更换引流袋；便秘者必要时可给予缓泻剂或灌肠。

4. 呼吸道的护理　保持气道通畅和预防感染。应用呼吸机时，注意湿化气道、定时吸痰，防止呼吸管道脱落、扭曲，保持有效通气。吸痰并非遵循每间隔1小时抽吸1次的原则，还应根据患者的症状和体征而定，如患者有缺氧症状，肺部听诊有痰鸣音或水泡音，应随时吸痰。对于气管切开术后患者，除按常规护理外，注意加强呼吸道湿化和吸痰时无菌操作的护理。

5. 预防和控制呼吸机相关感染

（1）严格执行洗手制度，减少探视。

（2）严格执行无菌操作，如吸痰及各种侵入性检查、治疗时，均应遵守无菌技术原则。

（3）注意呼吸机管道的更换或使用一次性呼吸机管道。

（4）定时翻身、拍背、转换体位，及时吸痰，减少肺内痰液的潴留。

（5）气管插管者，气囊充气合适，以免胃内容物误吸。

（6）注意观察患者临床表现，监测体温、心率、白细胞计数等。

6. 特殊治疗措施的护理

（1）控制性肺膨胀的护理：可由医生或护士根据医嘱实施肺膨胀。实施肺膨胀过程中严密监测循环功能及 Sp（O_2）变化。吸痰后须重新选择最佳参数，施行肺膨胀。

（2）俯卧位通气的护理：定时根据医嘱要求进行翻身，固定体位，如使用翻身床时，则根据要求调整翻身床角度。注意严防气管导管牵拉、脱落、扭曲，导致严重气道阻塞。严密监测俯卧位时生命体征的变化及呼吸参数，尤其是气道峰压、潮气量及呼气末正压的变化。

7. 心理护理　在接受机械通气治疗期间，由于病房内环境氛围紧张，机器噪声及自身病情的危重，常产生强烈的紧张恐惧心理，此时应对患者进行安慰、鼓励，解释应用呼吸机治疗的重要性，强调预后良好，树立战胜疾病的信心，同时通过控制环境的温度、光线、噪声，创造一个舒适的环境，保证患者得到充分的休息。

由于人工气道的建立，导致患者语言交流障碍，引起焦虑不安。护士可与家属联系，了解患者日常生活习惯，通过观察其表情、手势、眼神，了解其需要，或者通过提供纸笔、日常生活图片、实物，让其写出或指出他们的需要，增加沟通方式。当其心情烦躁时，可与患者谈心，播放他喜爱的广播、音乐，消除其不良情绪，配合治疗；对极度烦躁不配合者，可使用镇静药静推或持续静脉泵入，使患者处于安静状态。

六、机械通气的护理

在呼吸机应用过程中，报警系统保持开启，定时检查并准确记录呼吸机应用模式及参数，使用参数通常包括潮气量、呼吸频率、氧浓度、呼气末正压、呼吸时间比值、压力支持水平等，同时，应密切观察患者的病情变化，如意识状态、生命体征、皮肤和黏膜色泽等，并协助医生做好血气分析，加强各项呼吸功能的监测，做好认真、准确的记录，为医生及时调整呼吸机应用模式及各项参数，提供客观有效的依据。

1. 妥善固定气管插管　适当约束患者双手，防止意外拔管。因患者自主呼吸频率过快，气管插管后联合使用镇静剂与肌松剂，阻断患者自主呼吸，以保证机械通气效果。因此，气管插管一旦脱出或与呼吸机断开后果严重。密切观察患者的人工呼吸情况，每班交接气管导管插入的深度，严防导管移位或脱出。

2. 严密观察病情　根据病情设置合理的报警范围，准确记录呼吸机参数，如出现报警要及时查找原因并处理。因患者严重低氧血症，呼吸机使用过程中逐步提高呼气末正压（positive end-expiratory pressure，PEEP）。严密监测患者气道压力水平，听诊双肺呼吸音，注意有无压伤的发生。

3. 采取密闭式气管内吸痰，提高吸痰操作的安全性　气管内吸痰在ARDS机械通气患者的护理中非常重要，其目的在于清理呼吸道分泌物，保持呼吸道通畅，改善肺泡的通气和换气功能。密闭式气管内吸痰能较好地维护机械通气状态，保证吸痰前后肺内压力相对稳定，同时还能防止带有细菌、病毒的飞沫向空气中播散；因此，根据患者的一般情况、双肺呼吸音、气道压力、氧饱和度、咳嗽等进行观察与判断，采取密闭式气管内吸痰法适时吸痰。吸痰时严格遵守无菌操作，密切观察患者Sp（O$_2$）的降低幅度，避免高负压（>20kPa）、长时间（>12s）吸痰所致的急性肺不张的发生。另外，需注意选择小于人工气道管径的密闭吸痰管，在每次吸痰后以无菌生理盐水冲净吸痰管内的分泌物，更换密闭吸痰装置1次／24小时。

4. 观察镇静药物的效果　镇静剂有利于减轻患者焦虑及插管不适，促进人机协调，保证机械通气效果。每15～30分钟评估1次镇静程度并进行药物剂量的调整，避免镇静不足或过度。在镇静剂使用过程中，加强患者的病情观察，根据对患者意识、瞳孔、肢体活动及肌张力等方面的评估，区分镇静过度与意识障碍。

5. 通气模式与潮气量　ARDS时肺顺应性降低、生理无效腔增大，增加了通气量的需要。增大潮气量以增加肺气体容量和功能残气量，促进氧合；但增加潮气量时注意控制气道峰压在4.0kPa（40cmH$_2$O）以下，以预防气压伤并发症及减少对血液循环系统的负面影响。在增加潮气量而低氧血症无明显改善情况下，可采用反比呼吸（inverse ratio ventilation，IRV）。

6. 呼气末正压呼吸　PEEP是ARDS施行呼吸治疗的首选方法。适当的PEEP可增加肺泡及间质压力，减少肺毛细血管内渗出，促使血管外液吸收，减轻肺泡及间质水肿；可使萎陷的肺泡重新膨胀、肺功能余气量（functional residual capacity，FRC）增加，肺顺应性增加，通气／血流（V／Q）比值改善，从而改善肺换气功能，提高动脉血氧分压（arterial partial pressure of oxygen，PaO$_2$）。一般设置PEEP在5～10cmH$_2$O（0.7～1.3kPa）。反比呼吸时，吸气时间的延长可使平均气道压力和肺充气膨胀时间延长，有利于防止和治疗肺泡萎缩，并使得PEEP用量减少，从而减轻由于PEEP过高对静脉回心血量和心排出量的不利影响。

7. 吸入气氧浓度（fractional concentration of inspired oxygen，FiO$_2$）的调节　早期应尽快纠正缺氧，以保证重要器官（如脑组织）的氧供。早期可用100%吸氧浓度，1～2小时后将FiO$_2$降至40%～70%，以减少高浓度氧对肺泡的损伤。随后根据PaO$_2$或SpO$_2$调节FiO$_2$。必要时间段，短时间应用100%吸氧浓度。

8. 防止呼吸性碱中毒　机械通气治疗中常并发酸碱失衡。由于过度通气往往导致呼吸性碱中毒，及时调节吸氧浓度，并适当加长呼吸机与患者气管套管之间的管道长度增加生理无效腔量，以增加吸入气体中的CO$_2$浓度，从而有效地纠正呼吸性碱中毒。另外，注意定时复查动脉血气分析，根据血气结果调整通气参数，以保证患者充分的氧气供给及二氧化碳的排出。

第七节 慢性阻塞性肺疾病

慢性阻塞性肺疾病（chronic obstructive pulmonary disease，COPD）由于其患者数多，死亡率高，社会经济负担重，已成为一个重要的公共卫生问题。在我国COPD是严重危害人民群体健康的重要慢性呼吸系统疾病，近来对我国北部及中部地区农村102 230名成年人群调查，COPD约占15岁以上人口的3%，患病率之高是十分惊人的。

一、概 述

（一）定义

我国制定的COPD诊治规范提出，COPD是以气流阻塞为特征的慢性支气管炎和／或肺气肿，支气管哮喘不属于COPD。定义中进一步明确COPD是一种以气流受限为特征的疾病，气流受限呈不完全可逆、进行性发展，与肺部对有害气体或 有害颗粒的异常炎症反应有关。以气流受限为中心，将以往诊断为慢性支气管炎或／和肺气肿统一为具有共同病因及发病机制的COPD是当前COPD定义的特征。

欧洲呼吸协会颁布的"慢性阻塞性肺疾病诊断和治疗指南"。指出COPD的定义，COPD是一种可以预防、可以治疗的疾病，以不完全可逆的气流受限为特点。气流受限常呈进行性加重，且多与肺部对有害颗粒或气体，主要是吸烟的异常炎症反应有关。

（二）发病机制

目前普遍认为COPD以气道、肺实质和肺血管的慢性炎症为特征，在肺的不同部位有肺泡巨噬细胞、T淋巴细胞和中性粒细胞增加，激活的炎症细胞释放多种介质，这些介质能破坏肺的结构和促进中性粒细胞炎症反应。除炎症外，肺部的蛋白酶和抗蛋白酶失衡及氧化与抗氧化失衡也在COPD的发病中起重要作用。

二、临床表现

（一）症状

1. 慢性咳嗽　通常为首发症状，初起咳嗽呈间歇性，早晨较重，以后早晚或整日均有咳嗽，但夜间咳嗽并不显著，也有少数病例虽有明显气流受限但无咳嗽症状。

2. 咳痰　咳嗽后通常咳少量黏液性痰，部分患者在清晨较多，并发感染时痰量增多，常有脓性痰。

3. 气短或呼吸困难　这是COPD的标志性症状，是使患者焦虑不安的主要原因，早期仅于劳力时出现，后逐渐加重，以致日常活动甚至休息时也感气短。

4. 喘息和胸闷 不是COPD的特异性症状。部分患者特别是重度患者有喘息；胸部紧闷感通常于劳力后发生，与呼吸费力、肋间肌等容性收缩有关。

5. 其他症状 晚期患者常有体重下降、食欲减退、精神抑郁或焦虑等，并发感染时可咯血。

（二）病史

1. 吸烟史 多有长期大量吸烟史。

2. 接触史 职业性或环境有害物质接触史。

3. 家族史 COPD有家族聚集倾向。

4. 发病年龄及好发季节 多于中年以后发病，症状好发于秋冬寒冷季节，常有反复呼吸道感染及急性加重史。随病情进展，急性加重逐渐频繁。

5. 慢性肺源性心脏病史 COPD后期出现低氧血症和／或高碳酸血症，可并发慢性肺源性心脏病和右心衰竭。

（三）体格检查

体格检查对COPD的诊断价值低，因为气流受限的体征只有在患者肺功能显著损害时才出现，而且检出的敏感性和特异性较低。

1. 视诊和触诊 胸廓形态异常，包括胸部过度膨胀、前后径增大、剑突下胸骨下角（腹上角）增宽及腹部膨凸等；常见呼吸变浅，频率增快，辅助呼吸肌如斜角肌及胸锁乳突肌参与呼吸运动，重症可见胸腹矛盾运动；患者不时采用缩唇呼吸以增加呼出气量；呼吸困难加重时常采取前倾坐位；低氧血症者可出现黏膜及皮肤发绀，伴右心衰可见下肢水肿、肝脏增大。

2. 叩诊 由于肺过度充气使心浊音界缩小，肺肝界降低，肺部可呈过清音。

3. 听诊 两肺呼吸音可减弱，呼气延长，可闻及干性啰音，两肺底或其他肺野可闻及湿啰音；心音遥远，剑突中心音较清晰响亮。

三、辅助检查

1. 肺功能检查 存在不完全气流受限是诊断COPD的必备条件，肺功能检查是诊断COPD的金标准，是判断气流受限增高且重复性好的客观指标，对COPD的诊断、严重度评价、疾病进展、预后及治疗反应等均有重要意义。

气流受限是以一秒用力呼气容积（forced expiratory volume in one second，FEV_1）和一秒率（forced expiratory volume in one second／forced vital capacity，FEV_1／FVC）降低来确定。FEV_1／FVC是COPD的一项敏感指标，可检出轻度气流受限。FEV_1占预计值的百分比是中、重度气流受限的良好指标，它变异小，易于操作，应作为COPD肺功能检查的基本项目。吸入支气管舒张剂后，FEV_1<80％预计值及FEV_1／FVC<70％可确定为不

完全可逆气流受限。

2. 胸部X线检查　COPD早期胸片可无明显变化，以后出现肺纹理增多、紊乱等非特征性改变。主要X线征为肺过度充气：肺容积增大，胸腔前后径增长，肋骨走行变平，肺野透亮度增高，横膈位置低平，心脏悬垂狭长，肺门血管纹理呈残根状，肺野外周血管纹理纤细稀少等，有时可见肺大疱形成。并发肺动脉高压和肺源性心脏病时，除右心增大的X线征外，还可有肺动脉圆锥膨隆、肺门血管影扩大及右下肺动脉增宽等。

3. 胸部CT检查　CT不作为常规检查，但当诊断有疑问时，高分辨率CT（high resolution CT，HRCT）有助于鉴别诊断。此外，HRCT对辨别小叶中央型或全小叶型肺气肿及确定肺大疱的大小和数量，有很高的敏感性和特异性。

4. 血气检查　血气检查对晚期患者十分重要，$FEV_1 < 40\%$预计值者及具有呼吸衰竭或右心衰竭临床征象者，均应做血气检查。血气异常首先表现为轻、中度低氧血症，随着疾病进展，低氧血症逐渐加重，并出现高碳酸血症。

四、治疗

（一）药物治疗

1. 支气管扩张剂

（1）β2受体激动剂：β2受体激动剂通常分为长效β2受体激动剂和短效β2受体激动剂两种。吸入短效β2受体激动剂5分钟内产生支气管扩张效应，并且一般在30分钟内达到最大效应。由于起效快，因此常常作为"急救药"使用。但由于需要频繁给药，短效β2受体激动剂的使用是不方便的，此外，短效β2受体激动剂使用超过三个月疗效会有所降低。长效β2受体激动剂的支气管扩张效应可通过在给药后30分钟出现，2小时效应高峰，给药12小时后，支气管扩张效应仍然存在。使用长效β2受体激动剂，为患者在白天和夜晚提供平稳的支气管扩张状态成为可能。

（2）抗胆碱能药物：有研究认为，抗胆碱能药物是治疗COPD的支气管扩张剂中最有效的一类药物，因为迷走神经张力过高是COPD气流阻塞唯一可逆的因素。新的抗胆碱能药物噻托溴铵，它可以与M2受体快速分离，而与M1受体和M3受体缓慢分离，因此可以长时间阻断乙酰胆碱对人体气道平滑肌细胞的收缩作用，而促进乙酰胆碱释放作用是短期的。

（3）茶碱类药物：茶碱类药物在COPD治疗中较为常用。该类药物具有支气管舒张作用，并能通过改善肺过度充气而减轻症状。茶碱类还可以减轻呼吸肌疲劳，刺激呼吸中枢，改善黏膜纤毛清除能力。此外，它既可舒张冠状动脉，又可舒张肺血管，因此可以降低肺动脉高压。茶碱类对COPD患者有抗炎作用，近来发现低剂量的茶碱类药物可以减少诱导痰中的炎性标志物。另外，茶碱类药物还有改善心搏血量、扩张全身和肺血管、增加水盐排出、兴奋中枢神经系统、改善呼吸肌功能等。

2. 激素　激素对COPD患者有两个可能的好处：首先，可以轻度改善气流，最大幅度可以改善50~100mL，这个结果实际上不低于支气管扩张剂的效果。其次，在加用长效β2受体激动剂时同样可以显示明确的疗效，使用最大剂量支气管扩张剂的COPD患者使用激素有可能进一步改善肺功能。激素对急性期有确切的治疗作用，因此，现行的指南推荐激素在发作频繁的急性患者使用。全身性使用激素在COPD稳定期应尽量避免使用，在COPD的急性期可以使用，但是一般而言使用超过14天是不必要的，而且没有好处。

3. 呼吸兴奋剂　当呼吸中枢兴奋性降低或抑制时，呼吸幅度变小、频率减慢，或有明显的CO_2潴留时，可给予呼吸兴奋剂。COPD呼吸功能衰竭时，因支气管–肺病变、中枢反应性低下或呼吸肌疲劳而引起低通气者，此时应用呼吸兴奋剂的利弊应按上述三种因素的主次而定；对神经传导与呼吸肌病变、肺炎、肺水肿和肺广泛间质纤维化所致的换气功能障碍者，则呼吸兴奋剂有弊无利，不宜使用。应用呼吸兴奋剂的前提是保持气道通畅和已解除气道痉挛，在氧疗的同时使用。常用尼可刹米，可先静脉推注0.375~0.750克，然后以3.00~3.75克加入500mL液体中，按25~30滴／分静脉滴注，并根据意识、呼吸频率、幅度、节律及动脉血气分析调节剂量。当Ⅱ型呼吸功能衰竭PaO_2接近正常或pH基本代偿时，应停止使用，以防止碱中毒。如经治疗病情未见好转，应中断使用呼吸兴奋剂，并说服患者和家属采用机械通气。

4. 抗生素　已有的研究资料表明，引起COPD急性发作的原因中感染占2／3，包括细菌、病毒、非典型病原体。常见细菌包括流感嗜血杆菌、副流感嗜血杆菌、肺炎链球菌、卡他莫拉菌，占30%~50%；其他细菌包括铜绿假单胞菌、肠杆菌、其他革兰阴性菌、金黄色葡萄球菌、其他革兰阳性菌，占10%~15%。非典型病原体包括肺炎衣原体和肺炎支原体，占5%~15%，未发现有嗜肺军团菌的报道。呼吸道病毒包括流感病毒、副流感病毒、鼻病毒、冠状病毒、腺病毒、呼吸道合胞病毒，占30%。抗生素治疗指征为：患者至少存在1个主要症状（呼吸困难加重、痰量增加、脓痰）和1个危险因素（年龄≥65岁，FEV_1%<50%，1年≥4次慢性支气管炎急性加重，合并一种或多种基础疾病）。

（二）控制性氧疗

氧疗的目的是提高PaO_2，减轻缺氧造成的重要器官功能损害，并减少呼吸肌做功。氧疗是急性期患者住院的基础治疗。无严重并发症的急性期患者氧疗后较容易达到满意的氧合水平（PaO_2）>60mmHg（8.0kPa）或SaO_2>90%］，但有可能发生潜在的CO_2潴留。

Ⅰ型呼吸功能衰竭因无CO_2潴留，可按需给氧，氧浓度可提高到40%~50%，氧流量4~5L／min，当PaO_2达70mmHg（9.3kPa），应降低吸氧浓度。

Ⅱ型呼吸功能衰竭因呼吸中枢对CO_2刺激不敏感，主要靠缺氧刺激来维持呼吸，应以控制性氧疗为原则，采用低流量（1~2L／min）、低浓度（25%~30%）持续给氧。$PaCO_2$很高的患者，采用鼻塞法吸氧，氧浓度从25％开始，缓慢增加，使PaO_2接近60mmHg（8.0kPa）、$PaCO_2$升高幅度<12mmHg（1.6kPa）、pH无变化，吸氧浓度不变，但需密切监测$PaCO_2$。若氧浓度达30％时，PaO_2仍<55mmHg（97.3kPa）、$PaCO_2$>70～80mmHg（9.3～10.7kPa）、pH<7.25时，应考虑机械通气。

（三）机械通气

1. 使用机械通气的指征　一般原则：COPD并发严重呼吸功能不全，在经积极的抗感染、排痰、扩张支气管、控制性氧疗、酌情加用呼吸兴奋剂等治疗后（特别是已处理达24小时以上），一般情况及呼吸功能无改善或进一步恶化者，应考虑使用呼吸机，在选择机械通气前亦需对纠正呼吸功能衰竭后脱离呼吸机的可能性做出估计。

具体参考以下指标来判断是否存在需使用机械通气的严重呼吸功能不全：

（1）患者的一般状况：①有无肺性脑病表现，是否出现精神、神志障碍。②自主排痰能力。

（2）通气动力学变化：①呼吸频率（respiratory frequency，RR）>30～40次／分钟或<6～8次／分钟，同时注意呼吸节律变化。②潮气量（tidal volume，TV）<200～250mL／min。

（3）气体交换指标（主要为动脉血气指标）：①在合理的氧疗条件下动脉血氧分压（PaO_2）<35～45mmHg（4.7～6.0kPa）。②动脉血二氧化碳分压（$PaCO_2$）>70～80mmHg（9.3～10.7kPa）（需参考缓解期水平），若呈进行性升高更有意义。③发生严重失代偿性呼吸性酸中毒，动脉血pH<7.20～7.25。

2. 施行机械通气的方法

（1）人工气道的建立：

1）经鼻气管插管：由于易为清醒患者所接受，长期带管的耐受性好，患者可以进食，便于口腔护理，容易固定等优点，使其在对COPD患者施行较长期机械通气的治疗中更为方便实用，其应用曾较普遍。

2）经口气管插管：主要用于急救，尤其是心肺复苏或将要出现呼吸、心跳停止而需迅速建立人工气道的病例。对以后需较长期机械通气的患者可改为经鼻气管插管。多数医生认为经口气管插管亦可行较长期机械通气。

3）气管切开：COPD患者需尽量避免。一般仅用于气管内分泌物过于黏稠，经气管插管难于满意吸出或因上气道病变使气管插管无法进行的病例。

4）气管插管的长期留置：近年来气管插管的制作材料由橡胶改为聚氯乙烯等塑料，后又以硅胶为材料，使气管插管的组织相容性明显提高，对所经气道内腔的刺激性已不成为影响其长期留置的因素；除材料的改进外，目前所广泛采用的圆柱形高容低压气囊使气囊封闭管周腔的有效封闭压低于25mmHg（3.3kPa）。

五、护理措施

（一）一般护理

1. 居室环境　保持居室空气清新，每日定时开窗，但应避免对流风直吹患者。室内温度保持在：冬季18~22℃，夏季19~24℃，湿度为50%~60%；对花草过敏者室内应避免摆放花草，支气管哮喘患者应避免用羽绒被服。流感流行季节避免流感带菌者探视患者，每天应对居室进行空气消毒，如食醋熏蒸、紫外线照射。避免烟雾及粉尘的刺激。

2. 饮食　COPD患者由于咳嗽，呼吸较正常人费力，消耗的能量较正常人多，因此，需增加能量的摄入。蛋白质是维持生命所必需的营养物质，可促进病变组织和创伤的修复，提高机体免疫力。为加快被损伤的气道黏膜的修复，提高机体免疫力，应适当增加蛋白质的摄入。维生素C、维生素E的不足会延缓损伤组织的修复，因此应多食水果、蔬菜以增加蛋白质的摄入。充足的水分可维持呼吸道黏膜的湿润，稀释痰液有利于痰液的排出，因此COPD患者应及时补充水分。

（二）症状护理

1. 咳嗽、咳痰的护理

（1）观察病情：密切观察咳嗽、咳痰情况，详细记录痰液的色、量、性质等情况，以及正确收集痰标本并及时送检，为诊断治疗提供可靠的依据。

（2）痰液较深不易咳出者：

1）胸部叩击法：每日2~3次餐前进行，方法为：五指并拢并略弯曲，迅速而有规律地叩击胸背部，用力适中，勿造成软组织损伤或骨折，以患者能承受为宜。其顺序为从肺底到肺门，从肺尖到肺门，从肺外侧到内侧，叩击同时鼓励患者做深呼吸和咳嗽、咳痰。每次叩击15~20分钟，叩击时注意观察患者的面色、呼吸、咳嗽、咳痰情况。

2）体位引流：按病灶部位，取适当体位，使病变部位的支气管开口向下，利用重力、咳嗽、胸部叩击，将分泌物排出。每次10~15分钟，引流时间在早餐前1小时、晚餐前或睡前进行。引流期间注意观察神志、呼吸及有无发绀。注意防止发生意外，观察引流情况。

3）指导有效的咳嗽，减少体力消耗及气道的损伤。每2~4小时进行数次轻咳，将痰液咳至咽喉部，然后深呼吸、屏气数秒钟后进行爆发性咳嗽，将痰液咳出。

4）对无力咳嗽者，在进行翻身叩背、雾化吸入后要及时吸痰。

2. 咯血的护理

（1）一般护理：大咯血的患者应绝对卧床休息，一切活动应由护理人员协助进行，尽量避免搬动患者，平卧位头偏向一侧，若已知病变部位则采取患侧卧位，既减少肺的活动有利于止血，同时也可避免窒息与血流流向健侧。

（2）密切观察病情：观察咯血后的体温变化，是否有呼吸困难，这样有利于及时发现吸入性肺炎和肺不张，及时发现并处理窒息的患者。若咯血突然减少或中止，同时出现胸闷、憋气、烦躁、大汗淋漓、皮肤发绀、呼吸音减弱或消失即可判断有窒息的可能。应在通知医生的同时，立即使患者处于头低脚高俯卧位，头稍后仰，轻叩背部将血咯出。如效果不明显，应立即行气管插管或气管切开以吸出血块，缓解气道受阻并给予高浓度氧气吸入。

（3）对有窒息先兆的护理：①体位引流：迅速抬高床尾45°，患者取俯卧位，注意取出口腔内血块，轻拍患侧背部，同时用导管抽吸，促使气管内积血排出。②体位引流无效时，配合医师做好气管插管和气管切开的准备工作。③持续吸氧，以改善组织缺氧，必要时使用呼吸兴奋剂。④立即建立静脉通道，应用止血剂，必要时应用垂体后叶素。

3. 呼吸困难的护理

（1）保持呼吸道通畅是缓解呼吸困难的关键。

（2）呼吸训练：

1）缩唇呼吸：让患者用鼻吸气，用口呼气，呼气时将嘴唇缩成吹口哨状，气体从缩窄的口唇缓缓呼出，吸气与呼气之比为1∶2或1∶3。

2）腹式呼吸：患者取坐位或立位，吸气尽力鼓腹，胸部不动。呼气时尽力收腹，将气呼出，每分钟7~8次，每次10~20分钟，每日做2次，并将缩唇呼吸融入其中，调动通气的潜力，增加呼吸运动的力量和效率。

（3）合理氧疗：COPD患者氧疗时氧流量不可过高，一般为1~2L／min，浓度不可过大，一般为24%~30%。氧疗时注意观察患者呼吸困难是否减轻及发绀缓解情况。患者的神志、心率及血压的变化，可定时检查动脉血气的变化及指端氧饱和度的情况。随时检查导管是否通畅，鼻导管固定是否牢固，氧流量、湿化瓶中的液体情况，为正常氧疗提供必要的准备。

（三）用药的护理

1. 抗生素的用药护理

（1）COPD患者因反复感染而长期应用抗生素，应根据病原菌药物敏感试验选用抗生素，因此应做好痰培养标本的留取，具体方法是：晨起漱口后，咳深部痰液流入无菌痰培养瓶中，拧紧瓶盖立即送检，一般连送3~4日。

（2）用药后应注意观察体温是否下降，咳嗽、咳痰症状是否减轻或消失，痰的颜色是否改变，肺部啰音是否减轻或消失，注意观察药物的不良反应。

2. 止咳祛痰药物的用药护理

（1）服用糖浆类止咳祛痰药物应注意在饭后服用并不再饮水，其目的是减少对胃的刺激，并可使一部分药物能长时间停留于咽喉部，从而发挥其药理作用。

（2）痰多者不可服用单纯止咳药物，应以化痰祛痰为主，用药注意经常变换体位以利于咳痰，不可因变换体位后咳嗽加剧而固定于一个姿势，因其不利于痰液排出，延缓疾病的康复。

3. 应用解痉平喘药物的用药护理　茶碱类药物引起的不良反应与其血药浓度水平密切相关，且个体差异较大，因此应严格掌握用药浓度及药物的滴速，其主要副作用有胃部不适、胃痛、恶心、呕吐；心动过速、心律失常；注入过快时，可导致血压下降、抽搐，甚至突然死亡；亦可引起失眠、烦躁、呼吸增快等。

（四）心理护理

1. 心理障碍的发病机制

（1）血气改变指标改变：①COPD患者恐慌发作、焦虑与缺氧、高碳酸血症和低碳酸血症有关。过度通气导致P（CO_2）减低，引起呼吸性碱中毒，进而导致脑血管收缩，产生焦虑症状。②严重COPD患者，慢性低通气增加P（CO_2）水平。③在动物模型，通过激活延髓化学感受器，脑桥色素核内神经元激活引发恐慌反应。④缺氧产生乳酸与恐慌发作有关，推测有恐慌疾病的COPD患者对乳酸和过度通气高敏。

（2）治疗COPD药物：①β受体激动剂，如沙丁胺醇，引起与心率增速有关的焦虑。②茶碱有支气管扩张和呼吸兴奋作用，引起焦虑，尤其血药质量浓度>20μg／mL时。喹诺酮类和茶碱合用引起CYP-450互相作用，提高茶碱血药浓度而增加焦虑危险。③大剂量皮质激素（如甲基泼尼松龙）可致焦虑。

（3）心理状态的改变：①长期慢性反复咳嗽、咳痰，病情迁延，患者在咳嗽、咳痰的基础上出现了逐渐加重的呼吸困难，常感到自己已衰老，面临死亡而产生焦虑或恐惧。②长年患病，退休工资不够患者每天吃药和每年住院所需的医药费，拖累儿女，认为自己增加家庭负担而感到悲观。③长期的负面情绪会使患者不积极配合治疗，或者过度对躯体关注、过度对药物依赖而影响治疗效果及患者的工作、生活、学习、社会活动和家庭关系 ④老年人由于社会角色或家庭角色的改变，长期患病，自理能力下降，认为给儿女加重负担等，常常产生失落感、孤独感等。

2. 临床表现

（1）抑郁和焦虑：COPD和焦虑、抑郁状态有较高共患率，在50％左右。COPD严重程度与焦虑、抑郁发生率有关。

（2）认知功能障碍：表现为高水平认知功能缺乏，如注意力、复杂视觉运动、抽象能力和语言任务等。

（3）神经精神症状。

（4）应激相关障碍：COPD患者心理应激常预示日常生活活动受限。多元回归研究发现，高水平灾难性退缩心理应对策略和较低水平症状管理的自我效应力，与较高水平抑郁、焦虑和生活质量降低有关。

3. 护理措施

（1）药物：选择性5-HT再吸收抑制剂是公认的治疗COPD相关性焦虑一线用药。对COPD相关性焦虑不常规推荐地西泮，因该药大剂量致呼吸抑制，对终末状态的COPD患者是危险的，并使肺功能恶化。

（2）心理社会支持。

（3）认知-行为干预策略。

（4）接触暴露与系统脱敏。

第八节 消化道出血

消化道出血是急诊经常遇到的诊治问题。消化道是指从食管到肛门的管道，包括胃、十二指肠、空肠、回肠、盲肠、结肠及直肠。消化道出血可因消化道本身的炎症、机械性损伤、血管病变、肿瘤等因素引起，也可因邻近器官的病变和全身性疾病累及消化道所致。

一、概 述

上、下消化道的区分是根据其在Treitz韧带的位置不同而区分的。位于此韧带以上的消化管道称为上消化道，Treitz韧带以下的消化管道称为下消化道。Treitz韧带，又称十二指肠悬韧带，是从膈肌右角有一束肌纤维索带向下与十二指肠空肠曲相连，将十二指肠空肠固定在腹后壁。Treitz韧带为确认空肠起点的重要标志。

上消化道出血部位指Treitz韧带以上的食管、胃、十二指肠、上段空肠以及胰管和胆管的出血。Treitz韧带以下的肠道出血称为下消化道出血。

（一）上消化道出血的病因

1. 食管疾病　食管炎（反流性食管炎、食管憩室炎）、食管癌、食管溃疡、食管贲门黏膜撕裂症、器械检查或异物引起损伤、放射性损伤、强酸和强碱引起的化学性损伤等。

2. 胃、十二指肠疾病　消化性溃疡、急慢性胃炎（包括药物性胃炎）、胃黏膜脱垂、胃癌、急性胃扩张、十二指肠炎、残胃炎、残胃溃疡或癌、淋巴瘤、平滑肌瘤、息肉、肉瘤、血管瘤、神经纤维瘤、膈疝、胃扭转、憩室炎、钩虫病等。

3. 胃肠吻合术后的空肠溃疡和吻合口溃疡。

4. 门静脉高压伴食管胃底静脉曲线破裂出血、门脉高压性胃病、肝硬化门静脉炎或血栓形成的门静脉阻塞、肝静脉阻塞。

5. 上消化道邻近器官或组织的疾病

（1）胆管出血：胆管或胆囊结石、胆管蛔虫病、胆囊或胆管病、肝癌、肝脓肿或肝血管病变破裂。

（2）胰腺疾病累及十二指肠：胰腺脓肿、胰腺炎、胰腺癌等。

（3）胸或腹主动脉瘤破入消化道。

（4）纵隔肿瘤或脓肿破入食管。

6. 全身性疾病在胃肠道表现出血

（1）血液病：白血病、再生障碍性贫血、血友病等。

（2）尿毒症。

（3）结缔组织病：血管炎。

（4）应激性溃疡：严重感染、手术、创伤、休克、肾上腺糖皮质激素治疗，及某些疾病引起的应激状态，如脑血管意外、肺源性心脏病、重症心力衰竭等。

（5）急性感染性疾病：流行性出血热、钩端螺旋体病。

（二）下消化道出血病因

1. 肛管疾病　痔、肛裂、肛瘘。

2. 直肠疾病　直肠的损伤、非特异性直肠炎、结核性直肠炎、直肠肿瘤、直肠类癌、邻近恶性肿瘤或脓肿侵入直肠。　.

3. 结肠疾病　细菌性痢疾、阿米巴痢疾、慢性非特异性溃疡性结肠炎、憩室、息肉、癌肿和血管畸形。

4. 小肠疾病　急性出血性坏死性肠炎、肠结核、克罗恩病、空肠憩室炎或溃疡、肠套叠、小肠肿瘤、胃肠息肉病、小肠血管瘤及血管畸形。

二、诊断

（一）出血量的诊断

1. 分类　许多国家的教科书里把出血量超过1000～1500mL／d时称为大出血。在我国主张把出血量在500mL／d称为少量出血，把500～1000mL／d称为中等量出血，超过1000～1500mL／d时则叫作大出血。

2. 出血量　实际上在临床工作中并不能精确地测定出血量。因为所谓呕血量，其中也会包含一部分胃液，而"黑便"仅能估计排出体外的血量，留滞肠道的积血还是个未知数。所以，一般估计失血量是用间接方法估算。即恢复血红蛋白至正常所需要的输血量就是出血量。

3. 部位　一般急速的出血且部位较高时，可引起呕血。少量出血或部位较低时，多发生黑便。如食管静脉曲张、胃溃疡等出血时常有呕血，而十二指肠溃疡出血多表现为黑便。

4. 速度　黑便不总是柏油样的，大便颜色与出血的程度和在胃肠道滞留的时间有关。非常急速的出血时大便可呈暗红色。缓慢出血即使部位较低也可以呈黑便。

5. 血尿素氮　判定出血是在十二指肠还是在结肠有困难时，检查血尿素氮有鉴别意义。如果血尿素氮正常，出血部位在结肠。如果血尿素氮升高，为十二指肠出血。因为大量血液经过整段小肠时，会引起蛋白质大量吸收，从而导致血尿素氮升高。

（二）病史

1. 危重患者　倘若出血病情危重或者发生休克，甚至意识障碍时，要全面详细地询问病史是有困难的。但是应当力求多了解到一些有用的线索，如慢性有规律的腹痛史、反酸嗳气史、慢性肝病史、饮酒或服用某种药物史等。

2. 溃疡出血　绝大多数都会有长期腹痛或反酸，甚至典型的有规律性的空腹或者进食后腹痛的病史。以往反复发作的梗阻或者出血也常提示有溃疡病存在。如果过去由内镜或者X线钡餐检查证实有溃疡存在，对诊断更有帮助。

3. 肝硬化　有肝病历史，并有慢性消化道症状如厌油、腹胀、食欲不振等要怀疑有肝硬化的可能。以往的肝功能化验异常，腹胀，浮肿或黄疸病史，也要警惕有食管静脉曲张出血的危险。

4. Mallory-Weiss症　明确的呕吐史，特别是剧烈的反复的恶心呕吐发作，常提示有Mallory-Weiss症存在。

5. 出血性胃炎　对于那些以往从无胃痛或者消化道症状的出血患者，如果没有肝病的证据，也没有凝血功能障碍的线索，应当多考虑为出血性胃炎或者良性肿瘤。

6. 腹痛　急性出血后一般腹痛能够缓解。如果平时有慢性典型的溃疡型腹痛，在近期内突然加重，那么应当警惕有出血的可能性。一旦溃疡侵蚀了较大的血管，像胃左动脉、脾动脉或者胃十二指肠动脉时，则表现为大出血，常需采取手术方法止血。

7. 药物　饮酒或者服用阿司匹林、保太松、吲哚美辛、索米痛片或者激素等药物都会造成出血性胃炎，这种因素不仅是引起出血的直接原因，也可以是慢性溃疡病出血的诱发因素。

（三）体格检查

1. 急性消化道是出血查体的重点，首先是仔细观察皮肤颜色、脉搏、血压和周围循环状况，目的是判断血液循环的变化情况。

2. 发现有肝掌和蜘蛛痣等体征，说明有肝硬化的可能。

3. 黄疸、腹壁静脉曲张、腹腔积液、脾功能亢进等提示肝功能失代偿及门脉高压存在。

4. 胃癌进展期常能在上腹部触及包块，但不是大出血的常见原因。

5. 皮下瘀血或出血点等则是罕见的遗传性毛细血管扩张症的表现。

（四）实验室检查

1. 主要项目　包括血常规、血小板、凝血功能、胆红素、肝脏酶学、血浆清蛋白等，这是为了初步鉴别溃疡出血、肝硬化出血和血液系统疾病出血。同时对肝硬化食管静脉曲张破裂出血的预后有参考意义。

2. 上消化道钡餐检查　虽然不伴有休克时，于出血24小时之内做上消化道钡餐检查并没有严重的危险性，但是由于阳性率低，所以在临床实际工作中很少做这种检查。

3. 急诊胃镜　紧急内镜检查的阳性率较高，大多报告在90%以上。它不仅能找到出血的原因和部位，而且同时可以做止血治疗，但是在操作上具有一定的危险性。

4. 其他　有时十二指肠溃疡以及由于变形而狭窄时，还有术后胃的复发溃疡，上消化道钡餐较急诊胃镜更准确和容易。

三、急性上消化道出血

急性上消化道出血最常见的三大病因依次是消化性溃疡、急性胃黏膜病变和食管胃底静脉曲张破裂，以呕血和／或黑便为主要症状，常伴有血容量减少引起的急性周围循环功能衰竭。

（一）临床表现

1. 病史　胃病病史、慢性肝病史、服用非甾体抗炎药、大量酗酒、应激状态（大面积烧伤、严重创伤、脑血管意外、休克、脓毒血症、心肺功能不全）。

2. 症状

（1）呕血与黑便：上消化道出血后均有黑便，如出血量很大，血液在肠内推进快，粪便亦可呈暗红色或鲜红色。如伴呕血常提示幽门以上的病变出血，但幽门以下的病变出血量大、速度快、血液也可反流入胃，引起恶心、呕吐而发生呕血。呕血多呈棕褐色、咖啡渣样。但如出血量大，未经胃酸充分混合即呕出，则为鲜红或兼有血块。应注意有少数患者在出现呕血与黑便之前即发生严重周围循环功能衰竭，此时进行直肠指检如发现黑便或血便则对诊断有帮助。

（2）失血性周围循环功能衰竭：是急性失血的后果，其程度的轻重与出血量及速度有关。少量出血可因机体的自我代偿而不出现临床症状。中等量以上的出血常表现为头昏、心悸、冷汗、恶心、口渴；体检可发现面色苍白、皮肤湿冷、心率加快、血压下降。大量出血可出现黑矇、晕厥，甚至休克。应注意在出血性休克的早期血压可因代偿而基本正常，甚至一时偏高，但此时脉搏细速，皮肤苍白、湿冷。老年人大量出血可引起心、脑、肾的并发症。

（3）发热：多数患者在出血后24小时内出现低热，常低于38.5℃，持续3～5天降至正常。少数大量出血的患者可出现难以控制的高热，提示病情严重，原因不明，可能与失血后导致体温调节中枢的功能障碍有关。

（4）氮质血症：上消化道出血后因血红蛋白在肠道被分解、吸收和肾血流量减少而导致血中尿素氮升高，24～48小时达高峰，一般不超过14.3mmol／L，3～4天降至正常。若同时检测血肌酐水平正常，出血后血尿素氮浓度持续升高或一度下降后又升高，常提示活动性出血或止血后再出血。

（二）辅助检查

1. 实验室检查

（1）血常规：在出血早期，可因血管和脾脏代偿性收缩和血液浓缩，而使红细胞和血红蛋白基本正常甚至升高，一般在急性出血后3～4小时后开始下降，此时也应注意治疗过程中，快速大量输液造成的血液稀释对血常规结果的影响，以便正确评估出血程度。血小板、白细胞可因出血后的应激反应而在短期内迅速增加。

（2）呕吐物隐血试验和粪便隐血反应强阳性。

（3）血尿素氮：出血后数小时内开始升高，24～48小时内达高峰，3～4天降至正常。应同时测定血肌酐浓度，以排除原有肾脏疾病。

2. 特殊检查

（1）胃镜检查：是诊断上消化道出血最常用的准确方法，尤其是出血后48小时内的紧急胃镜检查更具有价值，可发现近90%的出血病因。除出现活动性呕血、昏迷或垂死者外，宜在积极纠正休克的同时进行紧急胃镜诊治。单纯保守的等待血压回升可能导致失去治疗的有限机会，尤其是对于活动性大出血者。对活动性出血者，胃镜检查前宜插胃管抽吸胃内积血，并以生理盐水灌洗干净以免积血影响观察。

（2）X线钡餐检查：此法在急性上消化道大出血时对出血病因的诊断价值有限。早期X线钡餐检查还可能引起再出血。一般主张在出血停止和病情稳定数日后行X线钡餐检查。

（3）选择性腹腔动脉造影：对于出血速度>0.5mL／min的活动性出血，此法可能发现一些经胃镜或X线钡餐检查未能发现的出血病灶，并可在该动脉插管内滴入垂体加压素而达到止血目的。

（4）放射性核素：99mTc标记红细胞扫描，注射99mTc 标记红细胞后，连续扫描腹部10～60分钟，如发现腹腔内异常放射性浓聚区，则提示该处可能为出血部位。

（5）剖腹探察术：少数患者经上述内科检查仍不能找到出血病灶，而又在活动后大出血者，可在积极输血和其他抗休克处理的同时行剖腹探察术，必要时还可行术中内镜检查，常可获明确诊断。

（三）治疗

经内镜治疗活动性出血、以药物提高胃内pH、促进止血反应防止再出血是上消化道出血基本治疗原则，因此所有上消化道出血的处理均应遵循三个原则：正确的内镜诊断，内镜下及时止血治疗和静脉内使用质子泵抑制剂奥美拉唑等使胃内pH升至6.0以上。

1. 病情观察　严密监测病情变化，患者应卧位休息，保持安静，保持呼吸道通畅，避免呕血时血液阻塞呼吸道而引起窒息。

2. 抗休克　积极抗休克，尽快补充血容量是最主要的措施。应立即配血，有输血指征时，即脉搏>110次／分，红细胞<$3×10^{12}$／L，血红蛋白<70g／L，收缩压<90mmHg（12kPa）可以输血。在输血之前可先输入生理盐水、林格液、右旋糖酐或其他血浆代用品。

3. 胃内降温　通过胃管吸净胃内容物后，注入4℃的冰生理盐水灌洗而使胃降温。从而可使其血管收缩、血流减少，并可使胃分泌和消化受到抑制，出血部位纤溶酶活力减弱，从而达到止血目的。

4. 口服止血剂　消化性溃疡的出血是黏膜病变出血，采用血管收缩剂如去甲肾上腺素8mg加于冰盐水150mL分次口服，可使出血的小动脉强烈收缩而止血。此法不主张在老年人使用。

5. 抑制胃酸分泌和保护胃黏膜

（1）常用的药物：组胺H_2受体拮抗剂：雷尼替丁、法莫替丁、西咪替丁；作用更强的H^+–K^+–ATP酶抑制剂：奥美拉唑、潘妥洛克。

（2）pH与止血：止血过程为高度pH敏感的生理反应，近中性的环境最有利于止血，而胃内酸性环境则阻碍止血发生，还能使已经形成的血栓溶解，导致再出血。血小板凝聚在pH为7.0时最为理想，低pH会使血凝块溶解。当pH为5.8时血小板无法凝集。血液凝集过程的最适pH为7.0，低pH易使整个凝血过程受破坏。但从消化过程来讲，低pH是非常有利的。

（3）质子泵抑制剂：抗酸药、抗胆碱药、H_2受体阻断剂等药物制酸环节单一，不能充分有效地阻止胃酸分泌，或者迅速产生耐受性，可造成胃内酸度反跳增高，难以形成理想的胃内pH环境。目前能使人体胃内pH达到6.0以上的静脉内使用药物是奥美拉唑，其最佳剂量为80mg首剂静脉推注后，以8mg／h的速度连续静脉滴注，这个剂量可使胃内pH迅速达到6.0以上。静脉推注负荷量再继以静脉输注维持，可在20分钟内达到治疗所要求的胃内pH保持平稳。

6. 内镜直视下止血　局部喷洒5％碱式硫酸铁溶液，其止血机制在于可使局部胃壁痉挛，出血周围血管发生收缩，并有促使血液凝固的作用，从而达到止血目的。内镜直视下高频电灼血管止血适用于持续性出血者。由于电凝止血不易精确凝固出血点，对出血面直接接触可引起暂时性出血。内镜下激光治疗，可使组织蛋白凝固，小血管收缩闭合，起到机械性血管闭塞或血管内血栓形成的作用。

7. 食管静脉曲张出血的非外科手术治疗

（1）三腔二囊管压迫止血：是一种有效的，但仅是暂时控制出血的，非手术治疗食管静脉曲张大出血的方法，近期止血率90％。三腔管压迫止血的并发症有：①呼吸道阻塞和窒息；②食管壁缺血、坏死、破裂；③吸入性肺炎。最近对气囊进行了改良，在管腔中央的孔道内，可以通过一根细径的纤维内镜，这样就可以直接观察静脉曲张出血及压迫止血的情况。

（2）降低门脉压力的药物治疗：使出血部位血流量减少，为凝血过程提供了条件，从而达到止血。不仅对静脉曲张破裂出血有效，而且对溃疡、糜烂，黏膜撕裂也同样有效。可选用的药物有血管收缩剂和血管扩张剂两种：

1）血管升压素及其衍生物：以垂体后叶素应用最普遍，剂量为0.4IU／min连续静脉滴注，止血后每12小时减0.1IU／min。可降低门脉压力8.5％，止血成功率50％～70％，但复发出血率高，药物本身可致严重并发症，如门静脉系统血管内血栓形成，冠状动脉血管收缩等，常与硝酸甘油联合使用

2）生长抑素及其衍生物：能减少门脉主干血流量25％～35％，降低门脉压力达12.5％～16.7％，又可同时使内脏血管收缩及抑制胃泌素及胃酸的分泌，适用于肝硬化食管静脉曲张的出血，其止血成功率70％～87％。对消化性溃疡出血的止血效率87％～100％。静脉缓慢推注100μg，继而每小时静滴量为25μg。

3）血管扩张剂：不主张在大出血时用，而认为与血管收缩剂合用或止血后预防再出血时用较好。常用药物如硝酸甘油等，有降低门脉压力的作用。

（3）食管静脉曲张套扎术：是内镜介入下将橡皮圈直接结扎食管曲张静脉，使其绞窄坏死，静脉闭塞，局部形成纤维瘢痕，从而根除静脉曲张，达到止血和预防食管静脉曲张破裂出血的目的，具有创伤小，对机体干扰少的特点，不减少门脉向肝血流，不加重肝功能损害，几乎所有患者都能接受本法治疗，且术后恢复快。

8. 手术治疗

（1）消化性溃疡出血：严重出血经内科积极治疗24小时仍不止血，或止血后短期内又再次大出血，血压难以维持正常；年龄50岁以上，伴动脉硬化，经治疗24小时出血不止；以往有多次大量出血，短期内又再出血；并发幽门梗阻、穿孔，或怀疑有恶变。

（2）胃底食管静脉曲张破裂出血：应尽量避免手术，仅在各种非手术疗法不能止血时，才考虑行简单的止血手术。

四、三腔二囊管压迫止血的护理

（一）操作方法

1. 使用方法

（1）三腔二囊管使用前做好充气试验，证明无漏气后，即抽空气囊，涂上液状石蜡，插入胃内50～60cm，抽得胃内容物为止。

（2）向胃气囊充气200～300mL，再将管向外抽提，感觉管子不能再被抽出并有轻度弹力时将管子拉紧。然后在管端悬0.5～0.75kg的物品作牵引压迫。

（3）观察止血效果，如仍有出血，再向食管囊充气50～80mL，然后使用血压计测压，增加或减少食管囊内注气量，需使其压力维持在30～40mmHg（4.0～5.3kPa）。

2. 固定方法

（1）用一条脱脂棉垫，长10～15cm，宽3.5cm，靠近鼻翼绕在三腔二囊管上。

（2）再用一条胶布，长12～16cm，宽3.0cm，先贴近脱脂棉下缘紧绕三腔二囊管缠2～3圈，然后呈螺旋形向上缠绕在脱脂棉上，不得滑动。

（3）贴近鼻翼处要以脱脂棉接触，避免直接接触皮肤。

（4）特点：使用脱脂棉垫借助鼻翼和胃底贲门为固定点，可使气囊始终压迫出血部位。三腔二囊管牵拉固定后，患者翻身大小便等可不受限制。脱脂棉垫是缠在三腔二囊管上，外面缠绕胶布，在一侧鼻孔外贴近鼻翼处，不影响正常呼吸。

（二）护理措施

1. 放置三腔二囊管后，应及时、间断抽吸胃内容物，必要时用生理盐水反复灌洗，观察胃内有无血吸出，判断止血效果。对止血效果不好，连续抽出胃内鲜血者，应及时报告医生。

2. 及时抽吸胃内容物和食管囊上方的分泌物，还可以减少积血在肠道中滞留，后者可被细菌分解，增加血氨浓度，诱发肝性脑病。

3. 三腔二囊管应用时间一般不宜连续压迫72小时，否则可使食管到胃底受压迫时间长而发生溃烂、坏死，应每12小时放气观察15分钟，如有出血即再充气压迫。

4. 对患者咽喉分泌物要及时吸净，防止吸入性肺炎。

5. 严密观察，慎防气囊上滑，堵塞咽喉，或引起窒息。

6. 由于管的外端容易压迫贴近鼻翼处，应每日4～6次轻轻向外牵拉2～3cm，以防止发生局部皮肤溃疡。

7. 三腔二囊管一般放置24～36小时，如确定出血停止，可先排空食管气囊，再观察12～16小时。管的外端不固定，如有再出血可随时将管牵出，再次压迫止血；如确已止血，则先给患者口服液状石蜡15～20mL，然后慢慢将管拔出。

五、食管静脉曲张破裂出血套扎术护理

食管静脉曲张破裂出血套扎方法操作简单，疗效可靠，经过一次套扎后曲张静脉不会完全消失，一般在10～14天后还须再次套扎，并且在套扎后7～14天时套扎部位可出现出血现象，有时出血量很大，甚至可能引起大出血死亡，所以要求在被套扎的静脉脱落期间，应重点加强患者饮食等方面的护理。

（一）心理护理

如何使患者恢复治疗信心，并解除对食管静脉曲张套扎术的疑虑、恐惧心理，是护理人员首先要为患者解决的问题。主要措施为：

1. 配合医生给患者反复讲解食管静脉套扎的优点及疗效、介绍治疗医生及操作过程、告知患者术中的注意事项及如何配合手术。

2. 对患者最关心的预后及再出血问题予以详细解释，并介绍过去治疗成功的病例来增强患者的信心。

3. 患者有充分的心理准备，避免紧张、焦虑等不良因素，术中积极配合医生操作。

（二）饮食护理

1. 食管静脉曲张破裂出血的患者最初几日禁食，由于禁食时患者难忍饥饿之苦，应向患者说明禁食的重要性，注意适当的禁食是预防复发的关键之一，禁食时做到分散患者的注意力，使患者平心静气，以减少能量消耗。食管静脉曲张套扎术后禁食24小时，呕血停止72小时或套扎术后禁食24小时后，饮食给予易消化、高蛋白、低盐、低脂肪的冷流质，给予米汤、鱼汤、米糊等食物。

2. 停止出血后2～3天，选择营养价值高、易消化的食物。经过加工烹调使其变的细软，对胃肠无刺激，待凉后用餐，保证摄入足够的热能、蛋白质和维生素。少数患者可由于暴食引起胃内压力升高，胃酸反流，致食管黏膜损伤而出血，故应尽量说服患者改变不良饮食习惯，交代患者不要吃生硬、油炸、辛辣刺激性食物，如烧饼、油条、辣椒等，吃生硬食物可引起再次出血。

3. 出血停止4天后，如不再出血，无肝性脑病时，可给予优质蛋白、高维生素等半流质食物，如面条、蒸鸡蛋等；少吃甜食，以免引起胃酸分泌过多，出现胃灼热和食欲不振，从而加重病情。

4. 在肝硬化食管静脉曲张情况下，食管黏膜防御保护修复功能下降，酒精可直接引起食管黏膜损伤；酒精还可降低食管下端括约肌功能，使反流增加，胃酸、胃蛋白酶、胆汁等均可加重食管黏膜的损伤，导致食管静脉再次破裂出血。

（三）其他

1. 让患者平卧，头偏向一侧，避免呕吐物误入气管，引起窒息。

2. 保持环境安静，嘱其卧床休息，避免劳累。因活动能引起心率加快，心排出量增加，静脉回流血量增加，门脉压升高，从而使已曲张变薄的静脉更易破裂；劳累后可消耗体内大量的能量，可使食管黏膜细胞内的ATP水平下降，细胞内能量储备不足，而使黏膜易于受损，引起再次出血。故休息对于患者来说非常重要，术后下床活动可引起再次出血。

3. 严密观察病情变化，每30分钟监测生命体征1次，可行心电监护，随时观察呕吐物和粪便的性质、颜色及量，准确记录出入量。

4. 出血时，护士应在旁守护，准许家属陪伴，注意患者心理需求的满足。

（四）健康指导

1. 保持良好的心境，应教育患者树立起战胜疾病的信心，培养积极向上、乐观、豁达的生活态度，正确对待疾病。

2. 注意饮食卫生，养成良好的饮食习惯，进食时要细嚼慢咽，餐后30分钟～1小时要安静休息，勿食过冷过热刺激性食物。

3. 早期及时发现病情变化，若出现黑色大便、暗红色大便、头晕、恶心、疲乏则为食管静脉曲张破裂再出血的可能，必须立即到医院就诊。

4. 指导学习家庭急救方法，当出现呕血时，首先使患者去枕平卧位，保持呼吸道通畅，谨防血液或血块流入呼吸道使患者窒息；患者要保持镇静，避免紧张，后者会使曲张静脉内压力增高，出血速度加快，出血量增加；及时拨打电话与急救中心联系，就近医院抢救。

第九节 急性脑血管病

脑血管病是由各种血管源性病因引起的脑部疾病的总称，可分为急性和慢性两种类型。急性脑血管病是一组突然起病的脑血液循环障碍性疾病，表现为局灶性神经功能缺失，甚至伴发意识障碍，称为脑血管意外或卒中，主要病理过程为脑缺血和脑出血两类。慢性脑血管病是指脑部因慢性的血供不足，导致脑代谢障碍和功能衰退。其症状隐袭，进展缓慢，如脑动脉粥样硬化、血管性痴呆等。

一、概 述

（一）血液供应

脑的血液由颈动脉和椎–基底动脉系统供应。

1. 颈动脉系统　通过颈内动脉、大脑前动脉和大脑中动脉供应大脑半球前3／5部分的血液。

2. 椎–基底动脉系统　通过两侧椎动脉、基底动脉、小脑上动脉、小脑前下动脉及小脑后下动脉和大脑后动脉供应大脑半球后2／5部分（枕叶和颞叶底部）以及丘脑后半部、脑干和小脑的血液。

（二）分类

1. 缺血性脑血管病　多由于脑动脉硬化等原因，使脑动脉管腔狭窄，血流减少或完全阻塞，脑部血液循环障碍，脑组织受损而发生的一系列症状。这类患者临床较多见，占全部脑血管患者的70％～80％。

2. 出血性脑血管病　多由于长期高血压、先天性脑血管畸形等因素所致。由于血管破裂，血液溢出，压迫脑组织，血液循环受阻，常表现颅内压增高、神志不清等症状。这类患者占脑血管病的20％～30％。

（三）危险因素

1. **高血压**　是最重要的危险因素。尤其是脑出血，只有当血压短期内急骤升高，造成血管破裂而导致出血性脑卒中。正常血压下的脑出血比较少见。血压长期持续高于正常，发生脑卒中的危险性高；血压越高，脑卒中的危险性越大。

2. **吸烟**　吸烟者脑卒中的发病率比不吸烟者高2～3倍；停止吸烟，危险随之消失。

3. **糖尿病**　糖尿病患者的脑卒中发生率明显高于正常人群。

4. **高脂血症**。

5. **嗜酒和滥用药物**　嗜酒可引起高血压、心肌损害。有些药的滥用也会引起脑卒中，尤其是可卡因和其他毒品。可卡因能引起血压升高诱发脑出血。

6. **肥胖**　控制体重不仅有利于预防脑卒中，而且对高血压、糖尿病、高血脂都会带来有益的影响。

7. **久坐不动的生活习惯**　久坐不动，活动量少，容易肥胖，容易患高血压，也容易引起体内动脉血栓形成。

8. **血液黏稠**　由于血液黏稠容易形成血栓，堵塞脑血管，发生脑卒中。

9. **心房颤动**　慢性心房颤动容易在心脏内形成血栓，栓子脱落后随血流到达脑血管内导致脑栓塞。

二、临床特征

（一）短暂性脑缺血发作

1. 突然发病，几分钟至几小时的局灶性神经功能缺失，多在24小时以内完全恢复，而且在CT等影像学上无表现，但可有反复的发作。

2. 颈动脉系统的缺血发作以对侧肢体发作性轻度瘫痪最为常见。

3. 椎–基底动脉系统的缺血发作有时仅表现为眩晕、眼球震颤、共济失调。

4. 未经治疗的短暂性脑缺血发作者约1／3以后可发展为脑梗死，1／3继续反复发作，还有1／3可自行缓解。

（二）脑血栓形成

1. 脑血栓形成是脑血管疾病中较常见的一种。供应脑部的动脉血管壁发生病理改变，使血管腔变狭窄，最终完全闭塞，导致某一血管供应范围的脑梗死。脑梗死分为白色梗死和红色梗死。

2. 脑血栓形成的发病年龄较高，常有血管壁病变基础，如高脂血症、动脉粥样硬化、糖尿病等，可能有短暂性脑缺血发作史，多在安静、血压下降时发病，起病较缓。

3. 脑血栓形成的临床表现与血液供应障碍的部位有关

（1）颈内动脉，大脑前、中、后动脉，椎–基底动脉等血栓形成可出现相应动脉支配区的神经功能障碍。

（2）脑动脉深支管腔阻塞，造成大脑深部或脑干的小软化灶，称为腔隙性梗死。

4. 较常见且有特点的临床表现

（1）纯运动性脑卒中、构音障碍、手笨拙综合征、纯感觉性脑卒中、共济失调性轻度偏瘫。

（2）也有一部分患者不出现临床表现，仅在影像学检查时被发现。

（三）脑栓塞

1. 脑栓塞是指来自身体各部位的栓子经颈动脉或椎动脉进入颅内，阻塞脑部血管引起的脑功能障碍。

2. 栓子来源以心源性最常见，栓塞多见于颈内动脉系统，特别是大脑中动脉。

3. 由于栓子突然堵塞动脉，故起病急骤，且可多发。

4. 体检多见肢体偏瘫，常伴有风湿性心脏病和／或心房颤动等体征。

5. 红色梗死较为常见，诊治时应予警惕。

（四）脑出血

1. 脑出血指的是出血部位原发于脑实质，以高血压动脉硬化出血最为常见。

2. 80％位于大脑半球，主要在基底节附近；其次为各脑叶的皮质下白质；余者见于脑干、小脑、脑室，多在动态下发病。

3. 根据破裂血管的出血部位不同，临床表现各异。起病时血压明显增高，常见头痛、呕吐，伴脑局部病变的表现。

（1）基底节区出血：常见对侧肢偏瘫、偏身感觉障碍及偏盲的"三偏征"。

（2）脑叶出血：颅内高压和脑膜刺激征，对侧肢体有不同程度的瘫痪和感觉障碍，发病即昏迷。

（3）脑桥中央区出血：深昏迷、针尖样瞳孔、四肢瘫痪、高热。

（4）小脑出血：眩晕明显，频繁呕吐，枕部疼痛，以及共济失调、眼球震颤，严重者可出现脑干症状，颈项强直、昏迷。

（5）脑室出血：可有一过性昏迷和脑膜刺激征，出血量多者昏迷、呕吐、去脑强直或四肢松弛性瘫痪。

（五）蛛网膜下腔出血

1. 蛛网膜下腔出血常指原发性蛛网膜下腔出血，即脑部非外伤性动脉破裂，血液流入蛛网膜下腔。

2. 常见的病因是先天性动脉瘤和脑血管畸形。前者多位于颅底动脉环的分支处，常累及脑神经，以动眼神经功能障碍较多。脑血管畸形常位于大脑前动脉和大脑中动脉供血区脑的表面，部分患者在过去有癫痫发作史。

3. 临床表现以突发剧烈头痛、呕吐、脑膜刺激征为主，少数有抽搐发作、精神症状及脑神经受累，以动眼神经麻痹多见。年迈者的临床表现常不典型，多表现为精神症状或意识障碍。

4. 延迟性血管痉挛影响蛛网膜下腔出血死亡率的因素除再次复发出血外，由于蛛网膜下腔中血细胞直接刺激血管或血细胞破坏后产生多种血管收缩物质所致的延迟性血管痉挛也是因素之一。其临床表现的特征为：一般在蛛网膜下腔出血后的2周内出现渐进性意识障碍和局灶性神经功能障碍，如肢体瘫痪等，而头颅CT检查无再出血征象。如早期识别，积极处理，预后可有改善。

三、治疗原则

急性脑血管病处理的基本原则是在抢救患者生命的同时，力求及早明确病变类型和可能的病因。

（一）急救措施

1. 无法区别是出血性或缺血性时，则应该首先做如下处理：

（1）保持安静，患者平卧。

（2）保持呼吸道通畅，给氧。

（3）严密观察意识（意识的变化可提示病情进展）、眼球位置（供病变定位参考）、瞳孔（判断脑神经受累及有否脑疝）、血压、心率、心律、呼吸、体温（可反映颅内压和病情程度）。

（4）调控血压，最好能维持在患者的平时水平或150 / 90mmHg（20.0 / 12.0kPa）左右，不宜降得过低。

（5）加强护理，定时翻身、吸痰，保持大小便通畅，用脱水剂者应注意膀胱情况。

（6）保持营养和水电解质平衡，如有头痛、呕吐等颅内高压症状时，应予降颅内压处理。

2. 一旦缺血性或出血性脑血管病诊断明确后，应分类处理。

（二）短暂性脑缺血发作

1. 其治疗主要是防治高血压和动脉硬化，如有心脏病、糖尿病、高脂血症等应积极治疗，也可采用脑血栓形成的治疗方法，外科手术尚需根据患者的具体情况慎重考虑。

2. 短暂性脑缺血发作是一个多病因的疾病，应排除脑血管病以外的病因，如脑肿瘤等。

3. 治疗原则是防止血栓进展及减少脑梗死范围。

（三）脑血栓形成

1. 有高血压者应用降压药，降压不宜过速过低，以免影响脑血流量。有意识障碍、颅内压增高脑水肿者用脱水剂。

2. 扩充血容量适用于无明显脑水肿及心脏严重功能不全者。

3. 溶栓药物溶栓治疗是脑血栓形成的理想治疗方法，用于起病后极早期及缓慢进展型卒中。溶栓治疗过程中，应注意出血并发症。

4. 抗凝治疗过去主张用于进展性非出血性梗死，但抗凝治疗可能发生出血并发症，要求有较完善的实验室条件，随时监测，不断调节剂量。

5. 可适当应用脑代谢活化剂，促进脑功能恢复。

6. 手术治疗对急性小脑梗死导致脑肿胀及脑内积水者，可做脑室引流术或去除坏死组织，以挽救生命。

（三）脑栓塞

1. 除治疗脑部病变外，要同时治疗脑栓塞的原发疾病。

2. 脑部病变的治疗基本上与脑血栓形成相同。

3. 脑栓塞常为红色梗死，溶栓治疗应予慎重。

（四）脑出血

1. 保持安静，防止继续出血。

2. 积极防治脑水肿，降低颅内压。

3. 调控血压，改善血液循环。

4. 加强护理，防治并发症。

5. 手术治疗如基底节附近出血，经内科治疗症状继续恶化、小脑出血血肿体积>15mL或脑叶血肿>45mL，但体质较好者，条件许可时采取手术清除血肿。对通过颅骨钻孔清除血肿，其适应证和禁忌证尚未形成完全一致的认识。

6. 注意事项

（1）应用高渗性利尿剂等脱水时要注意水、电解质平衡和肾功能。

（2）若无颅内压增高，血压应调控在发病前原有的水平或150／90mmHg（20.0／12.0kPa）。

（3）止血剂和凝血剂的应用尚有争议，但伴有消化道出血或凝血障碍时应予使用。

（4）用调控胃酸药以避免应激性溃疡。

（5）有感染、尿潴留、烦躁或抽搐等应对症处理。

（五）蛛网膜下腔出血

治疗原则是制止出血，防治继发性脑血管痉挛，去除出血的原因和防止复发。

四、脑水肿与甘露醇

（一）脑水肿

急性脑血管疾病时的脑水肿主要与脑能量代谢和微循环障碍有关，近年强调自由基的毒性作用和细胞内钙超载是导致脑水肿的分子生物学机制。这些因素之间有密切的内在联系，它们对脑组织的损害及最终结果产生共同影响。

1. 急性脑梗死

（1）脑损害的主要原因是缺血缺氧。在急性脑梗死早期，先出现细胞性脑水肿；若缺血缺氧迅速改善，细胞性脑水肿可减轻或消失；若缺血缺氧时间超过数小时至数日，导致血管内皮细胞和血脑屏障损害，又可发生血管源性脑水肿。

（2）脑水肿进一步妨碍脑血流，使局部脑缺血缺氧进一步恶化。局部脑血流量减少，又促使梗死灶扩大及脑水肿加重，甚至引起颅内压增高。

（3）颅内压增高是使临床症状进一步恶化的主要原因。

2. 脑出血

（1）颅内压增高的机制中血肿的占位效应是首要因素。颅腔内组织有一定的调节作用，可使约50mL体积的血肿得到缓冲，使颅内压得到代偿。临床及实验发现，在血肿清除后，颅内压可获一过性降低，之后又有继发性升高。

（2）延迟性血肿清除时可见血肿周围脑组织已有明显水肿。这提示除血肿本身因素外，血肿周围脑水肿对颅内压增高可能起关键作用。实验还证实离血肿越近，脑水肿越重，且远离血肿的对侧半球脑含水量亦增加。

（3）临床及实验研究均发现脑出血后产生广泛性脑血流量降低，故目前认为缺血性因素参与了脑出血后脑水肿的形成。

（4）血管源性脑水肿产生于脑出血后的12小时内，而细胞性脑水肿在出血后24小时达高峰，并持续2～3天。

（5）由于血肿溶解而逸出的大分子物质进入细胞外间隙，引起局部渗透压梯度改变，大量水分进入组织间隙，而产生高渗性水肿。

（二）甘露醇的作用机制

1. 甘露醇是通过渗透性脱水作用减少脑组织含水量。用药后使血浆渗透压升高，能把细胞间隙中的水分迅速移入血管内，使组织脱水。

2. 由于形成了血-脑脊液的渗透压差，水分从脑组织及脑脊液中移向血循环，由肾脏排出，使细胞内外液量减少，从而达到减轻脑水肿、降低颅内压目的。

3. 甘露醇也可能具有减少脑脊液分泌和增加其再吸收，最终使脑脊液容量减少而降低颅内压。

4. 甘露醇还是一种较强的自由基清除剂，能较快清除自由基连锁反应中毒性强、作用广泛的中介基团羟自由基，减轻迟发性脑损伤，故近年已将甘露醇作为神经保护剂用于临床。

5. 甘露醇还具有降低血液黏度，改善微循环，提高红细胞变形性，而促进组织水平的氧转运，有益于改善脑梗死和脑出血周围的脑水肿。

（三）甘露醇的临床应用

1. 甘露醇仍为急性脑血管疾病发病早期的主要脱水药物。虽然对急性脑血管疾病是否应用甘露醇仍有不同意见，焦点在于甘露醇是否脱去正常脑组织水分，而对脑损伤部位水肿组织无明显作用。但在临床实践中缺少确切的因用甘露醇引起脑部病情恶化的实例。

2. 急性脑血管疾病发病后不论轻重，都存在不同程度的脑水肿，原则上应使用抗脑水肿药物。

3. 由于甘露醇疗效发生快，作用持续时间长，每8克甘露醇可带出水分100mL，脱水降颅压作用可靠确实。

4. 对已有颅内压升高，甚至出现脑疝者，甘露醇应列为首选。

5. 脑血管疾病伴心功能不全者用甘露醇应慎重，以免因输入过快或血容量增加而诱发心力衰竭。脑血管疾病伴血容量不足时，宜在补充血容量后酌情使用甘露醇。脑血管疾病伴低蛋白血症时，宜先用25%清蛋白或浓缩血浆调整血浆蛋白浓度后，再酌情使用甘露醇。

6. 甘露醇应用后先发生短暂性高血容量而使血压升高。故对同时伴高血压者，在用甘露醇前，可先用呋塞米将血容量调整后，再用甘露醇，以避免不良反应产生。

7. 当患者血浆渗透压>330mOsm／L时，应停止使用。此时无论给予任何剂量甘露醇，也不可能起到脱水作用。

（四）使用方法

1. 使用时间　一般7～10天为宜。

2. 使用剂量　根据病灶体积、脑水肿程度和颅内压情况而定。病灶直径在3cm以上者，每日应给予一定量甘露醇。病灶大、脑水肿严重或伴颅高压者，予每次1～2g／kg，4～6小时可重复使用；对出现脑疝者，剂量可更大些。尤其对于脑出血并发脑疝者，可为后续的手术治疗赢得时间。

3. 用药速度　一般主张250mL液量宜在20分钟内滴入。用药20分钟后，颅内压开始下降，2～3小时达高峰，其作用持续6小时左右，颅内压可降低46%～55%。有报道快速注入小剂量每次0.25～0.5g／kg甘露醇，可能获得与采用大剂量类似的效果。

（五）注意事项

1. 预防内环境紊乱　甘露醇在降颅内压的同时也带走了水分和电解质，若不注意易导致水、电解质紊乱和酸碱平衡，更加重脑损害。故在用药期间，应定期观察有关项目，及时发现和调整。切勿将由于严重内环境紊乱导致脑功能恶化，误认为脱水不足而继续使用甘露醇，造成严重医源性后果。

2. 预防肾功能损害　甘露醇肾病表现为用药期间出现血尿、少尿、无尿、蛋白尿、尿素氮升高等。部分患者发病后不是死于脑血管疾病，而是死于肾功能衰竭，其中部分与甘露醇有关。故对原有肾功能损害者应慎用。主要非必要时用量切勿过大，使用时间勿过长。用药期间密切监测有关指标。发现问题及时减量或停用。一旦出现急性肾功能衰竭，应首选血液透析，部分患者经一次透析即可恢复。

3. 注意反跳现象　一般认为甘露醇不能或很少进入脑细胞内，因此无反跳现象。但在不同患者，因其血管通透性改变程度不同而有差异。对通透性极度增高者，甘露醇可能会渗入脑组织而发生反跳现象。为防止反跳现象，在2次甘露醇用药期间，静脉注射1次高渗葡萄糖或地塞米松，以维持其降颅压作用。

4. 警惕变态反应　甘露醇变态反应少见，偶有致哮喘、皮疹、甚至致死。

5. 其他不良反应

（1）当给药速度过快时，部分患者出现头痛、眩晕、心律失常、畏寒、视物模糊和急性肺水肿等不良反应。剂量过大，偶可发生惊厥。

（2）可影响某些检查结果，可使血胆红素、肌酐增加，尿酸、磷酸盐增加，分析检验结果时需充分认识。

（3）心功能不全及脱水致少尿的患者慎用，有活动性颅内出血者禁用（开颅手术时除外），因能透过胎盘屏障，引起胎儿组织水肿，故孕妇禁用。

（六）其他

1. 近来静脉留置针和中心静脉穿刺的应用，大大减轻了血管穿刺性损伤，同时所选血管较粗，血流速度较快，降低了静脉炎的发生率。一旦出现注射静脉疼痛、发红等静脉炎症状，及时采取酒精湿敷、50%硫酸镁热敷、甘露醇加温输入等方法，可控制静脉炎症状，必要时更换部位，进行静脉穿刺。

2. 输注甘露醇时，一旦发生渗漏，需及时处理，可采取50%硫酸镁局部湿敷、0.01%酚妥拉明溶液浸湿纱布湿敷、烫伤膏外敷等措施，可改善微循环，消除水肿，防止组织坏死。如外渗伴有局部瘀血，可局部封闭注射，可降低局部血管的脆性，从而减轻或阻止液体的外渗及疼痛反应，缓解血管痉挛，改善缺血缺氧状态，有利于渗出物的吸收，减轻局部损伤。如处理不及时，超过24小时多不能恢复，对已发生局部缺血，严禁使用热敷，因热敷可使局部组织温度升高，代谢加快，氧耗增加，加重组织坏死。

五、护理措施

（一）体位

1. 急救体位

（1）急性期应严格卧床，尽量少搬动患者，特别是出血性脑血管病急性期的重症患者，原则上应就地抢救。

（2）患者头部可放一轻枕，抬高15°～30°，以促进静脉回流，减轻脑水肿，降低颅内压。

（3）对于缺血性脑血管病，为防止脑血流量减少，患者可取平卧位。

（4）头偏向一侧，可防止误吸，以保持呼吸道通畅。

2. 康复体位 脑血管病的治疗实际上是分两个重要阶段进行的，一是急性期的治疗；二是恢复期的治疗与康复锻炼。两个治疗阶段有着密切的因果关系，但是具有同等的重要性。从急性期的治疗开始，不论患者意识清楚与否，护理人员都应注意肢体的正确姿势的摆放。防止出现畸形或肢体挛缩，使脑血管病患者康复后能恢复正常的姿势。

（1）仰卧位：头部枕于枕头上，躯干平展，在患侧臀部至大腿下外侧垫放一个长枕，防止患侧髋关节外旋。患侧肩胛下方放一枕头，使肩上抬，并使肘部伸直、腕关节背伸、手指伸开手中不握东西。患侧下肢伸展，可在膝下放一枕头，形成膝关节屈曲，足底不接触物品，可用床架支撑被褥。

（2）健侧卧位：健侧肢体处于下方的侧卧位。头枕于枕头上，躯干正面与床面保持直角。患侧上肢用枕头垫起，肩关节屈曲约100°，上肢尽可能伸直，手指伸展开。患侧下肢用枕头垫起，保持屈髋、屈膝位，足部亦垫在枕头上，不能悬于枕头边缘。健侧肢体在床上取舒适的姿势，可轻度伸髋屈膝。健侧卧位有利于患侧的血液循环，可减轻患侧肢体的痉挛，预防患肢浮肿。

（3）患侧卧位：患侧肢体处于下方，这样有助于刺激、牵拉患侧，减轻痉挛。患侧头稍前屈，躯干后倾，用枕头稳固支撑后背，患侧肩前伸、肘伸直、前臂旋后、手腕背伸、手心向上、手指伸展开。患侧下肢髋关节伸展、微屈膝。注意一定要保持患侧肩处于前伸位。

（4）上述三种卧床姿势，可经常交替变换。还可采取以下措施，保持正确体位：①腋下放置一枕头，防上肢内收挛缩。②患侧下肢足部放一稍软物体，以防足下垂。③大腿外侧置沙袋，以防外旋。④进行关节被动运动，每天至少2次。

（二）急救护理

1. 镇静

（1）许多患者有情绪激动的表现，这会给患者、看护者和家庭带来痛苦，并可能导致自伤。躁动的常见原因为发热、容量不足，去除病因后再考虑使用镇静剂及抗精神病药。

（2）推荐小心使用弱到强的地西泮药；迅速起效的苯二氮䓬类最好，但剂量不宜过大，以免影响意识程度的观察。必要时加用其他药如止痛药和神经药地西泮对症处理严重的头痛。剂量和服药时间应根据临床需要。

（3）慎用阿片类药物及其他呼吸抑制剂。尤其是当伴有颅内压增高时，更应注意，以免导致呼吸骤停。

（4）卒中后癫痫的治疗，首选抗惊厥药为苯二氮䓬类，静脉给予地西泮（5mg，>2分钟，最大量10mg），可反复应用，随后应改用长效抗惊厥药。

2. 血压

（1）缺血或出血性卒中发生后血压升高，一般不需要紧急治疗。在发病3天内一般不用抗高血压药，除非有其他疾患：①心肌梗死；②出现梗死后出血；③并发高血压脑病；④并发主动脉夹层；⑤并发肾衰竭；⑥并发心脏衰竭。

（2）缺血性卒中需立即降压治疗的适应证是收缩压>220mmHg（29.3kPa）、舒张压>120mmHg（16.0kPa）或平均动脉压（mean arterial pressur，MAP）>130mmHg（17.3kPa）。需溶栓治疗者，应将血压严格控制在收缩压<185mmHg（24.7kPa），或舒张压<110mmHg（14.7kPa）。

（3）对出血性卒中，一般建议比脑梗死患者更积极控制血压。有高血压病史的患者，血压水平应控制平均动脉压在130mmHg（17.3kPa）以下。刚进行手术后的患者应避免平均动脉压大于110mmHg（14.7kPa）。如果收缩压180mmHg（24.0kPa），舒张压105mmHg（14.0kPa），暂不降压。如果收缩压低于90mmHg（12.0kPa），应给予升压药。

（4）平均动脉压=舒张压+1／3收缩压与舒张压之差，或平均动脉压=（收缩压+2×舒张压）／3。

3. 高颅压

（1）头位抬高20°～30°。

（2）保持患者良好体位，以避免颈静脉压迫。

（3）对于大多数患者，给予生理盐水或乳酸Ringer's溶液静注维持正常的容量，速度50mL／h。除非患者有低血压，否则避免快速点滴，因为有增加脑水肿的危险。避免给予含糖溶液（怀疑低血糖者除外），此类溶液低渗，有增加脑水肿的危险。

（4）维持正常体温。

（5）渗透压治疗，如果有指征，用甘油果糖，甘露醇或地西泮。

（6）保持正常通气［PCO_2 35～40mmHg（4.7～5.3kPa）或略低水平］。

（7）对于轻-中度脑血管病者，如无缺氧情况，不常规给氧；如SO_2<90％，给氧2～4L／min，禁忌高浓度吸氧。

（8）如果无病理性呼吸，血气分析提示中度缺氧，则给予氧吸入即可。如果有病理性呼吸、严重低氧血症或高碳酸血症、有较高误吸危险的昏迷患者，建议早期气管插管。

第五章　急性神经系统疾病

第一节　脑出血

脑出血是指原发性非外伤性脑实质内出血，也称自发性脑出血，占急性脑血管病的20%～30%，其死亡率和致残率在各种脑血管病中居于首位。

一、评估要点

（一）病因评估

脑出血最常见的病因是高血压合并细小动脉硬化。其他原因有脑动脉粥样硬化、脑淀粉样血管病、脑动脉瘤、脑动静脉畸形、脑肿瘤、血液病、抗凝及溶栓治疗等。诱发因素主要有情绪激动、精神紧张、兴奋、劳累、用力排便、气候变化等。

（二）症状、体征评估

1. 临床特点

（1）多见于50岁以上，有高血压病史者，男性较女性多见，冬季发病率较高。

（2）在体力活动或情绪激动时发病。

（3）起病较急，症状于数分钟至数小时达高峰。

（4）有肢体瘫痪、失语等局灶定位症状，以及剧烈头痛、喷射性呕吐、意识障碍等全脑症状。

（5）发病时血压明显升高。

2. 不同部位出血的表现

（1）壳核出血：最常见，患者常出现三偏征，即病灶对侧偏瘫、偏身感觉障碍和同向性偏盲，双眼球不能向病灶对侧同向凝视，优势半球损害可有失语。

（2）丘脑出血：约占脑出血的20%。患者常有三偏征，通常感觉障碍重于运动障碍。

（3）脑干出血：多数为脑桥出血，患者常表现为突发头痛、呕吐、眩晕、复视、四肢瘫痪等。

（4）小脑出血：主要表现为眼球震颤、病变侧共济失调、站立和步态不稳等，无肢体瘫痪。

（5）脑室出血：出血少时，仅表现为头痛、呕吐、脑膜刺激征阳性。出血量大时，很快进入昏迷，双侧瞳孔如针尖样、四肢肌张力高、脑膜刺激征阴性、早期出现去大脑强直发作。

（6）脑叶出血：以顶叶最为常见，可表现为头痛、呕吐等，肢体瘫痪较轻，昏迷少见。

（三）并发症

肺部感染，心功能不全，应激性溃疡出血，水、电解质紊乱及酸碱平衡失调，压疮等。

二、急救护理

（一）休息与体位

脑出血急性期应绝对卧床休息2～4周，尽量减少探视和不必要的搬动，床头抬高15°～30°，以减轻脑水肿。应用亚低温疗法，进行全身和头部局部降温，可降低脑代谢。病室保持安静、空气流通，减少刺激。室温保持在18～20℃。

（二）对症护理

1. 保持气道通畅，及时吸痰，必要时行气管切开。患者头偏向一侧，及时清除口腔及鼻腔分泌物。病情稳定后，定时翻身、叩背，以利于痰液排出。注意保暖，避免受凉。

2. 观察体温、脉搏、呼吸、血压、意识、瞳孔的变化，如有剧烈头痛、呕吐、烦躁不安、感染、再出血或出现脑疝先兆，应及时通知医生进行处理。

3. 急性脑出血昏迷时应暂禁食，发病第2～3天遵医嘱给予鼻饲饮食。神志清楚无吞咽困难者，给予高蛋白、高维生素、易消化、营养丰富的流质或半流质饮食，协助进食时不宜过急，以免引起呕吐或呛咳。同时，要保证足够的营养和水分。

4. 给予氧气吸入，改善脑缺氧。

5. 注意安全，对于躁动不安者，加用床档，取下活动义齿；烦躁、血压持续升高者，遵医嘱及时镇静、降压；便秘者，遵医嘱给予缓泻剂。

6. 颅内压升高时，应迅速降低颅内压。如患者出现剧烈头痛、喷射性呕吐、烦躁不安、意识障碍进行性加重、双侧瞳孔不等大、呼吸不规则等脑疝的先兆表现，应立即报告医生。用药时要注意有无水、电解质紊乱。

7. 预防泌尿系统感染　尿失禁或尿潴留患者留置导尿管，严格无菌操作。

8. 预防压疮　保持皮肤清洁、干燥，床单整洁、干燥，骨隆突处垫软枕或海绵垫，使用电动气垫床。每天床上擦浴1～2次，每2～3小时协助患者变换体位1次，变换体位时尽量减少头部摆动幅度，以免加重脑出血。

9. 保持口腔清洁，每日给予口腔护理2次。

10. 保持大便通畅　用力排便有使脑出血再发生的可能，因此，需注意饮食结构，给予低脂、高蛋白、高能量、粗纤维饮食等，并摄入足够水分，养成定时排便的习惯。

11. 两眼不能闭合时，用生理盐水纱布敷盖，以免角膜干燥。

（三）用药护理

1. 脱水治疗　降低颅内压、改善脑水肿。急性期一般不予应用降压药物，而以脱水降低颅内压为基础。

2. 控制血压　降压治疗时，血压下降不宜过快、过低，否则会影响脑血流量，加重脑缺氧。当血压≥200／110mmHg时，应采取降压治疗，使血压维持在略高于发病前水平或180／105mmHg左右。收缩压在180～200mmHg或舒张压在100～110mmHg时，暂不用降压药物。

3. 凝血、止血药物的应用　仅用于并发消化道出血或凝血功能障碍时，对高血压性脑出血无效。

（四）心理护理

脑出血病程长、恢复慢，患者常有忧郁、沮丧、烦躁、易怒、悲观、失望、思想负担重等情绪反应，应关心、体贴、安慰、鼓励患者，耐心解释病情，消除其悲观情绪，帮助其树立和巩固功能康复训练的信心及决心。

（五）功能锻炼

保持瘫痪肢体功能位是保证肢体功能顺利康复的前提。仰卧或侧卧位时，头抬高15°～30°，下肢膝关节略屈曲，足与小腿保持90°，脚尖向正上，上肢前臂呈半屈曲状态，手握一布卷或圆形物，以防肌肉萎缩、关节强直及足下垂。有运动性失语者，应进行语言训练。

（六）其他

合并消化道出血时，执行消化道出血急救护理；合并高热时，执行高热急救护理。

三、健康教育

1. 告知患者及其家属疾病的基本病因、主要危险因素和防治原则，嘱患者服用降压药，维持血压稳定。

2. 教会患者及其家属测量血压的方法和对疾病早期表现的识别。发现血压异常波动或无诱因的剧烈疼痛、头晕、晕厥、肢体麻木或语言交流困难时，应及时就医。

3. 教会患者及其家属自我护理的方法和康复训练技能，使他们认识到坚持主动或被动康复训练的意义。

4. 定期进行健康检查，复查血压、血脂、血糖，发现危险因素，及时选择合适的预防措施。

5. 建立健康的生活方式，保证充足的睡眠，适当运动，避免体力或脑力劳动过累，避免突然用力、愤怒、焦虑和惊吓等刺激。

6. 应进低脂、低盐、高蛋白、高维生素饮食，避免便秘。禁烟、酒及辛辣刺激性食物。

第二节　脑梗死

脑梗死又称缺血性脑卒中，是指各种原因导致脑部血液供应障碍，引起缺血、缺氧，造成的局限性脑组织缺血性坏死或软化，以及相应的神经系统症状和体征。引起脑梗死的主要原因是供应脑部血液的颅内或颅外动脉发生闭塞性病变而未能得到及时、充分的侧支循环供血，使局部脑组织缺血、缺氧。脑梗死发病率占全部脑卒中的60%~80%。临床上最常见的脑梗死有脑血栓形成和脑栓塞。

Ⅰ　脑血栓形成

脑血栓形成是脑血管疾病中最常见的一种，是在脑动脉粥样硬化等动脉壁病变的基础上，脑动脉主干或分支动脉狭窄、闭塞或形成血栓，造成该动脉供应区局部脑组织血流中断而发生缺血、缺氧性坏死，引起偏瘫、失语等相应的神经系统症状和体征。

一、评估要点

（一）病因评估

最常见的病因是脑动脉粥样硬化，其次为脑动脉炎、高血压、糖尿病、高脂血症、吸烟、酗酒等。诱发因素为天气变化、情绪激动、不良生活习惯等。

（二）症状、体征评估

1. 多于静态情况下发病，约25%患者发病前有短暂性脑缺血发病史。多数病例症状经数小时甚至一两天达高峰，通常意识清楚，生命体征平稳。

2. 脑血栓阻塞血管的表现

（1）颈内动脉与大脑中动脉阻塞时，出现对侧偏瘫，偏身感觉障碍；优势半球障碍时可有失语。

（2）大脑前动脉阻塞时，可出现双侧中枢性面、舌瘫及上肢轻瘫。

（3）大脑后动脉阻塞时，可出现同向性偏盲及一过性视力障碍如黑蒙等。

（4）椎基底动脉阻塞，可出现眩晕、眼球震颤、复视、语言障碍、吞咽困难、共济失调、交叉瘫痪等症状。

（5）当大脑大面积梗死或基底动脉闭塞严重时，可出现意识障碍，甚至脑疝，引起死亡。

3. 根据起病形式和病程可分为以下临床分型

（1）完全型：起病后6小时内病情达高峰，病情重表现为一侧肢体完全瘫痪，甚至昏迷。

（2）进展型：发病后症状在48小时内逐渐进展或呈阶梯式加重。

（3）缓慢进展型：起病2周以后症状仍逐渐进展。

（4）可逆性缺血性神经功能缺失：症状和体征持续时间超过24小时，但在1～3周内完全恢复，无任何后遗症。

4. 并发症 肺部感染，肺水肿，泌尿系统感染，压疮，水、电解质紊乱及酸碱平衡失调。

二、急救护理

（一）休息与体位

1. 急性期卧床休息，应去枕平卧，头部不宜太高，以防止脑血流减少。患者的肢体应及早给予被动运动和按摩，防止关节挛缩及足下垂等。对于意识不清、躁动，合并精神症状的患者，应给予防护。急性期的患者多有严重的脑缺氧，应持续吸氧。

2. 进展型血栓形成患者应绝对卧床（去枕平卧位），禁止使用冰袋及止血剂，以防血液凝固，加重血栓形成。

（二）病情观察

1. 注意观察血压变化，血压应维持在发病前的基础血压或患者按年龄应有血压的稍高水平，以保证脑灌注。除非血压过高［收缩压>220mmHg（29.3千帕）或舒张压>120mmHg（16.0千帕）或平均动脉压>130mmHg（17.3千帕）］，否则不予应用降压药。

2. 溶栓治疗应在发病后6小时之内进行。用药期间定时测出、凝血时间及凝血酶原时间，观察有无出血倾向。

3. 预防脑水肿 脑水肿常于发病后3～5日达高峰期，如发现患者有剧烈头痛、喷射性呕吐、意识障碍等高颅压征象，及时通知医生采取脱水降颅内压等治疗。

4. 防止窒息 告知患者进餐时不要讲话，不可用吸管饮水、饮茶。床边备吸引装置，保持气道通畅，预防窒息及吸入性肺炎。如果患者呛咳、窒息，应立即将头偏向一侧，及时清理口腔、鼻腔内分泌物和呕吐物，保持气道通畅。

（三）基础护理

保持床单整洁、干燥，定期按摩、抬高瘫痪肢体。必要时，对骶尾部及足跟使用减压贴，预防压疮及下肢深静脉血栓的形成。

（四）药物护理

本病常联合应用溶栓药、抗凝药、脑代谢活化剂等多种药物治疗。护士应熟悉所用药物的药理作用、用药注意事项、不良反应和观察要点，遵医嘱正确用药。

1. 脱水治疗　选择较大血管静脉滴注，以保证药物能快速滴入，250毫升甘露醇应在15～30分钟滴完，注意观察用药后患者的尿量和尿液颜色，准确记录24小时出入水量。

2. 脑保护剂及抗自由基治疗　降低脑代谢，减少脑细胞耗氧量，使缺血灶区血流量增加，降低颅内压，清除自由基，增加高密度脂蛋白胆固醇。

3. 溶栓和抗凝药物　严格掌握用药剂量。监测凝血时间，观察有无黑便、牙龈出血、皮肤瘀斑等出血表现。如有激发颅内出血的表现（严重头痛、血压升高、恶心、呕吐等），立即停用溶栓和抗凝药物，紧急行头颅CT检查。同时观察有无栓子脱落所致的其他部位栓塞的表现。

4. 血管活性药物　观察药物的疗效及不良反应，如出现头痛、恶心、呕吐、面部潮红、心慌等症状，及时通知医生处理。输液肢体勿过多活动，避免因液体外漏而引起局部组织坏死。

5. 脑代谢活化剂治疗　具有激活、保护、修复大脑神经细胞的作用，能够抵抗物理、化学因素所致的脑功能损害，改善记忆和回忆能力。

（五）心理护理

瘫痪、失语及肢体和语言功能恢复速度慢，可使患者产生焦虑、抑郁等心理问题，应多与患者沟通，解除其思想顾虑。

（六）其他

对于昏迷患者，执行昏迷急救护理。

三、健康教育

1. 消除危险因素，积极防治高血压、脑动脉硬化、糖尿病、心脏病，戒烟、酒。

2. 按医嘱应用降压、降糖和降脂药物，定期检测血常规、血脂、血糖等指标。

3. 告知患者及其家属疾病发生的基本病因和主要危险因素，识别早期症状和及时就诊的指征。

4. 合理休息，气候变化时注意保暖，防止感冒。生活规律，保持心境平和，避免过分激动及情绪紧张，以免加重病情或引起疾病复发。

5. 进食高蛋白、高维生素、低盐、低脂、清淡的饮食，多食蔬菜、水果、谷类等，少食动物脂肪及高胆固醇食物，如动物内脏、鸡蛋黄等。保持大便通畅，必要时服用缓泻剂。

6. 告知患者及其家属康复治疗的知识和功能锻炼的方法，如关节伸屈、肌肉按摩等，以促进肢体功能恢复。

7. 鼓励患者从事力所能及的家务劳动。家属在精神上和物质上给予患者帮助和支持，帮助患者树立战胜疾病的信心，同时增强其自我照顾的能力。

‖ 脑栓塞

脑栓塞是指血液中的各种栓子（心脏内的附壁血栓、动脉粥样硬化的斑块、脂肪、肿瘤细胞、空气等）随血流进入颅内动脉系统，导致血管腔急性闭塞，引起相应供血区脑组织缺血坏死，出现局灶性神经功能缺损的症状和体征。

一、评估要点

（一）病因评估

脑栓塞的栓子来源可分为三类。

1. 心源性　为脑栓塞最常见的原因，尤以风湿性心脏病瓣膜赘生物附壁血栓脱落最为常见。

2. 非心源性　常见的有动脉粥样硬化斑块脱落、脂肪栓塞、空气栓塞、癌栓塞等。

3. 来源不明　少数病例查不到栓子来源。

（二）症状、体征评估

常见的临床症状为局限性抽搐、偏盲、偏瘫、偏身感觉障碍、失语等，意识障碍常较轻且很快恢复。严重者可突起昏迷、全身抽搐，可因脑水肿或颅内压增高，继发脑疝而死亡。

二、急救护理

（一）休息与体位

急性期给予一级护理，绝对卧床休息，半坐卧位。指导空气栓塞患者采取头低左侧卧位，进行高压氧治疗。

（二）对症护理

1. 心功能良好者，给予普通饮食；心力衰竭者，给予低盐饮食。

2. 对尿潴留患者，严格做好留置导尿管的护理，注意尿的量、颜色受性质的变化。应用利尿药时，准确记录尿量，注意观察有无低血钾。

3. 被动活动和按摩瘫痪肢体，并保持功能位置，预防肌肉萎缩、关节强直及足下垂。

4. 控制心率，维持正常血压，尽可能将心房颤动转为正常心律。

5. 对于颅内压高的患者，应首先降低颅内压，常用20%甘露醇250mL快速静脉滴注，防止脑水肿。

6. 抗凝治疗时，注意观察有无出血倾向。当发生出血性梗死时应立即停用溶栓、抗凝、抗血小板聚集的药物，防止出血加重，并适当给予止血药物、脱水降颅内压、调节血压等。

7. 有抽搐、烦躁的患者，给予镇静治疗。

8. 保持床单整洁、干燥，加强皮肤护理，预防压疮的发生。

（三）药物护理

1. 早期溶栓　尽快恢复脑缺血区的血液供应是急性期的主要治疗原则，早期溶栓是指发病后6小时内采用溶栓治疗。

2. 调整血压　急性期的血压维持在比发病前稍高的水平，除非血压过高，一般不使用降压药物。

3. 防止脑水肿　出现颅内压增高时，应行降低颅内压治疗，常用20%甘露醇125～250毫升快速静脉滴注。

4. 抗凝治疗　用于进展性脑梗死的患者，防止血栓继续进展。

（四）心理护理

鼓励患者解除思想顾虑，稳定情绪，增强战胜疾病的信心。

（五）其他

患者昏迷时，执行昏迷急救护理；心力衰竭时，执行心力衰竭急救护理。

三、健康教育

1. 教患者及其家属掌握防治脑梗死形成的知识，嘱患者保持良好的精神状态，坚持康复治疗，戒烟、酒，合理饮食，作息规律，适量运动，减轻体重。

2. 定期复查血糖、血脂、血液流变学及血压，坚持在医生指导下正确服药，有糖尿病、高血压者需终身用药，用药不可间断，因为血糖及血压的剧烈波动对身体伤害更大。

3. 一旦发现手指麻木无力或短暂说话困难、眩晕、步态不稳等状况（可能为脑缺血先兆），应及时去医院就诊。

4. 教会患者及其家属康复治疗的知识和功能锻炼的方法，如关节伸屈、肌肉按摩等。

5. 鼓励患者生活自理。鼓励患者从事力所能及的家务劳动，帮助患者树立战胜疾病的信心，同时增强其自我照顾的能力。

第三节　癫痫持续状态

癫痫持续状态或称癫痫状态，是指癫痫连续发作之间意识尚未完全恢复又再发，或癫痫发作持续30分钟以上未自行停止。癫痫状态是内科常见急症，若不及时治疗，可因高热、循环衰竭、电解质紊乱或神经元兴奋毒性损伤而导致永久性脑损害，致残率和死亡率均很高。

一、评估要点

（一）病因评估

癫痫持续状态有原发性和继发性之分，临床以继发性多见，包括颅脑外伤、中枢神经系统紊乱、脑血管疾病、颅内肿瘤、代谢性脑病、药物中毒等。原发因素主要是遗传因素。促发因素常见的有突然停药、减药、漏服药物，其次为感染、发热、劳累、熬夜、妊娠及分娩等。

（二）症状、体征评估

以瞬间麻木、疲乏、恐惧或无意识的动作为先兆，随后出现意识丧失，发出叫声倒地，所有骨骼强直收缩，头后仰，眼球上翻，上肢屈肘，下肢伸直，喉部痉挛，牙关紧闭，呼吸暂停，口唇发紫，瞳孔散大，对光反射消失，持续15～20秒，随即全身肌肉痉挛，约1分钟抽搐突然停止，伴有大、小便失禁，在发作间歇期仍有意识障碍或发作持续30分钟以上未自行缓解。常见并发症有颅内压升高，脑水肿，高热，酸中毒，水、电解质紊乱等。

二、急救护理

（一）发作期护理

1. **控制发作**　迅速建立静脉通路，遵医嘱应用镇静类药物。用药过程中密切观察患者呼吸、心律、血压的变化，如出现呼吸变浅、昏迷加深、血压下降，应暂停应用。值得注意的是，建立静脉通路应静脉注射生理盐水维持，而葡萄糖注射液能使某些抗癫痫药沉淀，尤其是苯妥英钠。

2. **保持气道通畅**　迅速协助患者取仰卧位，松开衣领、腰带，有义齿者取出，去枕平卧，头偏向一侧，及时清除口腔和鼻腔分泌物，防止误入气道引起吸入性肺炎。将缠有纱布的压舌板（急救时用手帕、毛巾等）垫在上下牙之间，以防损伤牙齿和咬伤舌头。将患者下颌托起，防止因舌后坠堵塞气道，有舌后坠者及时用舌钳牵出，以免影响通气功能。患者昏迷，喉头痉挛，分泌物增多，应随时吸痰，防止窒息，每次吸痰不超过15秒，以免引起反射性呼吸、心搏停止。不可强行喂水、喂药，以防误吸。

3. 给氧　发作期加大氧流量和氧浓度，以保证脑部供氧，随时检查用氧的效果，必要时可行气管插管、气管切开或呼吸机辅助呼吸。

4. 安排专人护理，做好安全防护，防止患者受伤。必要时使用保护性约束用具或加床栏，防止患者坠床。对易摩擦的关节，用软垫加以保护。四肢抽动者，不能强力按压其肢体，以防脱臼和骨折。

5. 病情观察　密切观察患者生命体征、意识及瞳孔的变化，注意发作过程和有无心率增快、血压升高、呼吸减慢或暂停、瞳孔散大、牙关紧闭、大小便失禁等，观察并记录发作的类型、发作频率与发作时间；观察发作停止后患者意识完全恢复的时间，以及有无头痛、乏力及行为异常。

6. 防治并发症　频繁抽搐可引起脑水肿，因此在控制抽搐的同时可静脉滴注甘露醇或静脉注射呋塞米，4~6小时可重复使用1次。癫痫持续状态常有中枢性高热和继发性高热，使脑组织的基础代谢率增高，脑细胞需氧量增加，脑水肿加重，因此，降温是减轻脑水肿、保护脑组织的必要措施，应严密观察高热类型及持续时间，遵医嘱予以降温措施，观察降温效果。有条件时可使用冰毯降温。

（二）间歇期护理

1. 减少刺激　病室光线易暗，各种护理操作和治疗应尽可能集中进行，动作要轻柔，避免由于外界刺激而引起抽搐。

2. 保持口腔清洁　24小时不能经口进食者，应给予鼻饲流质饮食，每日口腔护理2~3次，口腔糜烂时涂以冰硼散，口唇干裂者涂以液状石蜡。

3. 预防压疮　加强皮肤护理，保持床单整洁、干燥，有大小便污染时及时更换，协助患者每2小时翻身1次，骨隆突处垫软枕，也可使用气垫床。

（三）心理护理

长期用药加之疾病反复发作，患者易产生紧张、焦虑、易怒等不良心理问题。护士应仔细观察患者的心理反应，关心、理解患者，采取积极的应对措施，配合长期药物治疗。

（四）其他

对于昏迷患者，执行昏迷急救护理。

三、健康教育

1. 指导患者养成良好的生活习惯，避免过劳、便秘、睡眠不足和情感冲突。

2. 合理饮食，饮食宜清淡无刺激，富含营养，避免饥饿或过饱，多吃蔬菜、水果，戒烟、酒。

3. 告知患者避免劳累、睡眠不足、饥饿、便秘、强烈的声或光刺激、惊吓等诱发因素。

4. 遵医嘱坚持长期规律服药，切忌突然停药、减药、漏服药及擅自换药，尤其禁止在服药控制发作后不久自行停药。定期复查，首次服药后5～7日检测抗癫痫药物的血药浓度，每3个月至半年复查1次，每月做血常规和每季度做肝肾功能化验。

5. 禁止从事高风险活动，如攀登、游泳、驾驶；禁止在炉火旁、高压电机旁作业，以免发作时危及生命。

6. 随身携带写有姓名、住址、联系电话及病史的个人资料，以备发病时，他人及时帮助联系和处理。

第四节　吉兰-巴雷综合征

吉兰-巴雷综合征又称急性炎症性脱髓鞘性多发性神经病或急性炎症性受髓鞘性多发性神经根神经炎，是一种自身免疫介导的周围神经病，常累及脑神经。主要病理改变为周围神经广泛炎症性阶段性脱髓鞘和小血管周围淋巴细胞及巨噬细胞的炎性反应。

一、评估要点

（一）病因评估

本病为神经系统一种自身免疫性疾病。可能与感染、疫苗接种、代谢及内分泌障碍、营养障碍、化学因素有关。多数患者在发病前1～4周有呼吸道、肠道感染史。

（二）症状、体征评估

1. 运动障碍　急性或亚急性起病，四肢对称性无力（首发症状），多从双下肢开始，逐渐向上发展，出现迟缓性瘫痪，多于数日至2周达高峰。病情危重者在1～2日内迅速加重，出现四肢对称性迟缓性瘫痪。严重者可因累及肋间肌及膈肌而导致呼吸麻痹，出现呼吸困难、两侧呼吸音减弱、腱反射减弱或消失，病理反射阴性。

2. 感觉障碍　发病时多有肢体感觉异常，如麻木、刺痛和不适感，感觉缺失或减退，呈手套、袜子样分布。

3. 颅神经损害症状　如鼻唇沟浅、口歪向健侧、咳嗽无力、饮水发呛、声音嘶哑、双侧周围性面瘫等。

4. 自主神经功能障碍表现　血压增高、多汗、脉快、一过性大小便潴留、皮肤潮红、手足肿胀及营养障碍。

5. 神经反射异常，深反射减弱或消失。

二、急救护理

（一）病情观察

1. 重症患者应在重症监护病房治疗，绝对卧床休息，给予生命体征监测、心电监护、血氧饱和度监测。密切观察患者的神志、呼吸及运动、感觉障碍情况。询问患者有无胸闷、气短、呼吸费力等症状，注意呼吸困难的程度和血气分析指标的改变。

2. 保持气道通畅，本病早期多困呼吸肌麻痹所致，因此，早期保持患者气道通畅非常关键。应鼓励患者咳嗽，翻身时进行拍背、体位引流以促进排痰，必要时吸痰。

3. 呼吸机管理，如有缺氧症状，如呼吸困难、烦躁、出汗、指（趾）甲及口唇发绀，肺活量降低至20～25mL／kg或以下，血氧饱和度降低，动脉氧分压低于9.3千帕，宜及早使用呼吸机。护士应熟悉血气分析的正常值，随时调节呼吸机的各项指标，严格无菌操作。

4. 备好抢救物品，如呼吸困难、两侧呼吸音减弱、吞咽困难，立即通知医生，备齐抢救药品和器械，以便随时抢救。

5. 指导患者进食高蛋白、高维生素、高热量且易消化的软食，多食水果、蔬菜，补充足够的水分，尤其注意补充维生素B$_{12}$。吞咽困难者应及时留置胃管，进食开始到进食后30分钟应抬高床头，防止食物反流和吸入性肺炎。

6. 高热时执行高热急救护理。

7. 保证患者瘫痪肢体处于功能位，病情稳定后协助患者做被动运动，防止肌肉萎缩，维持运动功能及正常功能位，防止足下垂、爪形手等后遗症，必要时用"T"形板固定双足。

8. 教会患者服药，告知其药物的作用、不良反应、使用时间、使用方法及使用注意事项。

（二）预防并发症

1. 患者卧床时间长，机体抵抗力低下，易发生肺部感染，每2小时翻身1次，翻身后叩背以利于排痰，痰液黏稠者给予雾化吸入，每次30分钟。定时开窗通风，限制探视，保持室内空气新鲜。加强营养，提高机体抵抗力。

2. 预防压疮，保持床单清洁、干燥，骨隆突处垫软枕，或者使用电动气垫床。每2小时翻身1次，保持皮肤清洁、干燥，翻身时按摩受压部位，定时温水擦浴按摩，促进局部血液循环。正确使用便盆，避免拖、拉、推等动作，骨隆突处可给予减压贴保护。

3. 患者长期卧床，营养低下，还可导致深静脉血栓形成、肢体挛缩和肌肉失用性挛缩。应指导和帮助患者活动肢体，每日行四肢向心性按摩，每次10～15分钟，以促进静脉血回流，或使用气栓泵防止深静脉血栓形成。

（三）心理护理

患者常因呼吸费力而紧张、恐惧，常表现为躁动不安及依赖心理。护士应及时了解患者的心理状况，主动关心患者，尽可能陪伴在患者身边，耐心倾听患者的感受，使其情绪稳定、安心休息。

（四）用药护理

告知患者药物的作用、不良反应、使用时间、使用方法和使用注意事项。如应用糖皮质激素治疗时可能出现应激性溃疡所致的消化道出血，应观察有无胃部疼痛不适和柏油样大便等，留置胃管时应定时回抽胃液，观察胃液的颜色、性质和量。

三、健康指导

1. 指导患者及其家属掌握本病相关知识及自我护理方法，帮助分析和消除不利于疾病恢复的个人和家庭因素。

2. 避免诱因，加强营养，增强体质和机体抵抗力，避免淋雨、受凉、疲劳和创伤，防止复发。

3. 加强肢体功能锻炼和日常生活活动训练，减少并发症，促进康复。

4. 告知患者消化道出血、营养失调、压疮及深静脉血栓形成的表现以及预防窒息的方法。

5. 学会正确的咳嗽、咳痰方法，防止肺部继发感染。

6. 鼓励患者保持心情愉快和情绪稳定，树立战胜疾病的信心。

第六章 急性消化系统疾病

第一节 上消化道出血

上消化道出血是指屈氏韧带（十二指肠悬韧带）以上的消化道，包括食管、胃、十二指肠、胆道、胰管等部位的出血，以及胃、空肠吻合术后的空肠病变所致的出血。

一、评估要点

（一）病因评估

1. 主要症状　询问发病诱因、时间，了解患者有无呕血、黑便，详细询问呕血和（或）黑便的量、颜色、性质，有无头晕、眼花、心悸、出汗、少尿等周围循环衰竭的表现。

2. 病因　常见病因有消化性溃疡、急性糜烂性胃出血、食管胃底静脉曲张破裂和胃癌。亦有全身性疾病、食管疾病和损伤以及上胃肠道邻近器官或组织的疾病。

3. 心理评估　突然大量呕血可使患者产生恐惧不安、精神紧张、悲观失望等不良心理反应，反复出现黑便可能导致焦虑。评估患者的心理反应、对疾病的认识程度，以及有无对治疗失去信心和不合作现象。

（二）症状、体征评估

1. 生命体征　评估患者有无呼吸困难、脉搏细速、血压下降等。

2. 周围循环状况　评估皮肤和甲床的色泽、肢体温暖或湿冷情况、入量、周围静脉特别是颈静脉的充盈程度，评估有无痛苦面容、出汗、端坐呼吸、发绀等。

3. 精神及意识状态　有无精神疲倦、嗜睡、表情淡漠、意识模糊，甚至昏迷。

4. 出血量的评估

（1）成人每日出血量大于5mL，大便潜血试验阳性。

（2）每日出血量50～100mL时，可引起黑便。

（3）胃内积血量在250～300mL时，可出现呕血。

（4）出血量超过400mL时，可出现全身症状，如头昏、心悸、出汗、乏力等。

（5）短时间内出血量超过1000mL或超过全血量的20%时，可出现周围循环衰竭，全身症状更加明显，如心率超过120次／分钟，收缩压低于80mmHg或低于基础血压的25%等。

5. 出血是否停止的判断　要根据患者的一般情况、排便状况及血压、心率等综合判断出血是否停止。临床上出现下列情况应考虑继续出血或再出血。

（1）反复呕血，或黑便次数增多、粪便稀薄，伴肠鸣音亢进。

（2）循环衰竭的表现经充分补液输血未见明显改善，或暂时好转后又恶化。

（3）血红蛋白浓度、红细胞计数与血细胞比容继续下降，网织红细胞计数持续增高。

（4）补液与尿量足够的情况下，血尿素氮持续或再次增高。

二、急救护理

（一）病情观察

1. 生命体征监测　监测患者有无脉搏细弱、心率加快、心律失常、血压下降、呼吸困难、体温不升或发热等，必要时给予心电监护。

2. 观察意识状态　观察患者有无精神疲倦、烦躁、嗜睡、表情淡漠、意识不清，甚至昏迷。

3. 准确记录出入水量　疑有休克时留置导尿管，监测每小时尿量，一般保持尿量>30mL／h。

4. 观察呕吐物和粪便的量、颜色、性质，并做好记录，以准确判断出血量。

5. 定期复查血红蛋白浓度、红细胞数、血细胞比容与血尿素氮、大便潜血等，以了解出血是否停止和贫血的程度。

6. 监测血清电解质和动脉血气的变化　急性大出血时，经呕吐、鼻胃管抽吸和腹泻，可丢失大量水分和电解质，应注意维持水、电解质和酸碱平衡。

7. 观察周围循环状况　周围循环衰竭的临床表现对估计出血量有重要的价值，关键是动态观察患者的血压与心率，注意皮肤、黏膜的色泽及温度，皮肤是否湿冷，观察周围静脉或颈静脉充盈情况。可通过改变体位测量心率、血压并观察症状和体征来评估出血量。

（二）活动与休息

少量出血时应卧床休息，大出血时应绝对卧床，采取平卧位并将下肢略抬高，以保证脑部供血。协助患者取舒适体位，定时变换体位，注意保暖，保证充足的休息和睡眠，病情稳定后逐渐增加活动量。

（三）保持气道通畅

呕吐时头偏向一侧，防止窒息或误吸，必要时用负压吸引器清除气道内的分泌物、血液或呕吐物，保持气道通畅，必要时给予氧气吸入。

（四）饮食护理

急性大出血伴恶心、呕吐者应禁食。出血停止后改为营养丰富、易消化、无刺激性的半流质软食，少量多餐，逐步过渡到正常饮食。

（五）治疗护理

立即建立静脉通路，配合医生迅速实施输血、输液、各种止血治疗及用药等抢救措施，并观察治疗效果及不良反应。输液开始宜快，必要时监测中心静脉压来调整输液量及输液速度。避免因输液、输血过多过快而引起急性肺水肿，对老年人和心功能不全者尤应注意。

（六）用药护理

遵医嘱及时准确用药，注意观察药物的效果及不良反应。

1. 补充血容量　立即配血，可先输入平衡液、右旋糖酐或其他血浆代用品，然后尽早输血。

2. 止血措施

（1）药物止血：给予抑制胃酸分泌药物如奥美拉唑、西咪替丁，口服止血药物如凝血酶粉，食管胃底静脉曲张破裂出血者可使用血管升压素和生长抑素。

（2）内镜直视下止血：先用药物治疗和气囊压迫控制出血，病情基本稳定后，进行急诊内镜检查和止血治疗。

（3）三腔二囊管压迫止血。

（4）手术治疗：介入治疗。

（七）心理护理

对于因大量出血而出现紧张、恐惧、沮丧等心理反应的患者，要向其解释安静休息有利于止血，并给予关心和安慰。抢救工作应迅速而不慌乱，以减轻患者的紧张情绪。患者大出血时应有人陪伴，使其有安全感。患者呕血或排黑便后应及时清除血迹或污物，以减少对患者的不良刺激；认真听取并解答患者及其家属的提问，解释各项检查和治疗措施，以减轻他们的疑虑。

三、健康教育

（一）针对原发病的教育

引起上消化道出血的病因很多，应帮助患者及其家属有针对性地掌握与患者消化道出血有关的原发病知识，如病因和诱因、预防、治疗和护理知识等，以减少再度出血的危险。

（二）饮食指导

合理饮食是避免诱发上消化道出血的重要环节。应进营养丰富、易消化的饮食，避免过度饥饿或暴饮暴食，避免粗糙、刺激性、过冷、过热、产气多的食物和饮料等。戒烟、戒酒。

（三）生活指导

生活起居要规律，劳逸结合，保持乐观情绪，保证身心健康，避免长期精神紧张，过度劳累。

（四）用药指导

应在医生指导下用药，勿擅自停药或更换，定期复查。

（五）指导患者识别出血和处理

患者及其家属应学会识别早期出血征象及急救措施。如出现头晕、心悸等不适，或呕血、黑便时，立即卧床休息，保持安静，减少身体活动。呕吐时取侧卧位以免误吸。必要时立即到医院治疗。

（六）其他

慢性病患者应定期门诊随访。

第二节　肝性脑病

肝性脑病俗称肝昏迷，是由于严重肝病或门-体分流引起的、以代谢紊乱为基础、中枢神经系统功能失调的综合征。临床表现轻者可仅有轻微的智力减退，严重者出现意识障碍、行为失常和昏迷。

一、评估要点

（一）病因评估

有无长期使用损肝药物或嗜酒；有无上消化道出血、感染、使用镇静药等；有无大量利尿和放腹水；是否进行过外科手术等。各型肝硬化，特别是肝炎后肝硬化是引起肝性脑病最常见的病因。

（二）症状、体征评估

1. 一般状况　评估患者的意识状态和一般身体状况，注意观察患者的性格和行为表现，对时间、地点、人物的理解力是否正常，定向力是否正常，有无幻觉及意识障碍。评估患者的身高、体重、血压、体温及全身营养状况。

2. 一般根据意识障碍程度、神经系统体征和脑电图改变，可将肝性脑病的主要症状分为5期。

0期（潜伏期）：又称轻微肝性脑病，无行为、性格的异常，无神经系统病理征，脑电图正常，只在心理测试或智力测试时有轻微异常。

1期（前驱期）：轻度性格改变和行为异常。反应和回答问题尚可，但有时吐字不清，动作缓慢等。此期一般无神经体征，脑电图无明显异常。

2期（昏迷前期）：以意识错乱、睡眠障碍、行为异常为主要表现。定向力和理解力下降，语言不清，书写障碍，举止反常（如寻衣摸床、手舞足蹈），有时有幻觉、狂躁，类似于轻微精神病表现。常出现扑翼样震颤，腱反射亢进，肌张力增高，锥体束征阳性。脑电图常出现异常的慢波。

3期（昏睡期）：以昏睡和精神错乱为主。患者大部分时间处在昏睡中，呼之可醒，然后又入睡，答话不准、有幻觉。如患者合作，可引出扑翼样震颤，各种神经病理征陆续出现。脑电图有异常波形。

4期（昏迷期）：神志完全丧失，呼之不醒，对疼痛刺激尚有反应。浅昏迷时腱反射亢进，肌张力增高，对体格检查不合作，不能引出扑翼样震颤。进入深昏迷，各种反射消失，对各种刺激无反应，瞳孔散大，过度换气，脑电图明显异常。

3. 实验室检查及其他检查　评估血氨变化；有无电解质和酸碱平衡失调；肝功能有无异常；凝血功能有无异常；脑电图检查有无异常；简易智力测验结果有无异常。

4. 有无出现脑水肿，消化道出血，肾功能不全，水、电解质、酸碱平衡失调及感染等并发症。

5. 心理状态　鉴别患者是因疾病所产生的心理问题还是出现精神障碍的表现。评估患者及其家属对疾病的认识程度。患者出现意识障碍时，主要了解其家属对其目前身体状况的看法、应对能力等。

二、急救护理

（一）对症护理

1. 脑水肿者，用冰帽降低颅内温度，以减少能量消耗，保护脑细胞功能；遵医嘱静脉滴注高渗葡萄糖、甘露醇等脱水药，注意严格控制滴速，并观察尿量。

2. 兴奋、烦躁不安或抽搐者，注意安全保护，取出患者的义齿，加床栏，必要时使用约束带，防止坠床及撞伤的发生。

3. 若患者出现呕血、便血，或大便、呕吐物潜血阳性，应按照消化道出血急救护理处理，及时清除肠道内积血，但禁用碱性液（如肥皂水）灌肠。

4. 乙型肝炎后肝硬化患者若同时处于肝炎活动期（乙型肝炎表面抗原、e抗原、核心抗体阳性者），则应实施隔离措施。

5. 昏迷患者的护理

（1）患者取仰卧位，头偏向一侧，防止舌后坠堵塞气道。

（2）保持气道通畅，必要时气管插管或切开以排痰，保证氧气供给。

（3）做好生活护理，防止压疮。

（4）尿潴留患者留置导尿管，观察尿液的颜色、性质、量。

（5）给患者肢体做被动运动，防止静脉血栓形成及肌肉萎缩。

（二）病情观察

观察患者疾病发展处于哪一阶段，尽早发现肝性脑病的早期征象，密切观察患者神志及一般状况，观察患者思维和认知的改变，监测生命体征及血、尿、粪常规，血电解质，肝、肾功能等指标的变化。认真记录24小时出入水量。应用利尿药者尤其要注意用药后的反应。

（三）饮食护理

减少饮食中蛋白质的供给量，因食物中的蛋白质可被肠菌的氨基酸氧化酶分解产生氨，故肝性脑病患者应限制蛋白质的摄入。蛋白质摄入原则如下。

1. 急性期禁食蛋白，供给足够的热量和维生素，昏迷患者可鼻饲25%葡萄糖供给能量。

2. 慢性肝性脑病患者无禁食蛋白质的必要。

3. 神志恢复后逐渐增加蛋白质摄入量，由0.5／（kg·d）渐增量至1.0g／（kg·d）。

4. 植物和奶制品蛋白优于动物蛋白。

5. 不宜用维生素B_6。

（四）去除和避免诱发因素

1. 清除胃肠道内积血，减少氨的吸收，可用生理盐水或弱酸性溶液清洁灌肠。

2. 避免快速利尿和大量放腹水。

3. 慎用镇静药及损伤肝功能的药物，当患者烦躁不安或抽搐时，禁用吗啡、水合氯醛、哌替啶及巴比妥类，必要时使用地西泮、东莨菪碱，并减少给药次数。

4. 防止及控制感染。

5. 保持排便通畅，防止便秘。

（五）基础护理

保持床单清洁、平整、无渣屑。注意皮肤护理，预防压疮。口腔护理每日2次。留置尿管者，注意无菌操作，冲洗会阴、观察有无会阴部水肿。患者若有阴囊水肿，可用吊带将阴囊托起，以免阴囊与双腿摩擦损伤局部皮肤。患者有腹水时协助其取半卧位。保持大便通畅，防止便秘。患者下肢水肿严重时，协助其抬高下肢，减轻水肿。

（六）心理护理

随着病情的发展，患者逐渐丧失工作和自理能力。长期治疗会给家庭带来沉重的经济负担，患者及其家属会出现各种心理问题，应密切注意其心理状态，尤其应鉴别患者是因疾病产生的心理问题还是出现精神障碍的表现。此外，应重视患者家属的心理护理，与患者家属建立良好的关系，给予患者家属情感上的支持，并与其一起讨论患者的护理，制订切实可行的照顾计划，将各种需照顾的内容和方法对患者家属进行讲解和示范。

（七）用药护理

肝硬化患者应严格遵医嘱用药。将药物对肝脏的影响减到最小。有食管胃底静脉曲张者，应将药物研碎服用，以防划破曲张变薄的静脉。肝功能不全或有肝性脑病前期症状出现时，不能随意使用镇静药、麻醉药及四环素类药。

三、健康教育

1. 向患者及其家属讲解本病的发生、发展过程及治疗、预后，使他们认识到疾病的严重性和自我保健的重要性。

2. 鼓励患者树立战胜疾病的信心，保持乐观的情绪，配合医生积极治疗，家属应给予患者精神支持和生活方面的照顾。

3. 坚持合理的饮食，以高糖、低脂及严格控制蛋白质为原则。有黄疸及皮肤瘙痒的患者，应注意个人卫生，勤洗澡，勤换内衣。经常用温水擦洗全身，不要搔抓及使用碱性肥皂，以免抓破感染和碱性肥皂刺激皮肤。

4. 指导患者及其家属认识肝性脑病的各种诱发因素。注意保暖，防止受凉和感染。避免使用镇静催眠及含氮类药物，不滥用对肝功能有损害的药物。避免大量排钾利尿和放腹水，限制蛋白质的摄入。保持大便通畅。预防低血糖的发生，戒烟、酒等。

5. 教会患者及其家属识别肝性脑病的早期征象。如出现性格行为异常、睡眠异常等，需要及时到医院就诊。

6. 指导患者按医嘱规定的药物及其剂量、用法服药，了解药物的不良反应，定期随访复诊。

第三节　急性胰腺炎

急性胰腺炎是由多种病因导致胰腺组织自身消化所致的胰腺水肿、出血及坏死等炎性损伤。临床上以急性上腹痛及血淀粉酶或脂肪酶升高为特点，重症者常继发感染、腹膜炎和休克等多种并发症。

一、评估要点

（一）病因评估

急性胰腺炎多是由于胆道疾病、酗酒和暴饮暴食、胃及十二指肠液反流、胆管梗阻、感染、药物、手术与创伤等因素引起的。

（二）症状、体征评估

1. 腹痛　为本病的主要表现及首发症状。多数为急性腹痛，疼痛常位于上腹部，呈持续性、刀割样痛，阵发性加剧，并向左腰背呈带状放射，取弯腰抱膝体位可减轻疼痛。水肿型患者腹痛3～5日后缓解，出血坏死型患者腹痛持续时间较长，且可蔓延至全腹，病情发展较快。

2. 恶心、呕吐及腹胀　起病时有恶心、呕吐，有时呈频繁呕吐，呕吐物为胃内容物，重者可混有胆汁，甚至血液，吐后腹痛并不减轻。同时有腹胀，甚至出现麻痹性肠梗阻。

3. 发热　水肿性胰腺炎患者可有中度以上发热，一般持续3～5日。出血坏死性胰腺炎患者发热较严重，多持续不退。

4. 低血压或休克　仅见于出血坏死性胰腺炎，患者烦躁不安，皮肤苍白、湿冷等，主要原因是有效血容量不足、缓激肽类致周围血管扩张、胰腺坏死释放心肌抑制因子使心肌收缩不良、并发感染或消化道出血。

5. 体征　患者表情痛苦，呼吸急促，血压下降；腹肌紧张，上腹或全腹压痛明显，反跳痛；肠鸣音减弱或消失，可出现移动性浊音，腹水多呈血性；淀粉酶明显升高。少数患者因胰酶、坏死组织及出血沿间隙与肌层渗入腹壁下，致两侧腹部皮肤呈暗灰色，称Grey Tumer征；可致脐周皮肤青紫，称Cullen征。胰头炎症水肿压迫胆总管时可出现黄疸。患者因低血钙引起手足抽搐者，为预后不良的表现。

（三）并发症

1. 急性呼吸衰竭　突然发作，进行性呼吸窘迫、发绀等，常规氧疗不能缓解。

2. 急性肾衰竭　表现为尿少，蛋白尿和进行性尿素氮、肌酐增高等。

3. 循环功能衰竭　患者出现血压下降、顽固的心动过速、突发的严重心律失常，应考虑已发生了循环功能衰竭。

4. 消化道出血　上消化道出血多由应激性溃疡或黏膜糜烂所致，下消化道出血由胰腺坏死穿透横结肠所致。

5. 胰腺脑病　表现为精神异常（幻想、幻觉、躁狂状态）和定向力障碍等。

6. 注意观察有无败血症、血栓性静脉炎、静脉血栓形成以及低血糖的发生。

二、急救护理

（一）休息与体位

绝对卧床休息，保证睡眠，促进体力恢复。患者腹痛时协助其取弯腰、前倾坐位或屈膝侧卧位，以缓解疼痛。对于剧痛而辗转不安者，要防止其坠床。

（二）禁食、禁水

禁食、禁水，并向患者解释禁食、禁水的意义，禁食、禁水期间有口渴时可用水含漱或湿润口唇，并做好口腔护理。腹痛和呕吐基本缓解后可由小量低脂、低糖流质饮食开始，逐步恢复到普通饮食，但忌辛辣油腻食物和饮酒。

（三）严密观察病情

1. 密切观察神志、生命体征和腹部体征的变化，特别要注意有无高热不退、腹肌强直、肠麻痹等重症表现，及时发现坏死性胰腺炎的发生。

2. 观察患者疼痛的特点有无变化，若疼痛持续存在并伴高热，则应考虑是否并发胰腺脓肿；若疼痛剧烈，腹肌紧张、压痛、反跳痛明显，提示并发腹膜炎，应及时报告医生处理。

3. 注意观察呕吐物的量及性质。行胃肠减压者，观察和记录引流液的量和性质，准确记录24小时出入水量，为液体的补充提供依据。

4. 观察呼吸和血气分析，及早发现呼吸衰竭。及时给予高浓度氧气吸入，必要时给予呼吸机辅助呼吸。

5. 监测尿量、尿比重及肾功能，及时发现肾衰竭。

6. 观察有无出血现象，监测凝血功能的变化。

7. 观察有无手足抽搐，定时检测血钙。

8. 监测血、尿淀粉酶，血糖，血电解质、酸碱平衡和肝功能等。

9. 观察患者皮肤黏膜色泽和皮肤弹性有无变化，判断失水程度。

10. 观察患者有无脉搏细速、呼吸急促、尿量减少等低血容量的表现。

（四）治疗护理

1. 维持有效血容量　迅速建立有效的静脉通路，及时补充因呕吐、发热和禁食所丢失的液体和电解质，纠正酸碱平衡失调（禁食患者每天的液体入量常需在3 000mL以上，以维持有效的血容量）。

2. 防治低血容量性休克　如患者出现神志改变、脉搏细弱、血压下降、尿量减少、皮肤黏膜苍白、出冷汗等低血容量休克的表现，积极配合医生进行抢救。

（1）迅速准备好抢救用物。

（2）患者取平卧位，注意保暖，给予氧气吸入。

（3）尽快建立静脉通路，必要时静脉切开，按医嘱输入液体、血浆或全血，补充血容量。

（4）如循环衰竭持续存在，按医嘱给予升压药，注意患者血压、神志及尿量的变化。

3. 减轻疼痛　协助患者取弯腰抱膝位，腹痛激烈者，可遵医嘱给予哌替啶等镇痛药，禁用吗啡，以防引起奥迪氏括约肌痉挛，加重病情。注意观察用药前后患者疼痛有无减轻、疼痛的性质和特点有无改变。

（五）心理护理

本病因发病急，疼痛剧烈，患者往往紧张、恐惧。护士应以温和、冷静、自信、专业的态度来对待患者，需用简单易懂的语言向患者解释疾病的有关知识及介绍减轻腹痛的方法，如松弛疗法、皮肤刺激疗法，以减轻疼痛，消除患者的焦虑或恐惧。

（六）术后护理

1. 多种管道的护理　患者可能同时使用胃管、导尿管、氧气管、输液管、气管切开管、"T"形引流管以及腹腔冲洗引流管等。

（1）了解每根导管的作用，妥善固定，保持通畅。

（2）保持无菌，防止导管污染，外接的消毒引流瓶、管道应定期更换。

（3）准确记录各种引流物的性状、颜色、量，冲洗液、灌注液要现用现配。

2. 伤口的护理　观察有无渗液、裂开，按时换药。并发胰外瘘时，用氧化锌糊剂保护瘘口周围皮肤。

3. 营养支持　患者需长时间禁食，要注意及时补充营养，营养支持分三个阶段。

第一阶段，完全胃肠外营养，2～3周，以减少对胰腺分泌的刺激。

第二阶段，肠道营养，采用经空肠造瘘口灌注要素饮食，3～4周。

第三阶段，逐步恢复到经口进食。

4. 做好基础护理，预防压疮、休克、多器官功能衰竭、大出血、胰外瘘以及呼吸系统和泌尿系统并发症的发生。

三、健康教育

1. 向患者及其家属介绍本病的主要诱发因素和疾病发生发展的过程。

2. 急性胰腺炎多因胆道疾病所致，故有胆道疾病、十二指肠疾病者应积极治疗，防止蛔虫感染。

3. 指导患者及其家属掌握饮食卫生知识，患者平时应规律进食，避免暴饮暴食和嗜酒，症状缓解后从低脂、低糖、无刺激性的饮食逐渐恢复到正常饮食，戒烟酒，以防止疾病复发。

4. 如出现腹痛、腹胀、恶心等表现时，及时就诊。

第七章 急性呼吸系统疾病

第一节 大咯血

咯血是指喉及喉以下呼吸道或肺组织的血管破裂出血，血液随咳嗽动作从口腔排出。咯血者常有胸闷、喉痒和咳嗽等先兆症状，咯出的血多数鲜红，混有泡沫或痰，呈碱性。咯血常见的诱因有用力、屏气、剧烈咳嗽、食用或饮用过热的食物、在温度过高的环境下服用某些抗凝药物。

一、评估要点

（一）病因评估

咯血主要由呼吸系统疾病引起，也可见于循环系统及其他系统疾病。在我国，引起咯血的前三位病因是肺结核、支气管扩张和支气管肺癌。青壮年咯血常见于肺结核、支气管扩张、二尖瓣狭窄等。

（二）症状、体征评估

1. 判断咯血的严重程度

（1）小量咯血：24小时咯血量<100mL（痰中带血）。常见于支气管炎、肺炎、支气管肺癌患者。

（2）中等量咯血：24小时咯血量在100～500mL。常见于支气管异物、外伤、急性肺水肿、支气管扩张、肺结核患者。

（3）大咯血：如一次咯血量>300mL、24小时咯血量>500mL。主要见于空洞性肺结核、支气管扩张和慢性肺脓肿患者。持续咯血需输液以维持血容量，注意预防因气道阻塞而发生的窒息。

2. 观察咯血的颜色　因肺结核、支气管扩张、肺脓肿和出血性疾病所致咯血，其颜色为鲜红色；铁锈色血痰可见于典型的肺炎球菌肺炎，也可见于肺吸虫病和肺泡出血；砖红色胶冻样痰见于典型的肺炎克雷白杆菌肺炎；二尖瓣狭窄所致咯血多为暗红色；左心衰竭所致咯血为浆液性粉红色泡沫样痰；肺栓塞引起的咯血为黏稠暗红色血液。

3. 判断是否发生窒息　窒息是咯血直接致死的主要原因，窒息发生时患者可表现为咯血突然减少或终止，表情紧张或恐惧，大汗淋漓，两手乱指或指喉头（示意空气吸不进来），继而出现发绀、呼吸音减弱、全身抽搐，甚至心搏呼吸停止而死亡。

4. 判断有无再咯血的征象　如胸闷、烦躁、面色苍白、出冷汗、呼吸音减弱、粗糙或有湿啰音、管状呼吸音等。

（三）心理评估

突然大量咯血可使患者产生恐惧不安、精神紧张、悲观失望等不良心理反应，反复咯血可能导致焦虑。应评估患者的心理反应、对疾病的认识程度、有无对治疗失去信心和不合作现象等。

二、急救护理

（一）严密观察病情

1. 密切观察患者咯血的量、颜色、性质及出血的速度，观察患者生命体征及意识状态的变化，有无胸闷、气促、呼吸困难、发绀、面色苍白、出冷汗、烦躁不安等窒息征象，有无阻塞性肺不张、肺部感染及休克等并发症的表现。

2. 观察治疗效果，特别是药物不良反应，根据病情及时调整药物滴速。

3. 观察有无并发症的表现，如有，应及时处理。对大咯血伴休克的患者，应注意保暖。

（二）防止窒息

1. 做好抢救窒息的准备，注意患者是否有咯血窒息的前驱症状。

2. 保持正确的引流体位，护理时尽量减少翻动患者，鼓励患者轻微咳嗽，将血液咯出，以免滞留于气道内。

3. 痰液黏稠咳嗽无力者，可经鼻腔吸痰。进行吸引时，避免用力过猛，应适当转动导管。若吸引过程中导管阻塞，应立即抽出导管，此时可带出导管顶端吸住的血凝块。

4. 患者咯血时轻轻拍击其健侧背部，嘱患者不要屏气，以免诱发喉头痉挛，使血液引流不畅形成血块，导致窒息。

5. 一旦患者出现窒息征象，应立即取头低脚高、45°俯卧位，头偏向一侧，轻拍背部，迅速排出气道和口咽部的血块，或直接刺激咽部以咳出血块。必要时用吸痰管进行负压吸引。给予高流量吸氧。做好气管插管或气管切开的准备及配合工作。

（三）休息与卧位

小量咯血者以静卧休息为主，大咯血者应绝对卧床休息，尽量避免搬动患者。取患侧卧位，可以减少患侧胸部的活动度，既可以防止病灶向健侧扩散，同时又有利于健侧肺通气。

（四）饮食护理

大咯血者应禁食，小量咯血者宜进少量温流质饮食，因过凉或过热食物均可诱发或加重咯血。多饮水，多食富含纤维素的食物，以保持排便通畅，避免排便时胸腔内压力增加而引起再度咯血。避免饮用浓茶、咖啡等刺激性饮料。

（五）对症护理

安排专人护理，保持病房安静，使患者得到充分休息。保持口腔清洁，防止口咽部异物刺激引起剧烈咳嗽而诱发咯血。稳定情绪，避免精神过度紧张而加重病情。对于精神极度紧张、咳嗽剧烈的患者，可给予小剂量镇静药或镇咳药，如地西泮；禁用吗啡、哌替啶等抑制呼吸的药物。大咯血患者夜间慎用催眠药，防止熟睡中咯血不能及时排出而引起窒息。

（六）其他

因大量咯血而出现紧张、恐惧、沮丧等心理反应的患者，告知其安静休息有利于止血，并给予心理安慰。抢救工作应迅速而不忙乱，以减轻患者的紧张情绪。患者大咯血时应有人陪伴患者，使其有安全感。

三、健康教育

1. 适当锻炼　在稳定期应适当进行体育锻炼。可以按照床上运动、床边运动、室内走动的顺序慢慢增加活动量，逐步过渡到行走、慢跑、做家务等，不可操之过急。不可过度劳累，避免剧烈咳嗽。

2. 在大咯血时应暂禁食　病情稳定及少量咯血者，可给予温热的高蛋白、高热量、高维生素、易消化流质或半流质饮食，避免饮用浓茶、咖啡等刺激性饮料。避免受凉，预防呼吸道感染。保持大便通畅。

3. 保持室内环境清洁、安静、空气流通，一般温度18～25℃，湿度50%左右。

4. 备急救小药箱，尤其是备足止咳药物，一定要戒烟限酒，以减少咯血的诱因。

5. 定期随访　患者应定期到医院复查，如有不适，及时就诊。

第二节　急性呼吸窘迫综合征

急性呼吸窘迫综合征（acute respiratory distress syndrome，ARDS）是指由各种肺内和肺外致病因素所导致的急性弥漫性肺损伤和进而发生的急性呼吸衰竭。主要病理特征是炎症导致的肺微血管通透性增高，肺泡腔渗出性肺水肿及透明膜形成，常伴肺泡出血，主要病理生理改变是肺容积减少、顺应性降低和严重通气／血流比例失调。临床表现为呼吸窘迫、顽固性低氧血症和呼吸衰竭，肺部影像学表现为双肺渗出性病变。

一、评估要点

（一）病因评估

既往有无休克、创伤、感染、吸入有毒气体、误吸、药物过量、代谢紊乱、肝功能衰竭、尿毒症、糖尿病酮症酸中毒、血液系统疾病等。

（二）症状、体征评估

1. 通常在受到发病因素攻击（严重创伤、休克、误吸等）后12~48小时发病，偶有长达5日者。一旦发病，很难在短时间内缓解，因肺损伤的病理改变通常需要一周以上的时间。

2. 呼吸窘迫 是ARDS最常见的症状，主要表现为气促和呼吸频率增快、严重的进行性呼吸困难，呼吸频率增快可达30~50次／分钟，鼻翼扇动，辅助呼吸肌运动增强，呼吸音增强，有时可闻及哮鸣音或少量湿啰音。

3. 难以纠正的低氧血症 主要表现为发绀，常伴有烦躁、焦虑、出汗，患者常感到胸廓紧缩、严重憋气及呼吸窘迫，不能被氧疗所改善。严重氧合障碍者，口唇、甲床明显发绀。

4. 肺部体征 常不如症状明显，胸部X线早期只表现为肺纹理增粗，常迅速出现一侧弥漫性浸润性阴影。

5. 并发症 呼吸道继发感染、细菌性肺炎和氧中毒、消化道出血、心力衰竭、休克等。

6. 检查手段 胸部X线检查、肺活量测定、肺顺应性测定、动脉血气分析、肺泡-毛细血管膜通透性测定、血流动力学监测、血管外肺水指数测定。

二、急救护理

（一）病情监测

1. 呼吸状况 观察呼吸频率、节律和深度，使用呼吸机辅助呼吸的情况，呼吸困难的程度。

2. 缺氧及二氧化碳潴留情况 观察有无发绀、球结膜水肿，肺部有无异常呼吸音及啰音。

3. 循环状况 监测心率、心律及血压，必要时进行血流动力学监测。

4. 意识状况及精神神经症状 观察有无肺性脑病的表现，昏迷患者应观察瞳孔、肌张力、腱反射及病理反射。

5. 液体平衡状态 观察和记录每小时尿量和液体出入量，有肺水肿的患者需适当保持负平衡。

6. 试验检查结果 监测动脉血气分析和生化检查的结果，了解电解质和酸碱平衡情况。

7. 痰的观察与记录　注意观察痰的色、质、量、味及痰液的实验室检查结果，并及时做好记录。

（二）给氧

Ⅰ型呼吸衰竭和ARDS患者需吸入高浓度（$FiO_2 > 50\%$）氧气，使氧分压迅速提高到60mmHg或血氧饱和度>90%。Ⅱ型呼吸衰竭的患者一般在氧分压<60mmHg时才开始氧疗，应低浓度（$FiO_2 < 35\%$）持续给氧，使氧分压控制在60mmHg或血氧饱和度在90%或略高。

（三）保持气道通畅，促进痰液引流

在氧疗和改善通气之前必须采取各种措施，使气道保持通畅。具体做法如下。

1. 指导并协助患者进行有效地咳嗽、咳痰。

2. 每1~2小时翻身1次，并给予拍背，促进痰液排出。

3. 对于病情严重、意识不清的患者可经鼻或经口进行负压吸引，以清除口咽部分泌物，并刺激咳嗽，利于痰液排出。

4. 饮水、口服或雾化吸入祛痰药可湿化并稀释痰液，使痰液易于咳出或吸出。

（四）用药护理

按医嘱及时准确给药，并观察疗效和不良反应。患者使用呼吸兴奋药时应保持气道通畅，适当提高吸入氧流量，给药速度不宜过快。注意观察呼吸频率和节律、神志以及动脉血气的变化，以便调整剂量。遵医嘱应用抗生素，预防感染。

（五）心理护理

患者因呼吸困难可能危及生命等，常会产生紧张、焦虑情绪。应多了解患者的心理状况，指导患者放松，以缓解紧张和焦虑情绪。

（六）气管插管和机械通气的准备

1. 确保氧供　多数需进行机械通气的患者常在紧急情况下实施，患者常处于严重低氧血症甚至生命垂危状态，因此，在等待气管插管、建立人工气道和机械通气之前，需保持气道通畅，需用面罩和简易呼吸器接高浓度氧源进行手动通气，以维持适当氧供和通气，确保患者生命安全。

2. 心理准备　由于严重呼吸困难、生命垂危、对机械通气的效果和安全性不了解等因素，清醒患者常有焦虑和恐惧心理。因此，护士应以温和、冷静、自信、专业的态度来对待患者，需用简单易懂的语言向患者解释气管插管和机械通气的重要性，并指导患者如何配合及如何以非语言方式表达其需要。有家属在场时，需注意向家属进行必要的解释，缓解家属的焦虑情绪。

（七）机械通气的护理

1. 病情监测

（1）呼吸系统：①监测血氧饱和度，了解机械通气的效果。②监测有无自主呼吸，自主呼吸与呼吸机是否同步，呼吸的频率、节律、深度、类型及两侧呼吸运动的对称性。③仔细观察气道分泌物的色、质、量和黏稠度，为肺部感染的治疗和气道护理提供重要依据。④血气分析是监测机械通气治疗效果最重要的指标之一，有助于判断血液的氧合指标、指导呼吸机参数的合理调节和判断机体的酸碱平衡情况，结合呼吸状态可判断肺内气体交换的情况。

（2）循环系统：机械通气患者可出现血压下降、心率改变及心律失常，因此，应严密监测血压、心率和心律的变化。

（3）体温：机械通气患者因感染机会增加，常可并发感染，使体温升高。由于发热又可增加氧耗和CO_2的产生，故应根据体温升高的程度酌情调节通气参数，并适当降低湿化器的温度以增加气道的散热作用。

（4）意识状态：机械通气后患者意识障碍程度减轻，表明通气状况改善；若有烦躁不安、自主呼吸与呼吸机不同步，多为通气不足；如患者病情一度好转后突然出现兴奋、多语甚至抽搐，应警惕呼吸性碱中毒。

（5）液体出入量：尿量能较好地反映肾脏向血液灌注，间接反映心排血量的变化，如尿量增多，水肿逐渐消退，说明经机械通气后低氧血症和高碳酸血症缓解，肾功能改善。

2. 呼吸机参数监测

（1）通气参数：ARDS的患者机械通气推荐采用肺保护性通气策略，主要措施包括合适水平的PEEP和小潮气量，注意检查呼吸机各项通气参数与医嘱要求设定的参数值是否一致，呼吸机能否正常运转，至少每2小时检查1次。

（2）报警参数：每班检查各项报警参数的设置是否恰当，报警器是否处于开启状态。报警时，及时分析报警的原因并进行有效的处理。

3. 气道管理

（1）吸入气体的温湿化：机械通气时需使用加温加湿器，保持吸入的气体温湿度适合，使吸入气体的温度在32～36℃，相对湿度100%。及时添加湿化水，根据患者痰液性状选择温湿化的支持力度，必要时予以雾化吸入。定时翻身叩背，促进痰液引流，预防肺部并发症。

（2）吸痰：每次吸痰前后给予高浓度氧气吸入3分钟，每次吸痰时间不超过15秒，吸痰时应注意无菌操作，手法正确，避免造成肺部感染、支气管黏膜损伤以及支气管痉挛等不良后果。

（3）导管的固定：妥善固定气管插管，防止移位、脱出，每班测量和记录气管插管外露的长度，班班交接，保持气囊压力25～30cmH$_2$O。

（4）气管切开的护理：每天更换气管切开处敷料和清洁气管内套管1～2次。

（5）预防感染：抬高床头30°，防止误吸，及时倾倒呼吸机管道中的积水，每周更换呼吸管道，遇管道污染或可疑感染时及时更换，每天评估人工气道的必要性，及早拔管。

（6）做好口腔及皮肤护理。

三、健康教育

1. 向患者及其家属讲解疾病的发生、发展和转归。

2. 教会患者有效咳嗽及排痰技术，如缩唇呼吸、腹式呼吸、体位引流、拍背等方法，提高患者的自我护理能力，加速康复，延缓肺功能恶化。

3. 用药指导　出院时应将患者使用的药物及其剂量、用法和注意事项告诉患者，指导并教会低氧血症患者及其家属掌握合理的家庭氧疗方法及其注意事项。

4. 活动与休息　与患者一起回顾日常生活中所从事的各项活动，根据患者的具体情况指导患者制订合理的活动与休息计划，指导患者避免耗氧量较大的活动，并在活动过程中注意休息。

5. 增强体质、避免诱因。

（1）鼓励患者进行耐寒锻炼和呼吸功能锻炼，如用冷水洗脸等，以提高呼吸道抗感染的能力。

（2）指导患者合理安排膳食，加强营养，达到改善体质的目的。

（3）戒烟，避免吸入有害烟雾和刺激性气体。

（4）避免劳累、情绪激动等不良因素刺激。

（5）尽量少去人多拥挤的地方，避免与呼吸道感染者接触，减少感染的机会。

（6）向患者及其家属讲解呼吸衰竭的征象及简单处理，若有气急、发绀加重等变化，应尽早就医。

第三节　急性重症哮喘

急性重症哮喘（或称致死性哮喘）是指哮喘急性发作（严重的哮喘发作持续24小时以上），经常规治疗症状不能改善或继续恶化，或暴发性发作，短时间内进入危重状态，发展为呼吸衰竭并出现一系列并发症而危及生命，是导致哮喘死亡的主要原因。

一、评估要点

（一）病因评估

1. 是否存在各种诱发因素，如接触特异性和非特异性吸入物、食物、药物，气候变化，运动，妊娠，精神因素，上呼吸道感染等。

2. 以往有无哮喘发作经历，是否熟悉每次发作的先兆症状及正确处理方法，能否正确用药及掌握药物知识。

3. 评估疾病对患者日常生活和工作的影响程度，患者是否有害怕、焦虑、痛苦等情绪。

4. 评估患者对医嘱的依从性，以及有无哮喘病家族史等。

（二）症状、体征评估

1. 本次哮喘发作的主要症状　如呼吸困难、喘息、胸闷、咳嗽；主要症状出现时间、持续时间、程度；有无其他伴随症状；有无先兆症状。

2. 患者的意识状态　有无失眠、端坐呼吸；皮肤有无发绀；体温、脉搏、呼吸、血压有无异常。

3. 有无哮鸣音　是否有呼气音延长；是否有辅助呼吸肌收缩及"三凹"征的出现。

4. 辅助检查　评估动脉血气分析、胸部X线检查、呼吸功能检查等的结果。

二、急救护理

1. 密切观察哮喘发作的先兆症状，如胸闷、鼻咽痒、咳嗽、打喷嚏等，若出现上述症状，应立即通知医生，尽早采取相应措施。床旁应备齐必需的药物和抢救设施。

2. 密切观察患者的意识状态及呼吸频率、节律、深度，是否有辅助呼吸肌参与呼吸运动等，监测呼吸音、哮鸣音变化，监测动脉血气和肺功能情况。观察患者有无自发性气胸、脱水、酸中毒、电解质紊乱、肺不张等并发症出现。

3. 监测患者呼吸系统和心血管系统的症状及体征，听诊肺部呼吸音；检查脉搏、呼吸、血压；监测动脉血气、第一秒用力呼气量（forced expiratory volume in first second，FEV_1）、最大呼气流量（maximal expiratory flow，PEF）等。观察患者对治疗的反应以及护理干预的效果。

4. 给氧　重症哮喘发作患者，大多有缺氧现象，应遵医嘱给予鼻导管或面罩吸氧，吸氧流量为1~3L／分钟，吸入氧浓度一般不超过40%。在氧疗过程中，需根据动脉血气分析的结果评价疗效。呼吸频率过快可使CO_2排出过多，用漏斗纸袋回收呼出的CO_2，可使呼吸频率减慢。

5. 用药护理　在治疗重症哮喘急性发作时常用氨茶碱，用药过程中注意药物注射不可过量、过快（速度不可超过25mg／分钟），以免引起恶心、严重的心律失常、心动过速、血压下降、惊厥，甚至死亡。用药时注意监测血药浓度，其安全浓度为 $6 \sim 15 \mu g / mL$。

6. 保持气道通畅　为避免气道干燥，吸入的氧气应尽量温湿化，促进排痰，及时清除气道分泌物。痰液黏稠者可给予蒸汽或药物雾化吸入。鼓励患者每天饮水 $2500 \sim 3000mL$，以补充丢失的水分，稀释痰液。鼓励患者缩唇呼吸并延长呼气的时间。

7. 心理护理　帮助患者取舒适体位，以保证最大限度地胸廓扩张。采用暗示、诱导等方法分散患者的注意力，使患者身心放松，情绪稳定，有利于症状缓解。

8. 口腔与皮肤护理　哮喘发作时患者常会大量出汗，应每天进行温水擦浴，勤换衣服和床单，保持皮肤清洁、干燥、舒适。鼓励并协助患者咳嗽，用温水漱口，保持口腔清洁。

9. 饮食护理　哮喘患者的饮食要清淡，易于消化；饮食过饱、过于油腻都不利于哮喘的控制。有烟酒嗜好者应戒烟酒。

10. 环境与体位　提供安静、舒适、温湿度适宜的环境，保持室内清洁、空气流通。根据病情提供舒适体位，如为端坐呼吸者提供床旁桌支撑，以减少其体力消耗。尽量避免在室内放置可能诱发哮喘发作的物品，保持室内空气温暖，防止哮喘患者因对冷空气过敏而发生哮喘发作或加重。

三、健康教育

1. 教会患者正确识别哮喘发作的先兆症状并掌握如何终止哮喘发作，识别什么是哮喘发作减少，指导患者做有氧锻炼。

2. 寻找哮喘治疗和控制的障碍，如不重视发作的间歇期、患者对哮喘的否认、患者对哮喘严重性的认识不足等。

3. 识别哮喘可能的激发因子，寻找预防的措施，如改变居住环境，避免接触有污染（二手烟、花粉等）的空气、冷空气、地毯、家具、皮毛等，避免可能导致过敏的药物和食物（如鱼、虾等）。

4. 药物治疗指导

（1）告知患者常用药物的种类、药理作用、不良反应、剂量及用法。

（2）为患者制定用药一览表。哮喘患者通常要用数种药物，采用不同的用药途径，并需长期用药，因此，必须让患者学会药物自我管理的策略。

（3）患者必须认识到坚持用药的重要性，当症状恶化或出现严重不良反应时应及时就诊。

（4）正确使用气雾剂，为防止哮喘发作，患者应随身携带含有支气管扩张药的小型喷雾器并会正确使用。

5. 指导患者进行呼吸功能锻炼，如腹式呼吸、缩唇呼吸等。

6. 指导患者学会在家中自行监测病情变化，并自行评估，重点掌握峰流速仪的使用方法，有条件者记录哮喘日记。

7. 与患者及其家属共同制订哮喘管理计划，患者的家属应该知道在哮喘发作时应如何帮助患者，如气雾剂、口服药物放在何处，如何正确拨打急救电话，如何减轻患者发作时的焦虑情绪，同时也应知道何时将患者送往医院救治。

8. 指导患者保持有规律的生活和乐观情绪，积极参加体育锻炼，最大限度地保持劳动能力，可有效减轻患者的不良心理反应。指导患者充分利用社会支持系统，为其身心健康提供各方面的支持。

第四节　急性肺水肿

急性肺水肿是指心室排血量下降，左心室充盈障碍或左心负荷突然明显增加，导致左心室舒张期末压或左心房压急剧升高，肺静脉血流受限，引起肺静脉和肺毛细血管流体静压升高，当超过肺毛细血管血浆胶体渗透压25mmHg（3.33kPa）时，大量浆液渗出至肺间质和肺泡内，影响呼吸功能，继而发生呼吸困难、发绀和咳粉红色泡沫痰等一系列症状。

一、评估要点

（一）病因评估

1. 患病起始时间，有无明显诱因，主要症状及其特点（如严重程度、持续时间、发作频率、缓解因素），有无伴随症状，是否出现并发症，是否呈进行性加重。

2. 评估患者的主要检查结果、治疗及护理经过及效果，目前用药情况，包括药物的种类、剂量和用法，以及用药后的效果等。

（二）症状、体征评估

1. 观察脉搏的频率、节律、强弱，血压及脉压有无异常变化，心尖部是否可闻及奔马律。

2. 有无突然出现严重的呼吸困难（呼吸频率30～50次／分钟）、端坐呼吸、窒息感、口唇发绀、大汗淋漓、烦躁不安、咳嗽伴咳大量粉红色泡沫痰、面色灰白或发绀、大汗、皮肤湿冷。

3. 评估患者24小时出入量及水、电解质平衡情况。

4. 是否有并发症，如水、电解质紊乱，心源性休克，心力衰竭，呼吸衰竭，心脏停搏等。

5. 心理状态　有无焦虑、恐惧、抑郁、悲观等心理反应及其严重程度。

二、急救护理

（一）给氧

通过氧疗将血氧饱和度维持在≥95%水平是非常重要的，可以防止出现脏器功能障碍或多脏器功能障碍。首先开放气道，给予高流量（6～8L／分钟）鼻导管或面罩吸氧，湿化瓶中可加20%～30%的酒精湿化，使肺泡内泡沫表面张力降低而破裂，以利于改善肺泡通气。情况严重者应采用无创呼吸机持续正压（continuous positive airway pressure，CPAP）或双水平气道正压（bilevel positive airway pressure，BiPAP）通气。

（二）卧位与休息

绝对卧床休息。立即协助患者取坐位，双下肢下垂，用止血带轮流结扎四肢，每隔15分钟轮流放松一个肢体，以减少静脉回流。患者常烦躁不安，需注意安全，谨防跌倒受伤。

（三）建立静脉通道

迅速建立两条静脉通路，遵医嘱正确使用药物，观察疗效与不良反应。

1. 吗啡　吗啡3～5mg可使患者镇静，减少躁动，同时可扩张小血管而减轻心脏负荷。必要时可每间隔15分钟重复用药，共用2～3次，老年人应减量或改为肌内注射。注意观察患者有无呼吸抑制或心动过缓、血压下降等不良反应。呼吸衰竭、昏迷、严重休克者禁用。

2. 快速利尿药　呋塞米20～40mg静脉注射，可迅速利尿，有效降低心脏前负荷，必要时可重复给药。

3. 血管扩张药　可选用硝普钠、硝酸甘油等静脉滴注。根据血压调整剂量，维持收缩压90～100mmHg。

（1）硝普钠：为动、静脉扩张剂。一般剂量为12.5～25μg／分钟，应配现用，注意避光，定时更换，连续使用一般不超过72小时。

（2）硝酸甘油：扩张小血管，减少回心血量。一般从10μg／分钟开始，每10分钟调整1次，每次增加5～10μg。

（3）重组人脑钠肽：具有扩张静脉和动脉、利尿、抑制肾素-血管紧张素-醛固酮系统和交感神经作用，用药一般不超过7日。

（4）洋地黄制剂：尤其适用于快速心房颤动或已有心脏增大伴左心室收缩功能不全的患者。可用毛花苷C稀释后静脉注射，首剂0.2～0.4mg，10分钟后起效，1～2小时作用达到高峰，24小时总剂量为0.8～21.2mg。

（四）用药护理

1. 合理安排用药时间，利尿药不宜在夜间服用，以免夜间因利尿作用影响患者睡眠。

2. 静脉给予强心药时，注射速度宜慢，并观察脉搏及心率变化。

3. 观察药物疗效，监测24小时尿量，观察水肿有无好转。

4. 观察药物不良反应，用药期间根据需要测定血清电解质浓度，观察有无低钾血症、低钠血症、代谢性碱中毒等药物不良反应。低钾血症表现为软弱无力、恶心、呕吐、腹胀，肠蠕动减弱或消失，心率早期增快并有心律失常，心电图示T波低平、倒置，可出现U波。低钠血症主要表现为精神萎靡不振、恶心、呕吐、神志不清、昏迷、抽搐、胃肠功能失常等。代谢性碱中毒主要表现为易激动、神经肌肉过度兴奋，严重者可有强直性痉挛。

（五）病情监测

严密监测血压、呼吸、血氧饱和度、心率、心电图、血电解质、血气分析等的变化。观察患者的意识，精神状态，皮肤颜色、温度及出汗情况，肺部啰音及哮鸣音的变化，记录24小时出入水量。

（六）基础护理

症状缓解后，嘱患者绝对卧床休息，待病情稳定进入恢复期后，制订康复计划，逐步增加活动量，以不出现心悸、气短为原则，避免过度劳累。避免呼吸道感染，继续按时服药。保持口腔清洁，预防感染。注意保暖，避免受凉。

（七）饮食护理

限制液体及钠盐摄入，低盐（≤2g／d）饮食，少量多餐，大量应用利尿药者应注意补钾，保持水、电解质平衡。

（八）大便护理

保持大便通畅，避免大便过度用力而增加心脏负担，必要时使用缓泻剂。

（九）皮肤护理

维护皮肤黏膜的完整性，对各种有创性动静脉插管、导尿管及机械通气管路定期消毒，操作时严格执行无菌原则，降低导管相关性感染的发生率。

（十）心理护理

由于急性肺水肿发病急，患者无心理准备，会出现极度烦躁、紧张和恐惧情绪，应及时安抚患者，耐心解释病情及检查和治疗的目的，稳定患者情绪，增强其战胜疾病的信心，使其避免因紧张、烦躁而加重病情。

三、健康教育

1. 向患者及其家属宣传有关疾病的防治与急救知识，以及疾病的相关保健知识，告知患者该病常见的病因及诱因，引导患者纠正不良的生活方式。

2. 鼓励患者积极治疗各种原发病，避免各种诱因。

3. 指导患者劳逸结合，保证足够的睡眠并避免各种精神刺激。

4. 指导患者低盐、低脂饮食，少量多餐，忌烟酒。

5. 指导患者保持积极乐观的心态，养成良好的生活习惯，必要时备家庭氧疗设备，定时通风，保持家庭居室空气新鲜，预防感冒。

6. 指导患者遵医嘱按时服药，定期随访。

第五节　呼吸衰竭

呼吸衰竭是指各种原因引起的肺通气和（或）换气功能严重障碍，使静息状态下亦不能维持足够的气体交换，导致低氧血症伴（或不伴）高碳酸血症，进而引起一系列病理生理改变和相应临床表现的综合征。其临床表现缺乏特异性，明确诊断有赖于动脉血气分析。在静息状态海平面呼吸空气条件下，动脉血氧分压<60mmHg，伴（或不伴）二氧化碳分压>50mmHg，可诊断呼吸衰竭。

一、评估要点

（一）病因评估

多种原因可引起呼吸衰竭，临床上常见的病因有支气管肺疾病、中枢神经系统疾病、神经肌肉疾病、心血管系统疾病、药物和毒物中毒等。其诱因有急性上呼吸道感染、高热、手术等。

（二）症状、体征评估

1. 生命体征的评估　注意体温、脉搏、呼吸、神志变化，以及有无烦躁、呼吸困难等，必要时行动脉血气分析检查。

2. 呼吸节律、幅度和频率的变化　慢性阻塞性肺疾病所致的呼吸衰竭，病情较轻时表现为呼吸费力伴呼气延长，严重时可发展为浅快呼吸，辅助呼吸肌活动增强，呈点头呼吸。严重肺源性心脏病患者可出现潮式呼吸，中枢神经药物中毒表现为呼吸深慢、昏睡。

3. 评估患者有无发绀症状　注意发绀的部位、程度，发绀以口唇、指（趾）甲、舌尤为明显。

4. 神经症状　急性缺氧者可出现精神错乱、狂躁、昏迷、抽搐等症状。慢性缺氧者多有智力或定向功能障碍。严重者表现为神志淡漠、肌肉震颤或扑翼样震颤、间歇抽搐、昏睡甚至昏迷等，提示发生肺性脑病。

5. 循环系统症状　严重缺氧或CO_2潴留可引起肺动脉高压，诱发右心衰竭，伴有体循环淤血的体征。CO_2潴留使外周体表静脉充盈，皮肤红润、湿暖多汗，血压升高，心搏出量增多而致脉搏洪大。多数患者有心率加快；严重缺氧和酸中毒时可有周围循环衰竭、血压下降、心律失常、心脏停搏。

6. 消化系统和泌尿系统症状　严重呼吸衰竭因胃肠道黏膜屏障功能损伤，导致胃肠黏膜充血水肿、糜烂渗血或应激性溃疡，引起上消化道出血。个别患者尿中还可出现蛋白、红细胞和管型。以上这些症状均可随缺氧及CO_2潴留的纠正而消失。

7. 有无电解质紊乱及酸碱失衡征象　是否出现呼吸减慢、明显发绀、嗜睡等酸中毒的表现。

8. 氧疗　过程中应注意观察氧疗效果，如不能改善低氧血症，应做好气管插管和机械通气的准备。

二、急救护理

（一）休息与活动

帮助患者采取舒适且有利于改善呼吸状态的体位，一般取半卧位或坐位，患者趴伏在桌面上，借此增加辅助呼吸肌的功能，促进肺膨胀。患者尽量减少自主活动和不必要的操作，减少体力消耗。必要时可采取俯卧位辅助通气，以改善氧合状况。

（二）氧疗护理

Ⅰ型呼吸衰竭患者需吸入高浓度（FiO_2>50%）氧气，使氧分压迅速提高到60mmHg或血氧饱和度>90%。Ⅱ型呼吸衰竭的患者一般在氧分压< 60mmHg时才开始氧疗，应给予持续低浓度（FiO_2<35%）氧疗，使氧分压控制在60mmHg或血氧饱和度在90%或略高。如通气不足者，给予人工辅助呼吸，必要时给予气管插管或气管切开，实施机械通气。

（三）保持气道通畅，促进痰液引流

呼吸衰竭的治疗原则是保持气道通畅、正确合理地氧疗、控制呼吸道感染。在氧疗和改善通气之前必须采取各种措施，保持气道通畅。具体做法如下。

1. 指导并协助患者进行有效的咳嗽、咳痰。

2. 每1～2小时翻身1次，并给予拍背，促进痰液排出。

3. 对于病情严重、意识不清的患者，可经鼻或经口进行负压吸引，以清除口咽分泌物，并刺激咳嗽，利于痰液排出。

4. 饮水、口服或雾化吸入祛痰药可湿化并稀释痰液，使痰液易于咳出或吸出。

（四）机械通气护理

1. 病情监测

（1）呼吸系统：①监测血氧饱和度，了解机械通气的效果。②监测有无自主呼吸，自主呼吸与呼吸机是否同步，呼吸的频率、节律、深度、类型及两侧呼吸运动的对称性。③仔细观察气道分泌物的色、质、量和黏稠度，为肺部感染的治疗和气道护理提

供重要依据。④血气分析是监测机械通气治疗效果最重要的指标之一，有助于判断血液的氧合指标，指导呼吸机参数的合理调节和判断机体的酸碱平衡情况，结合呼吸状态可判断肺内气体交换的情况。

（2）循环系统：机械通气患者可出现血压下降、心率改变及心律失常，因此应严密监测血压、心率和心律的变化。

（3）体温：机械通气患者因感染机会增加，常可并发感染，使体温升高。由于发热又可增加氧耗和CO_2的产生，故应根据体温升高的程度酌情调节通气参数，并适当降低湿化器的温度以增加气道的散热作用。

（4）意识状态：机械通气后患者意识障碍程度减轻，表明通气状况改善；若有烦躁不安、自主呼吸与呼吸机不同步，多为通气不足；如患者病情一度好转后突然出现兴奋、多语甚至抽搐，应警惕呼吸性碱中毒。

（5）液体出入量：尿量能较好地反映肾脏向血液灌注，间接反映心排血量的变化，如尿量增多，水肿逐渐消退，说明经机械通气后低氧血症和高碳酸血症缓解，肾功能改善。

2. 呼吸机参数监测

（1）通气参数：ARDS的患者机械通气推荐采用肺保护性通气策略，主要措施包括合适水平的PEEP和小潮气量，注意检查呼吸机各项通气参数与医嘱要求设定的参数值是否一致，呼吸机能否正常运转，至少每2小时检查1次。

（2）报警参数：每班检查各项报警参数的设置是否恰当，报警器是否处于开启状态。报警时，及时分析报警的原因并进行有效的处理。

3. 气道管理

（1）吸入气体的温湿化：机械通气时需使用加温加湿器，保持吸入的气体温湿度适合，使吸入气体的温度在32~36℃，相对湿度100%。及时添加湿化水，根据患者痰液性状选择温湿化的支持力度，必要时予以雾化吸入。定时翻身叩背，促进痰液引流，预防肺部并发症。

（2）吸痰：每次吸痰前后给予高浓度氧气吸入3分钟，每次吸痰时间不超过15秒，吸痰时应注意无菌操作，手法正确，避免造成肺部感染、支气管黏膜损伤以及支气管痉挛等不良后果。

（3）导管的固定：妥善固定气管插管，防止移位、脱出，每班测量和记录气管插管外露的长度，班班交接，保持气囊压力25~30cmH_2O。

（4）气管切开的护理：每天更换气管切开处敷料和清洁气管内套管1~2次。

（5）预防感染：抬高床头30°，防止误吸，及时倾倒呼吸机管道中的积水，每周更换呼吸管道，遇管道污染或可疑感染时及时更换，每天评估人工气道的必要性，及早拔管。

（6）做好口腔及皮肤护理。

（五）用药护理

按医嘱及时准确给药，并观察疗效和不良反应。患者使用呼吸兴奋药时应保持气道通畅，适当提高吸入氧流量，静脉滴注速度不宜过快，注意观察呼吸频率和节律、神志及动脉血气的变化，以便调整剂量。遵医嘱应用抗生素，预防感染。

（六）病情观察

严密监测生命体征、意识及尿量的变化，严格记录24小时出入水量，观察患者呼吸频率、深度、节律与胸廓起伏是否一致，以及呼吸费力程度。观察患者的精神症状及呼吸困难、发绀的程度等。

（七）心理护理

患者因呼吸困难、可能危及生命等，常会产生紧张、焦虑情绪。应多了解患者的心理状况，指导患者放松，以缓解紧张和焦虑情绪。

三、健康教育

（一）疾病知识指导

急性呼吸衰竭如果处理及时、恰当，患者可完全康复。慢性呼吸衰竭度过危重期后，关键是预防和及时处理呼吸道感染的诱因，以减少急性发作，尽可能延缓肺功能恶化的进程。

（二）指导呼吸功能锻炼

教会患者有效咳嗽、叩击排痰、体位引流、缩唇呼吸、腹式呼吸，提高自我护理能力，促进康复。

（三）休息与活动指导

根据患者的病情和对日常活动的耐受性，指导患者合理安排活动与休息。

（四）用药指导

遵医嘱指导患者用药，教会患者科学实施家庭氧疗的方法。

（五）营养指导

为患者提供能改善营养状态且富含膳食纤维的饮食指导。指导患者每日计划性地摄入水分。机体水分不足时，呼吸道的水分也会减少，痰液易结块，不易咳出，导致气道狭窄，通气障碍；饮水过多会增加心脏的负担，可诱发心力衰竭。

（六）其他

指导患者发现病情加重如气急、发绀严重时立即就诊。

第六节　肺栓塞

肺栓塞是指栓子阻塞肺动脉系统所引起的一组以肺循环和呼吸功能障碍为主要临床表现及病理生理特征的临床综合征。常见的栓子是血栓，其余为少见的新生物细胞、脂肪滴、气泡、静脉输入的药物颗粒，甚至为导管头端引起的肺血管阻断。由于肺组织受支气管动脉和肺动脉双重供血，而且肺组织和肺泡间也可直接进行气体交换，所以大多数肺栓塞不一定引起肺梗死。

一、评估要点

（一）病因评估

1. 有深静脉血栓形成史　深静脉血栓是肺栓塞的重要来源，以下肢深静脉血栓最多见，如腘静脉和髂外静脉血栓等。

2. 有长期卧床史　因偏瘫、下肢骨折、手术后、重病等长期卧床者，甚至长时间不活动的健康人，因血流缓慢，血液淤滞形成血栓，引起肺栓塞。血栓发生率与卧床呈正相关。

3. 创伤　创伤（如大手术、烧伤、车祸等）后有15%患者发生肺栓塞。因损伤组织释放某些物质损伤血管内皮所致。

4. 心肺血管疾病　慢性心脏疾病，如心肌病、肺源性心脏病、风湿性心脏病等，也是因损伤血管内皮导致的结果。

5. 肿瘤　癌症可增加肺栓塞的风险性，因癌细胞产生的某些物质（血红蛋白、蛋白酶等）能激活凝血系统，而导致血液呈高凝状态，促进血栓形成。

6. 妊娠和避孕药　孕妇发生肺栓塞的概率高于同龄未婚女子。避孕药可作用于凝血系统，促进血栓形成。

7. 其他　高龄、肥胖、脱水、糖尿病等均可导致肺栓塞。

（二）症状、体征评估

1. 不明原因的呼吸困难　多于栓塞后即刻出现，尤在活动后明显，为肺血栓栓塞症最常见的症状。

2. 胸痛　包括胸膜炎性胸痛和心绞痛性胸痛。胸膜炎性胸痛是指当栓塞部位靠近胸膜时，由于胸膜的炎症反应导致的胸痛，呼吸运动可加重胸痛。心绞痛性胸痛是由于冠状动脉血流减少、低氧血症和心肌耗氧量增加引起的，不受呼吸运动影响。

3. 晕厥　有时是肺栓塞的唯一或首发症状，表现为突然发作的一过性意识丧失。

4. 烦躁不安、惊恐甚至濒死感　由严重的呼吸困难和剧烈胸痛引起，为肺血栓栓塞症常见的症状。

5. 咳嗽　早期为干咳或伴有少量白痰。

6. 咯血　常为小量，大咯血少见。当呼吸困难、胸痛和咯血同时出现时称为"肺梗死三联征"，仅见于约20%的患者。

7. 呼吸系统体征　呼吸急促、发绀；肺部细湿啰音和（或）哮鸣音；合并肺不张和胸腔积液时出现相应的体征。

8. 循环系统体征　心动过速，血压变化，严重时可出现血压下降甚至休克；颈静脉充盈或异常搏动；肺动脉瓣区第二音亢进（$P_2 > A_2$）或分裂，三尖瓣区收缩期杂音。

9. 并发症　评估是否发生急性肺动脉高压、右心衰竭、循环衰竭、咯血、肺梗死、心源性休克等并发症。

二、急救护理

（一）肺栓塞急性期的护理

1. 卧位与休息　当患者出现呼吸困难、胸痛时立即通知医生，安慰患者，抬高床头或协助患者取半卧位，对于轻中度呼吸困难的患者可采用鼻导管或面罩吸氧，对于严重呼吸困难的患者必要时行机械通气。

2. 保持室内环境安静、空气新鲜，患者应卧床休息，避免用力，以免引起深静脉血栓的脱落。必要时适当给予镇静、止痛、镇咳等对症治疗。

3. 有下肢深静脉血栓形成的患者，患肢应抬高制动，严禁热敷、按摩等，防止静脉血栓脱落而再次发生肺栓塞。

4. 止痛　胸痛轻、能耐受者，可不处理；但对胸痛较重、影响呼吸的患者，应给予止痛处理，以免剧烈胸痛影响患者的呼吸运动。

5. 吸氧　吸氧是一项重要的治疗措施，也是护理的重点之一。护理时要注意保持气道通畅，最好用面罩给氧，流量一般为3～5L／分钟，以改善患者由于缺氧造成的通气过度现象。

6. 监测呼吸状态、意识状态、循环状态、心电活动等的变化。

7. 注意保暖，特别是休克、四肢末梢循环较差的患者。

8. 对高热患者执行高热急救护理。

9. 定期复查血浆D-二聚体、动脉血气及心电图。血浆D-二聚体测定可作为肺栓塞的初步筛选指标，但其特异性差，若其含量低于500μg／L，对肺栓塞有重要的排除诊断价值。肺栓塞患者的血气分析常表现为低氧血症、低碳酸血症，肺泡-动脉血氧分压差［$P_{(A-a)}O_2$］增大。大部分肺栓塞患者可出现非特异性的心电图异常，以窦性心动过速最常见，当有肺动脉及右心室压力升高时，可出现V_1～V_4导联ST段异常和T波倒置。

10. 应用抗凝药和溶栓药的患者，注意观察有无出血症状和体征，如皮下穿刺点出血，牙龈出血，痰中带血，以及头痛、头晕、恶心、呕吐、神志改变等脑出血症状，如有，应及时报告医生，采取有效措施。

11. 行机械通气者，要做好口腔护理，协助其翻身，认真做好基础护理，预防并发症的发生。

（二）肺栓塞溶栓的护理

1. 溶栓前的护理

（1）保持环境舒适、安静，并备好急救物品及仪器，如抢救车、止血药、除颤仪等。

（2）建立静脉通道，最好选择较粗、易固定的静脉留置套管针，便于给药。

（3）治疗前测量血压、心率、呼吸次数，描记12导联心电图并给予心电监护。

（4）心理护理：急性肺栓塞患者几乎全部有不同程度的恐惧和焦虑，应尽量多地陪伴患者，并采用非语言性沟通技巧，增加患者的安全感。必要时可遵医嘱适当给予镇静、止痛、镇咳等对症治疗措施。

2. 溶栓后的护理

（1）心理护理：随着溶栓药物的应用，血栓逐渐溶解，肺动脉再通，溶栓后患者自觉症状减轻，最明显的喘憋、气短明显好转，心率减慢，患者均有不同程度的想下床活动的要求。这时要做好解释工作，让患者了解溶栓后仍需卧床休息，以免栓子脱落，造成再栓塞，避免患者由于知识缺乏而导致不良后果。

（2）有效制动：急性肺栓塞溶栓后，下肢静脉血栓松动，极易脱落，患者应绝对卧床2周，不能做双下肢用力的动作及双下肢按摩。避免腹压增加的因素，尤其是便秘和上呼吸道感染，要积极治疗，以免排便用力或咳嗽时腹压增大，造成血栓脱落。吸烟者应劝其戒烟。卧床期间做所有的外出检查均要用平车接送。

（3）做好皮肤护理：急性肺栓塞溶栓后，需较长时间卧床，要注意保护患者皮肤，如床垫的软硬度要适中，保持患者皮肤干燥、床单平整。每2小时协助患者翻身1次，避免局部皮肤长期受压、破损。

（4）合理营养：急性肺栓塞初期时患者多有食欲不振，有些患者惧怕床上排尿排便而不敢进食，应给予患者心理疏导，使其放松。饮食以清淡、易消化、富含维生素为宜，以保证疾病恢复期的营养。

3. 观察用药反应

（1）溶栓药的护理：

1）密切观察出血征象，如皮肤青紫、血管穿刺处出血过多、血尿、严重头疼、神志变化等。

2）严密观察血压，当血压过高时，及时通知医生适当处理。

3）用尿激酶或链激酶溶栓治疗后应每2～4小时测定一次PT或活化部分凝血活酶时间（activated partial thromboplastin time，APTT），当其水平降至正常值的2倍时，按医嘱开始应用肝素抗凝。

（2）抗凝药的护理：

1）肝素：在开始治疗后的最初24小时内每4～6小时监测APTT，达稳定治疗水平后，改为每天监测APTT。

2）华法林：在治疗期间应定期监测国际标准化比值（international normalized ratio，INR）。在INR未达到治疗水平时需每天监测，达到治疗水平后每周监测2～3次，共监测2周，以后延长到每周或更长时间监测1次。

三、健康教育

（一）疾病预防

肺栓塞早期发现、早期预防是关键，高危人群要注意以下几点。

1. 改变生活方式　如戒烟，适当运动，控制体重，保持心情愉快，饮食方面减少胆固醇的摄入，多进食新鲜蔬菜，适当饮茶。

2. 对存在深静脉血栓形成危险因素的人群，应避免长时间保持坐位（特别是跷二郎腿）、穿束膝长筒袜、长时间站立不活动等。注意保持大便通畅，多吃富含纤维素的食物，必要时可给予缓泻剂或甘油灌肠。

3. 下肢外伤或长期卧床者，应经常按摩下肢，或者使用预防血栓形成的药物。将腿抬高至心脏以上水平可促进下肢静脉血液回流。

4. 孕产妇要保持一定的运动量，不要久卧床。长期服用避孕药的妇女，服药时间不要超过5年。

5. 曾有静脉血栓史（如腿疼，下肢无力、压痛，皮下静脉曲张，双下肢出现不对称肿胀）的患者最好能定期检查。

6. 经过腹部或胸部大型手术、膝部及髋部置换术者，有髋部骨折、严重创伤或脊柱损伤者，则需要使用抗凝药物和机械性措施来预防深静脉血栓形成，如穿加压弹力抗栓袜，应用下肢间歇序贯加压充气泵，以促进下肢静脉血液回流。

（二）出院指导

1. 定期随诊，按时服药，特别是抗凝药，一定要保证按医嘱服用。

2. 积极治疗诱发性疾病，包括慢性心肺疾病（如风湿性心脏病、心肌病、冠状动脉粥样硬化性心脏病、肺源性心脏病）、下肢静脉病变（如炎症、静脉曲张）、骨折等。

3. 服用抗凝药的患者指导其自我观察有无出血现象及注意早期出亦症状，如牙龈出血、皮肤破口流血不止等。合理饮食，避免服用非甾体抗炎药、激素、强心药等，以免影响抗凝药的作用。

4. 遵医嘱定期复查抗凝指标，学会看抗凝指标化验单。

5. 平时要注意活动下肢，有下肢静脉曲张者可穿弹力袜，避免下肢深静脉血液滞留导致血栓复发。

6. 存在相关发病因素的情况下，突然出现胸痛、呼吸困难、咳血痰等表现时，应警惕肺血栓栓塞症的可能性，需及时就诊。

第八章 急性心血管系统疾病

第一节 心搏骤停

心搏骤停是指心脏射血功能突然终止，丧失有效的泵血功能，为临床急症。若不及时、正确、有效地抢救，就会造成脑及全身器官组织不可逆的损害而导致死亡。

一、评估要点

（一）病因评估

引起心搏骤停的原因主要为心脏本身的原因，也可由于非心脏的原因。

1. 心脏病性原因　冠心病（最易引起心搏骤停）、瓣膜病变、心肌病、高度房室传导阻滞、某些先天性心脏病等。

2. 非心脏病性原因　触电、溺水、电解质异常、酸碱平衡失调、某些药物中毒等。

（二）症状、体征评估

1. 意识突然丧失或伴有短阵抽搐，抽搐常为全身性，持续时间长短不一，多发生于心脏停搏后10秒以内。

2. 颈动脉搏动消失，心音消失，血压测不到。

3. 呼吸断续，呈叹息样或短促痉挛性呼吸，随后即停止，多发生在心脏停搏后20～30秒。

4. 昏迷，多发生于心脏停搏后20～30秒。

5. 瞳孔散大，对光反射消失，多发生在心脏停搏后30～60秒。

二、急救护理

（一）现场救治

1. 备齐抢救药品和器械。

2. 心搏骤停一旦发生，应迅速、准确、有效地抢救。

3. 恢复循环　施救者应立刻开始胸外心脏按压，按压深度是5～6厘米，按压频率为100～120次／分钟，按压需与人工呼吸配合进行。

4. 畅通气道 迅速清除口、鼻、咽腔内分泌物，取出义齿，使头后仰，舌后坠时用舌钳将其拉出，以防阻塞气道。

5. 人工呼吸 在保证气道通畅的同时立即进行人工呼吸，可口对口呼吸或放置气管插管后呼吸机辅助呼吸。

6. 快速除颤 分别将电极板置于心底部（胸骨右缘第2～3肋间）和心尖部（左锁骨中线第5肋间）。如使用单向波除颤仪，则所用电击均应选择360焦耳；如使用双向波除颤仪，首次电击时可选150～200焦耳，必要时再给予电击。

7. 有效的高级生命支持 迅速建立静脉通道，以选择四肢近心端大静脉或颈外、锁骨下静脉为宜，给予急救药物应用。

8. 复苏过程中密切观察患者的意识、瞳孔、心率、心律、心音、脉搏、呼吸、血压的变化。

9. 当患者心脏复跳时，可转送至医院进一步治疗。

（二）复苏后护理及病情观察

1. 监测心电图、血压、血氧饱和度，密切观察心率、心律及心电图的变化。如发现心率过快或过慢、心律不齐等，应立即通知医生，查清心律失常的原因及性质，遵医嘱及时准确地给予抗心律失常药物，备好除颤仪，以防心室颤动和心搏骤停再度发生。

2. 保持气道通畅，对无自主呼吸或气道分泌物多而不易咳出的患者，及早行气管插管或气管切开术，对有自主呼吸的患者要及时吸痰。

3. 密切观察呼吸频率及深浅的变化。

4. 注意观察瞳孔的变化及各种反射。

5. 记录24小时出入水量，观察并记录每小时尿量、尿比重，必要时留置尿管。如尿量< 20mL／h，可能为早期肾衰竭，应严格控制水摄入量。

6. 降低体温。将冰袋放在患者颈部、腋下及腹股沟，患者头戴冰帽，也可配合冬眠疗法，以减少脑细胞耗氧量；遵医嘱使用脱水药，降低颅内压；早期进行高流量氧治疗，改善脑缺氧。

7. 遵医嘱使用中枢兴奋药及血管活性药物，以保护心、脑、肾等重要脏器的功能。

8. 患者复苏后给予高热量、高蛋白、高维生素、易消化的流质饮食。

三、健康教育

1. 向患者及其家属宣教疾病的主要病因、诱发因素及预防。

2. 定期进行健康检查，按时服药，监测血压，定期复查肝功能、血脂、血糖等。

3. 规律生活，保持心情舒畅，避免情绪激动及精神过度紧张。

4. 适当安排生活及工作，以不感到疲劳为宜，保证充足睡眠。

5. 给予低盐、低脂饮食，忌烟限酒，避免食用辛辣刺激性食物。

第二节　急性心肌梗死

急性心肌梗死，系在冠状动脉病变的基础上，发生冠状动脉血供急剧减少或中断，使相应的心肌严重而持久地急性缺血导致心肌坏死。常可发生心律失常、心源性休克或心力衰竭等严重并发症。

一、评估要点

（一）病因评估

本病的基本病因是冠状动脉粥样硬化，而引起冠状动脉粥样硬化的原因有高血压、高血脂、肥胖、高龄、糖尿病、遗传因素等。

（二）症状、体征评估

1. 先兆　多数患者发病前数日或数周有乏力、胸部不适、活动时心悸、气急、烦躁等先兆症状，最常见的为既往无心绞痛者出现心绞痛，原有稳定型心绞痛变为不稳定型，且频繁发作，程度较重，持续时间较长，硝酸甘油疗效较差。

2. 症状

（1）疼痛：为最早出现的、最突出的症状。其性质和部位与心绞痛相似，但程度更剧烈，常呈难以忍受的压榨、窒息或烧灼样感觉，伴有大汗淋漓、烦躁不安、恐惧和濒死感，持续时间可长达1～2小时，服用硝酸甘油无效。少数患者疼痛可位于上腹部、颈部或背部，个别患者为无痛型心肌梗死。

（2）全身症状：表现为发热、心动过速、白细胞增高和红细胞沉降率增快等。

（3）心律失常：以室性心律失常最多，尤其是室性期前收缩。前壁心肌梗死易发生室性心律失常，下壁心肌梗死则易发生房室传导阻滞及窦性心动过缓。

（4）低血压和休克：疼痛发作期间血压下降常见，但未必是休克，如疼痛缓解而收缩压仍低于80mmHg（10.7kPa），且患者表现为烦躁不安、面色苍白、皮肤湿冷、脉搏细数、尿少、神志迟钝等，则为休克表现。

（5）心力衰竭：主要为急性左心衰竭，为心肌梗死后心脏舒缩力显著减弱或不协调所致。

（三）并发症评估

1. 乳头肌功能失调或断裂，严重者可导致急性左心衰竭，甚至死亡。

2. 心脏破裂，多为心室游离壁破裂，偶有室间隔破裂。

3. 心室壁瘤，主要见于左心室。

4. 栓塞，见于起病1~2周，可引发脑、肾、脾、四肢等的动脉栓塞。

5. 感染、发热、胸痛等。

6. 梗死后综合征，表现为心包炎、胸膜炎或肺炎等。

二、急救护理

（一）体位

急性期取半卧位，疼痛时应绝对卧床休息，保持环境安静，限制探视，减少干扰，以减少心肌耗氧量，有利于缓解疼痛。

（二）吸氧

急性期持续高流量吸氧，严重时可用面罩加压吸氧，症状减轻后可间断吸氧。

（三）病情观察

1. 持续心电监护监测生命体征。

2. 注意观察心肌梗死发作部位、次数、持续时间、疼痛性质，以及有无并发症发生，并做好记录。

3. 合并心力衰竭者，应密切观察患者有无呼吸困难、咳嗽、咳痰、尿少等症状，听诊肺部有无湿啰音；指导患者避免情绪激动、饱餐、用力排便等可加重心脏负担的因素，一旦发生，则按心力衰竭进行护理。

4. 合并心律失常者，发现频发室性期前收缩，多源性的、成对的室性期前收缩或严重的房室传导阻滞时，应立即通知医生，警惕心室颤动或心脏停搏的发生，监测电解质和酸碱平衡状况，准备好急救药物和抢救设备，如除颤仪、起搏器等，随时准备抢救。

（四）饮食护理

给予高维生素、低盐、低脂、低胆固醇、易消化、无刺激性的饮食，少量多餐。

（五）药物护理

1. 消除心律失常 根据心律失常情况及时应用抗心律失常药物。

2. 治疗心力衰竭 主要是治疗急性左心功能不全。除应用吗啡、利尿药外，应选用血管扩张药减轻心脏前、后负荷。急性心肌梗死发生后24小时内尽量避免使用洋地黄制剂。

3. 治疗休克 选用升压药物及血管扩张药，补充血容量，纠正酸中毒。

4. 运用静脉内溶栓疗法，遵医嘱应用阿替普酶等。

5. 极化疗法 静脉滴注极化液，可恢复心肌细胞膜极化状态，改善心肌收缩功能，减少心律失常。

6. 抗凝疗法 多用在溶栓疗法之后，防止梗死面积扩大及再梗死。

7. 早期应用 β 受体阻滞药可降低心肌再梗死率，改善梗死后左室重构。

三、健康教育

1. 对患者进行相关疾病（如高血压、高血脂、糖尿病）知识的教育，使其积极配合治疗，按时服药，定期复查。

2. 活动要适量，避免过度劳累，避免情绪激动，注意防寒保暖。

3. 限制钠盐摄入，不暴饮暴食，避免刺激性的食物；多食蔬菜、水果，保持大便通畅，必要时使用缓泻剂。

4. 随身携带硝酸甘油以备急用，药品妥善放置，防止丢失、受潮、失效等。

5. 教会患者及其家属简单的家庭救护方法，患者感到不适时应采取相应的措施。

（1）就地休息，不要用力。

（2）拨打"120"急救电话。

（3）迅速舌下含服随身携带的硝酸甘油等药物。

（4）有条件时给予高流量吸氧。

（5）如果患者出现呼吸、心搏骤停，应立即给予胸外心脏按压。

第三节　急性左心衰竭

急性左心衰竭是指由于急性心脏功能异常引起的左心室代偿功能不全而发生的心力衰竭，临床上多表现为急性肺水肿或心源性休克。

一、评估要点

（一）病因评估

常见病因有急性心肌梗死、乳头肌断裂、室间隔破裂穿孔、感染性心内膜炎、高血压、心脏病、血压急剧升高、心律失常、感染、妊娠与分娩、劳累和情绪激动、输血或输液过多过快等。

（二）症状、体征评估

1. 典型表现　突然出现严重呼吸困难、端坐呼吸、窒息感、口唇发绀、烦躁不安、咳嗽伴咳大量粉红色泡沫样痰。面色灰白或发绀，大汗，皮肤湿冷。早期血压可一过性升高，如不能及时纠正，血压可持续下降直至休克。

2. 心脏体征　患者心率增快，心尖部可闻及舒张期奔马律，肺动脉瓣第二心音亢进。

3. 肺部体征　两肺布满湿啰音及哮鸣音。

二、急救护理

（一）体位

半卧位或端坐位，双腿下垂，以减少静脉回流。

（二）吸氧

立即高流量（4.6L／min）鼻导管氧气吸入，严重者采用无创呼吸机持续气道正压或双水平气道正压通气给氧，增加肺泡内压，既可加强气体交换，又可对抗组织液向肺泡内渗透。

（三）救治准备

静脉通道开放，留置导尿管，心电监护及血氧饱和度监测等。

（四）用药护理

1. 镇静　吗啡3～5mg静脉注射不仅可以使患者镇静，减少躁动所带来的额外心脏负担，同时也具有舒张小血管的功能，因而可以减轻心脏负荷；老年患者可减量或改为肌内注射。

2. 利尿药　注意观察有无电解质紊乱，防止低血钾发生。除利尿作用外，还有静脉扩张作用，有利于肺水肿缓解。

3. 洋地黄类　5%葡萄糖注射液20mL加毛花苷C 0.4～0.8mg静脉注射，必要时2～4小时可再给予0.2～0.4mg。病情缓解后，可给予地高辛口服维持。

4. 氨茶碱　解除支气管痉挛，并有一定的增强心肌收缩、扩张外周血管作用。

5. 血管扩张药　硝普钠为动、静脉血管扩张药，静脉注射后2～5分钟起效，起始剂量0.31μg／（kg·min），静脉滴注，根据血压逐步增加剂量。硝酸酯类可扩张小静脉，减少回心血量，常用药物包括硝酸甘油、硝酸异山梨酯等。

（五）饮食生活护理

1. 给予低盐、低脂、高维生素、清淡、易消化且营养丰富的饮食，少量多餐，不宜过饱。

2. 保持大便通畅　指导患者采取通便的措施，如每天不定时顺时针按摩腹部，必要时可给予缓泻剂应用。

（六）休息与活动

1. 保持空气清新、温湿度适宜、安静舒适，限制探视，告知患者及其家属休息与睡眠的重要性。必要时使用镇静药物，帮助患者入睡。

2. 遵医嘱及时准确应用各种药物减轻呼吸困难，根据病情取舒适卧位。

3. 患者心力衰竭缓解后，根据其心功能分级决定活动量，并循序渐进增加活动量，活动以不感到劳累为宜。

4. 若活动过程中有呼吸困难、胸闷、心悸、头晕、疲劳、大汗、面色苍白等情况，应立即停止活动。如休息后症状仍不能缓解，应及时通知医生。

三、健康教育

1. 指导患者积极治疗原发病，注意避免心功能不全的诱发因素，如感染、过度劳累、饮食过饱、情绪激动、用力排便、输液过快过多等。

2. 饮食宜清淡、易消化；多食蔬菜、水果，防止便秘；戒烟酒、浓茶、咖啡等。服用利尿药尿量多时应多吃红枣、橘子、香蕉、韭菜等含钾高的食物，适当补钾。

3. 合理安排活动与休息，保证充足的睡眠，避免重体力劳动，以免诱发心力衰竭。患者可做有氧活动，如散步、打太极拳等。

4. 告知患者严格遵医嘱用药，不随意增减或更换药物。

5. 长期应用洋地黄类药物者，应教会其每天晨起自测脉搏，脉率低于60次／分钟或高于100次／分钟，应暂停药物；使用血管扩张药时，改变体位时动作不宜过快，以防止发生直立性低血压。

6. 日常生活中注意防寒保暖，防止受凉。

7. 嘱患者定期门诊随访，防止病情发展。告知患者若出现乏力、腹胀、纳差等症状，应立即就医。

第四节　高血压危象

高血压危象是高血压急症之一，是发生在原发性高血压或继发性高血压过程中的一种特殊临床危象，是指在高血压病程中，由于某些诱因，短时间内外周小动脉发生暂时性的强烈收缩，血压急剧升高，舒张压>140mmHg和（或）收缩压>200mmHg，伴有重要器官的严重功能障碍或不可逆的损害。

一、评估要点

（一）病因评估

常见病因为在原发性高血压基础上，由于紧张、劳累、寒冷、突然停服降压药等诱因引起血压急剧升高。

（二）症状、体征评估

突然起病，病情凶险，通常表现为剧烈头痛、烦躁、眩晕，并伴有恶心、呕吐、视力障碍和神经方面的异常改变。主要特征如下。

1. 血压显著增高　收缩压升高可达200mmHg以上，严重时舒张压也显著增高，可达140mmHg以上。

2. 自主神经功能失调征象　发热、多汗、口干、寒战、手足震颤、心悸等。

3. 靶器官急性损害的表现

（1）视物模糊，视力丧失，眼底检查可见视网膜脱落、渗出，视神经盘水肿等。

（2）胸闷、心绞痛、心悸、气急、咳嗽，甚至咳泡沫痰。

（3）尿频、尿少、血肌酐和尿素氮增高。

（4）一过性感觉障碍、偏瘫、失语，严重者烦躁不安或嗜睡。

（三）并发症评估

1. 脑梗死　头晕、头痛、语言障碍等。

2. 颅内及蛛网膜下腔出血　头昏、头痛、呕吐、意识障碍、运动障碍、颈项强直、大小便失禁、失语等。

3. 急性心力衰竭　胸闷、呼吸困难、口唇发绀等。

4. 急性心肌梗死　剧烈难忍的心前区压榨、窒息或烧灼样感觉等。

5. 肾衰竭　尿少，蛋白尿，进行性血尿素氮、肌酐增高等。

二、急救护理

（一）休息与体位

卧床休息或半卧位，减少搬动，保持环境安静、温暖、舒适，减少探视。

（二）病情观察

1. 遵医嘱测量血压并记录。测量血压时，注意做到"四定"（定时间、定部位、定体位、定血压计），以免产生误差。

2. 密切观察患者的意识及瞳孔变化，定时测量生命体征并记录。若出现血压急剧升高、剧烈头痛、恶心、呕吐、烦躁不安、视物模糊、眩晕、惊厥、意识障碍等症状，应立即报告医生。

3. 避免屏气或用力排便，保持大便通畅，必要时使用缓泻剂。

4. 对合并心、脑、肾、眼底并发症的患者应做好并发症的护理。

（三）饮食护理

给予低盐、低脂、高维生素饮食。戒烟限酒，肥胖患者应控制体重。

（四）安全护理

患者意识不清时加用床挡，抽搐时使用牙垫。

（五）药物治疗

在监测血压的前提下选择适宜有效的降压药物静脉给药，采取逐步控制性降压的方式，即开始的24小时内血压降低20%～25%，48小时内血压不低于160／100mmHg，再将血压逐步降到正常水平。常用的降压药物包括硝普钠、硝酸甘油、尼卡地平、地尔硫卓、拉贝洛尔等。

（六）非药物治疗

包括限制钠盐摄入（每日低于6g），戒烟限酒，适当运动，控制体重。

三、健康教育

1. 向患者讲解高血压危象的临床表现、诱发因素，了解控制血压和终身治疗的必要性，使患者保持良好的心态，避免因情绪激动而诱发血压升高。

2. 告知患者长期服药的重要性，以及所服降压药的名称、剂量、用法、作用及不良反应，并告知其不能擅自停药。

3. 根据病情选择合适的运动，如散步、爬楼梯、慢跑、打太极拳、骑单车等。运动量应循序渐进，以不引起疲劳为宜。

4. 低盐、低脂、高维生素饮食。戒烟限酒，肥胖患者应控制体重。

5. 教会患者及其家属测量血压的正确方法，自测血压。

第五节　恶性心律失常

心律失常是指心脏冲动的频率、节律、起源部位、传导速度与激动次序的异常。严重的心律失常是指心律失常严重影响血流动力学，并威胁患者生命，需要迅速积极地抢救治疗。常见恶性心律失常包括心室扑动和心室颤动以及心室率慢伴有明显症状或血流动力学障碍的房室传导阻滞。

一、评估要点

（一）病因评估

1. 生理原因　精神兴奋、情绪激动、过度劳累、过量吸烟及饮酒、过量饮用咖啡等。

2. 病理原因　各种器质性心脏病。

3. 药物因素　如洋地黄、奎尼丁、锑剂中毒等。

4. 电解质及酸碱紊乱（低血钾、高血钾、低血钙、酸中毒）、某些特殊的心脏检查（如心导管检查）、心脏手术等。

5. 其他系统疾病（甲状腺功能亢进、胆囊炎、颅内压增高）、多种感染、高热、缺氧、低温、电击等。

（二）症状体征评估

1. 室性心动过速伴血流动力学紊乱，出现休克或左心衰竭者，临床表现为气促、少尿、低血压、晕厥、心绞痛等。

2. 心室颤动患者表现为面色苍白、意识丧失、抽搐、呼吸停止甚至死亡。触诊大动脉搏动消失，听诊心音消失，血压无法测到。

3. 严重房室传导阻滞的患者可出现意识丧失、晕厥和抽搐（阿-斯综合征）。

4. 病态窦房结综合征，轻者乏力、头昏、眼花、失眠、记忆力差、反应迟钝或易激动等，严重者可引起短暂黑蒙、近乎晕厥或阿-斯综合征发作。严重心动过速除引起心悸外，还可加重原有心脏病症状，引起心力衰竭或心绞痛。

二、急救护理

（一）对症护理

1. 吸氧，心电监护。

2. 对于无器质性病变的室性期前收缩患者，应做好心理疏导，避免诱发因素。

3. 室性心动过速常发生于各种器质性心脏病患者，最常见的是冠心病，尤其是急性心肌梗死。对持续性室性心动过速并伴有血流动力学障碍的患者应注意观察心率、呼吸、血压、尿量、神志等的变化，并备好除颤仪、抢救药物等。

4. 心室颤动常见于缺血性心脏病、应用抗心律失常药物、严重缺钾、临终前。患者表现为面色苍白、意识丧失、抽搐、呼吸停止甚至死亡。明确心电图检查，按心搏骤停进行抢救。

5. 对严重房室传导阻滞的患者，应注意观察心率、心律、血压、脉压等。备齐抢救药品及器械。如患者心搏突然减慢或暂停、面色苍白、意识丧失、发生晕厥和抽搐，应立即给予吸氧，并遵医嘱用药。

6. 病态窦房结综合征多以心率缓慢所致重要脏器尤其是脑供血不足症状为主。应注意观察患者有无乏力、头晕等症状。

（二）药物护理

严格遵医嘱给予抗心律失常药物应用，注意观察病情及用药后的效果及不良反应。

（三）心理护理

做好患者及其家属的精神安慰和解释工作。

三、健康教育

1. 患者应注意劳逸结合，生活规律，保持情绪稳定，戒烟限酒，避免食用刺激性食物。

2. 遵医嘱服用抗心律失常药物，严禁随意增加剂量或擅自停药，告知患者药物可能出现的不良反应，有异常时及时就医。

3. 教会患者及其家属正确测量脉搏的方法，以利于自我监测病情。教会患者及其家属心肺复苏术，以备紧急需要时应用。

4. 嘱患者多食含纤维素丰富的食物，保持大便通畅，心动过缓患者避免排便时过度屏气，以免兴奋迷走神经加重心动过缓。

5. 对安装起搏器的患者，应介绍有关起搏器的知识。

第六节　急诊经皮冠状动脉介入术

经皮冠状动脉介入术（percutaneous coronary intervention，PCI）是用心导管技术疏通狭窄甚至闭塞的冠状动脉管腔，从而改善心肌血流灌注的方法。包括经皮冠状动脉腔内成形术（percutaneous transluminal coronary angioplasty，PTCA）、经皮冠状动脉内支架植入术、经皮冠状动脉腔内斑块旋切术等。其中，急诊PTCA和急诊支架植入术是急性心肌梗死的重要治疗手段。

一、适应证

1. 所有症状发作12小时以内并且有持续新发的ST段抬高或新发左束支传导阻滞的患者。

2. 即使症状发作时间在12小时以上，但仍然有进行性缺血证据，或仍然有胸痛和心电图变化。

3. 溶栓治疗后仍有明显胸痛，抬高的ST段无明显降低者，应尽快进行冠状动脉造影，如显示TIMI 0～Ⅱ级血流，说明相关动脉未再通，宜立即施行补救性PCI。

二、禁忌证

1. 有严重的心肺功能不全，不能耐受手术者。

2. 未能控制的严重心律失常如室性心律失常、快速心房颤动及室上皇心动过速等。

3. 未纠正的低钾血症、洋地黄中毒及电解质紊乱和酸碱平衡失调等。

4. 严重的肝肾功能不全者。

5. 出血性疾病如出血和凝血功能障碍者。

6. 身体状况不能接受和耐受该项操作者。

7. 发热及重度感染性疾病。

三、并发症

1. 出血和皮下血肿。
2. 静脉血栓形成及血栓栓塞。
3. 假性动脉瘤形成。
4. 动静脉瘘形成。
5. 前臂骨筋膜室综合征。
6. 冠状动脉穿孔和心包压塞。
7. 无复流现象。
8. 冠状动脉气体栓塞。
9. 早期支架血栓形成。
10. 血管迷走反射。

四、术前准备

1. 完成常规临床检查。血常规、尿常规、凝血功能、病毒快检、电解质、心肌酶谱、肝肾功能、心电图或动态心电图、超声心动图及胸片。
2. 向患者说明支架植入术的目的、方法及注意事项，消除患者的顾虑，取得患者的配合。
3. 训练患者有效地咳嗽、吸气、屏气及床上排便。
4. 备皮。
5. 详细询问药物过敏史。
6. 术前少量进食，药物正常服用。
7. 于左上肢留置静脉留置针。
8. 支架植入术前口服抗血小板聚集药物，如阿司匹林、氯吡格雷等，监督患者服用。

五、术后护理

1. 常规测量血压，床边18导联心电图。保持静脉通路畅通，给予心电监护，观察生命体征。
2. 鼓励患者适当饮水（1 500mL左右），以利于造影剂排出，减轻肾脏损害。
3. 观察穿刺部位有无渗血、出血和血肿。如有血肿，注意标记脏肿范围，观察血肿的硬度、张力，及时通知医生处理。

（1）桡动脉：2小时松绷带一次，8小时去除绷带，加压包扎期间应密切监测肢体末端的供血和皮温情况。

（2）股动脉：穿刺部位加压包扎，用沙袋压迫6～8小时，术侧肢体制动，12小时后可适当翻身，18～20小时去除绷带后可下床活动。如穿刺处有鞘管，注意鞘管有无脱出，鞘管处渗血情况，4小时后由手术医生拔除鞘管。24小时内禁止患者做下蹲动作，护理时应注意术侧肢体的足背动脉搏动情况及肢体末端供血及皮温情况。

4. 倾听患者主诉，观察有无胸痛、血压下降及呼吸困难等症状。

5. 观察全身有无出血征象，皮肤有无出血点、牙龈有无出血等。监测尿量（6～8小时尿量＞800mL），注意术后特殊医嘱。

6. 患者术后即可进食，以低盐、低脂、清淡、易消化的半流质饮食为主，进食不可过饱，少量多餐。

7. 严格遵医嘱给予抗凝治疗。

8. 静脉穿刺处按压3～5分钟，防止皮下淤血；各种操作要轻柔，患者不宜剔牙、挖鼻孔。

六、健康教育

1. 预防和控制高危因素　如高帆脂、高血压、高血糖、高体重等。

2. 合理饮食　宜进食清淡、低脂、低胆固醇食物，戒烟、戒酒。

3. 适当运动　适当运动以促进心功能恢复，促进血液循环。一般在术后根据术前身体状况和术后心功能确定运动量，逐渐增加，运动方式如散步、打太极拳等。

4. 坚持长期规律服药　按时服药，不得擅自停药或加用药物，减量或更换药物须在医生的指导下进行。

5. 生活规律，保持良好的心情。

6. 保持大便通畅，养成良好的排便习惯，避免用力，必要时用缓泻剂。

7. 定期复查，一般3～6个月复查一次。如有心绞痛发作或心功能不全及其他不适时，应及时就诊。

第七节　临时心脏起搏

临时心脏起搏是非永久性植入起搏电极导线的一种起搏方法，适用于缺血、炎症、药物中毒、电解质紊乱、急性心肌梗死以及心脏术后等引起的一过性心动过缓或传导障碍的治疗，也用于快速心律失常在电复律时的支持疗法。

一、目的

临时心脏起搏器是采用电极导线经外周静脉（常用股静脉或锁骨下静脉）送至右心室，电极接触到心内膜，起搏器置于体外，用一定形式的脉冲电流刺激心脏，带动心脏搏动，主要用于缓慢型心律失常的暂时治疗。

二、适应证

1. 急性心肌梗死并伴有下列情况之一者：二度Ⅱ型房室传导阻滞、三度房室传导阻滞、完全性左或右束支传导阻滞、交替性左或右束支传导阻滞、心动过缓而伴有症状（如胸痛、气促、头晕、乏力）、心室率＜45次／分、心动过缓所致的心律失常、完全性左束支阻滞、拟做漂浮导管检查。

2. 急性心肌炎引起的二度Ⅱ型房室传导阻滞者，病态窦房结综合征伴有晕厥先兆如明显头晕、一过性黑蒙、一过性意识丧失者。

3. 药物中毒或电解质紊乱引起的二度Ⅱ型以上的房室传导阻滞者，病态窦房结综合征伴有晕厥先兆者。

4. 心脏外伤及外科手术后的二度Ⅱ型以上的房室传导阻滞、病态窦房结综合征或术后预计有低心排血量、低血压或休克、充血性心力衰竭者，可预防性地做临时起搏。

5. 顽固性快速心律失常，药物难以治疗或不宜做心脏电复律者。

6. 在用永久起搏器前或在更换永久起搏器时做紧急过渡起搏。

7. 心室起搏、心脏电机械分离时的床边紧急起搏。

三、术前准备

1. 首先准备好临时起搏器，检查其性能、电池情况。
2. 备皮　右颈，双侧腹股沟及会阴部。
3. 做抗生素皮肤过敏试验。
4. 建立静脉通道。
5. 严密观察心率、心律变化，在转送手术室途中应有除颤仪随行，用于心电监护和抢救。

四、术后护理

1. 术后常规测血压、床边12导联心电图，给予心电监护，观察心律、心率及起搏器的起搏功能和感知功能。

2. 严密观察生命体征。临时起搏器植入术后最常见的并发症是电极脱位，可导致起搏失败。当出现感知功能不良时，可发生室性心动过速、心室颤动，危及患者生命。

3. 如果患者心脏较大，心肌变薄，除易出现起搏器电极脱位外，还可引起心脏穿孔，导致心脏压塞，均可危及生命。

4. 观察伤口有无渗血、红肿，有无局部疼痛、皮肤变暗发紫、波动感等，以便及时发现出血、感染等并发症。监测体温的变化，必要时应用抗生素预防感染。

5. 患者需保持平卧休息，穿刺一侧下肢不得弯曲，以免引起伤口出血或电极导管移位、折断。每2小时要做下肢的被动按摩以防止下肢深静脉血硅形成。

6. 严格执行医嘱，详细交接临时起搏器的治疗参数，并准备起搏器备用电池。每日检查接头连接处有无松动，以防脱节，影响治疗。

7. 对于排尿困难的患者，经物理方法诱导无效者应给予留置导尿管。

8. 卧床期间应注意少吃产气类食品，如牛奶、鸡蛋、豆制品等，因卧床后肠蠕动减弱，腹腔易胀气。

9. 由于卧床时间较长（多在7天左右），应密切观察皮肤受压情况，床单应保持干燥、清洁、无渣。

10. 临时起搏器的心电图表现方式：可间断或持续发射的刺激脉冲，每个刺激信号后跟随一个QRS波群为左束支阻滞图形，脉冲与之前的QRS波群间隔为起搏间隔。

五、健康教育

1. 平卧位或健侧卧位。

2. 注意有无起搏、感知功能异常，及时告知医生。

3. 起搏导线插入部位定期换药，观察穿刺局部有无血肿和出血。

4. 经股静脉穿刺途径，穿刺侧肢体制动，该侧下肢易形成静脉血栓。应做患肢被动运动，防止血栓形成。

5. 保持皮肤干燥，严防压疮的形成。变换体位时要在医护人员的监护下缓慢改变体位，勿用力咳嗽，以防电极移位。

6. 放松心情，积极面对，调节情绪，消除焦虑，促进早日康复。

参考文献

1. 周立，席淑华. 重症监护掌中宝［M］. 北京：人民军医出版社，2014.

2. 张连荣. 护理质量与安全管理规范［M］. 北京：军事医学科学出版社，2014.

3. 尤黎明，吴瑛. 内科护理学［M］. 北京：人民卫生出版社，2015.

4. 王欣然，杨莘. 危重病护理临床实践［M］. 北京：科学技术文献出版社，2015.

5. 邱海波，黄英姿. ICU监测与治疗技术［M］. 上海：上海科学技术出版社，2015.

6. 刘梅娟，王礼慧. 内科护理细节问答全书［M］. 北京：化学工业出版社，2015.

7. 周望梅，高云. 急诊护理细节问答全书［M］. 北京：化学工业出版社，2016.

8. 周宏珍，石红梅. 神经内科护理细节问答全书［M］. 北京：化学工业出版社，2016.

9. 马效恩，齐先文等. 护理工作流程与质量管理［M］. 北京：华艺出版社，2017.

10. 史瑞芬. 护理人际学［M］. 北京：人民军医出版社，2017.

11. 于卫华. 医院护理安全管理指南［M］. 合肥：合肥工业大学出版社，2017.